Peter J. D'Adamo, Catherine Whitney

4 Blutgruppen

Vier Strategien für ein gesundes Leben

W0238719

SERIE PIPER

Zu diesem Buch

Kennen Sie Ihre Blutgruppe? Sie ist der Schlüssel für ein gesundes und natürliches Leben! Dr. Peter J. D'Adamo entwarf das revolutionäre Blutgruppen-Konzept und erklärt anhand vieler konkreter Beispiele die Zusammenhänge zwischen Blutgruppe, Ernährung, Lebensweise und Gesundheit. Er weist nach, daß die jeweilige Blutgruppe das individuelle Immunsystem bestimmt und daß zwischen Blutgruppe und Stoffwechsel eine enge Verbindung besteht. Für jede der vier Blutgruppen gibt D'Adamo detaillierte Ernährungsvorschläge mit Speiseplänen und Rezepten sowie Hinweise für sinnvolle körperliche Aktivitäten. Außerdem erläutert er die Rolle der Blutgruppe im Kampf gegen gängige Krankheiten und für die Heilungschancen bei Krebs. D'Adamos Buch ist die erste umfassende Information zum Thema »Blutgruppe und Gesundheit« und basiert auf jahrzehntelanger Forschung.

Dr. Peter J. D'Adamo, geboren 1956 in New York, ist einer der bekanntesten Naturheilmediziner der USA. Über viele Jahre hinweg hat er die Zusammenhänge zwischen Blutgruppe, Lebensweise, Ernährung, Gesundheit und Krankheiten erforscht. Er hat mit diesem ersten Buch zum Blutgruppen-Konzept einen internationalen Bestseller veröffentlicht. Zuletzt erschien auf deutsch: »Das Original-Blutgruppenkonzept«. Weiteres zum Autor: www.dadamo.com
Catherine Whitney, geboren 1950 in Seattle, ist Co-Autorin zahlreicher Gesundheitsbücher.

Peter J. D'Adamo,
Catherine Whitney

4 Blutgruppen
Vier Strategien für ein gesundes Leben

Mit Rezeptteil

Aus dem Amerikanischen von
Michael Benthack, Maren Klostermann,
Lexa Katrin von Nostiz und Erica Mertens-Feldbausch

Piper München Zürich

Der Hauptteil wurde von Michael Benthack und Maren Klostermann übersetzt, die Rezeptteile von Lexa Katrin von Nostiz, die Rezepte für alle Blutgruppen (Anhang zu Teil II) von Erica Mertens-Feldbausch.
Ernährungswissenschaftliche Bearbeitung: Cornelia Kläger
Redaktion: Heike Pressler, Linda Strehl

Von Dr. Peter J. D'Adamo liegen in der Serie Piper vor:
4 Blutgruppen. Vier Strategien für ein gesundes Leben (2811, 6105)
4 Blutgruppen. Das Kochbuch für ein gesundes Leben (3498, 6107)
4 Blutgruppen. Richtig leben (3550, 6106)

Ungekürzte Taschenbuchausgabe
Januar 2001 (SP 2811)
Mai 2004
© 1996, 1998 Hoop-A-Joop, LLC
Titel der amerikanischen Originalausgabe:
»Eat Right For Your Type – The Individualized Diet Solution for Staying Healthy, Living Longer & Achieving Your Ideal Weight«, G. P. Putnam's Sons, New York 1996
© der deutschsprachigen Ausgabe:
1997, 1999 Piper Verlag GmbH, München
Umschlag: ZERO, München
Foto Umschlagvorderseite: Mauritius-Images
Foto Umschlagrückseite: Peter von Felbert
Satz: Pustet, Regensburg
Druck und Bindung: Clausen & Bosse, Leck
Printed in Germany ISBN 3-492-26105-1

www.piper.de

Dem Andenken meines guten Freundes
John J. Mosko (1919–1992)

»This day is called the feast of Crispian:
He that outlives this day, and comes home safe,
Will stand a tip-toe when this day is named,
And rouse him at the name of Crispian.«

Der heut'ge Tag heißt Crispianus-Fest:
Der, so ihn überlebt und heimgelangt,
Wird auf dem Sprung stehn, nennt man diesen Tag,
Und sich beim Namen Crispianus rühren.

William Shakespeare,
Heinrich V., 4. Akt, 3. Szene

INHALT

Danksagungen

Da wissenschaftliches Forschen nie ohne die Hilfe anderer auskommt, geht mein Dank an viele Personen. Während der Arbeit haben mich viele Menschen motiviert, angespornt und unterstützt und mir ihr Vertrauen geschenkt. Vor allem danke ich:
Joseph Pizzorno, N. D., der mich lehrte, der Naturheilkunde zu vertrauen;
meinem Vater, James D'Adamo, N. D., der mir beibrachte, meiner Intuition zu vertrauen;
meiner Frau, Martha, für ihre tägliche Begleitung und Liebe;
Janis Vallely, meiner Agentin, die die vielversprechenden Ansätze in meiner Arbeit erkannte und verhinderte, daß sie in einer Schublade verstaubte;
meiner Mitautorin, Catherine Whitney, sowie ihrer Agentin, Jane Dystel, deren Engagement es zu verdanken ist, daß nun ein wichtiges, inhaltsreiches Werk vorliegt. Vor allem Catherine begriff intuitiv, welch anschauliche, gänzlich neue Geschichte das Buch erzählt, und sorgte dafür, daß das Buch für alle Leser und Leserinnen spannend und verständlich geworden ist.
Außerdem bin ich meiner Lektorin im Verlag Riverhead/Putnam, Amy Hertz – die in klassischer Ausprägung das leidenschaftliche Wesen, die Weisheit und die Ausgeglichenheit eines Menschen mit der Blutgruppe B, des B-Typs, auszeichnet –, für konstruktive Zusammenarbeit verbunden.
Ferner danke ich Gail Winston, der Lektorin, die schon vor langer Zeit den Kern meiner Arbeit entdeckte und mich anspornte, meine Erkenntnisse schriftlich darzulegen.
Und schließlich bin ich meinem Bruder James dankbar, der alles möglich machte.
Viele Personen haben an der Herstellung des Manuskripts mitgewirkt; jede hat eine unverzichtbare Rolle gespielt. Ich danke Paul Krafin, der seine Fachkenntnisse auf den Gebieten der Medizin und der Gesundheit sowie seine Fähigkeiten als Autor und Lektor

zur Verfügung stellte. Außerdem danke ich Dorothy Mosko, die mir bei der Fertigstellung des Manuskripts unschätzbare Hilfe leistete, den Medizinern Michael Schachter, Jonathan Wright und Alan Datner für nützliche Anregungen, sowie Dina Khader, R. D., M. S., die die Rezepte und Menüs zusammenstellte. Sie ist Diätetikerin und hat die Blutgruppen-Diät bei ihren Patienten erfolgreich eingesetzt.
Mein Dank gilt außerdem den Forschungsassistenten der Bastyr-Universität, die fachkundig die umfangreiche Literatur zu allen Fragen der Blutgruppenforschung gesichtet haben und so dazu beitrugen, daß das vorliegende Buch das Thema so vollständig wie möglich behandelt.

Ein wichtiger Hinweis:

Das vorliegende Buch stellt keinen Ersatz für die Empfehlungen eines Arztes oder anderer mit der medizinischen Versorgung beauftragter Personen dar. Vielmehr soll es den Leser mit den nötigen Informationen versorgen, die ihm bei einer Zusammenarbeit mit Ärzten und anderen im Gesundheitsbereich Tätigen in Fragen seiner physischen Belange von Nutzen sind.
Die in diesem Buch enthaltenen Informationen und Dosierungsangaben wurden mit aller Sorgfalt überprüft. Dennoch übernehmen Autor und Verlag – auch im Hinblick auf mögliche Druckfehler – keine Gewähr für die Richtigkeit.
Um der ärztlichen Schweigepflicht zu entsprechen, hat der Autor alle Angaben zur Identität der in den Fallgeschichten vorgestellten Personen geändert.

Vorwort

Das Lebenswerk zweier Menschen

»Ich bin der Überzeugung, daß kein Mensch auf Erden dem anderen gleicht; jeder Mensch unterscheidet sich vom anderen hinsichtlich des Fingerabdrucks, des Lippenabdrucks und der Stimmlage. Jeder Grashalm ist besonders geformt, keine Schneeflocke gleicht der anderen. Da meiner Ansicht nach kein Mensch dem anderen gleicht, halte ich es für unlogisch, daß zwei Personen die gleichen Nahrungsmittel essen sollen. Da jeder Mensch in einem besonderen Körper wohnt – mit speziellen Stärken, Schwächen und Anforderungen an die Ernährung –, bleibt dem Arzt nur eine Möglichkeit, die Gesundheit eines Menschen zu bewahren oder ihn von einer Krankheit zu heilen: Er muß sich auf die besonderen Bedürfnisse des einzelnen Patienten einstellen.«

James D'Adamo,
mein Vater

Die Blutgruppe ist der Schlüssel, der die Tür zu der geheimnisvollen Welt von Gesundheit, Krankheit, Langlebigkeit, körperlicher Vitalität und emotionaler Stärke öffnet. Sie bestimmt die Krankheitsanfälligkeit und gibt vor, welche Nahrungsmittel man zu sich nehmen und wie man sich körperlich betätigen soll. Sie ist ein Faktor für den Grad Ihrer Energie, Ihr Verwerten von Kalorien, Ihre Streßbelastbarkeit und vielleicht sogar für Ihre Persönlichkeit. Zwischen der jeweiligen Blutgruppe und der Ernährung Zusammenhänge herzustellen, erscheint nur auf den ersten Blick radikal. Seit langem ist klar, daß ein fehlendes Verbindungsglied in unserem Begriffsvermögen existieren muß, für das, woher unsere Gesundheit oder Krankheitsanfälligkeit rührt. Es muß einen Grund dafür geben, warum sich in Untersuchungen zu Fragen der

Ernährung und der Genesung von Krankheiten so viele Widersprüche finden. Außerdem muß es eine Erklärung dafür geben, warum manche Menschen bei einer speziellen Ernährung oder Diät abnehmen, andere dagegen nicht; warum manche Menschen bis ins hohe Alter vital bleiben, während andere geistig und körperlich stark abbauen. Die Analyse der Blutgruppen zeigt eine Möglichkeit auf, wie sich diese Widersprüche erhellen lassen. Je intensiver man den Zusammenhang erforscht, desto plausibler wird er.

In der meisterhaften Logik der Natur folgen die Blutgruppen einem ununterbrochenen Pfad von der Entstehung des Menschen bis heute.

Heute sind wir dabei zu erforschen, auf welche Weise sich die Blutgruppe als eine Art Fingerabdruck der Zellen verwenden läßt, mit dessen Hilfe sich viele der wichtigsten Geheimnisse, die unser Streben nach Gesundheit umgeben, enträtseln lassen. Das vorliegende Werk stellt eine Erweiterung der neuesten bahnbrechenden Erkenntnisse in der Erforschung des menschlichen Erbgutes (DNS) dar. Die Erkenntnisse auf dem Gebiet der Blutgruppen führt die Wissenschaft der Genetik einen Schritt weiter, indem sich dadurch zweifelsfrei nachweisen läßt, daß jeder Mensch völlig einzigartig ist. Es gibt keine richtige oder falsche Lebensweise, keine richtige oder falsche Ernährung, sondern nur eine falsche oder richtige Entscheidung, abhängig vom jeweiligen genetischen Code des einzelnen.

Wie ich das fehlende Verbindungsglied – den Stoffwechseltyp – fand

Meine Studien auf dem Gebiet der Blutgruppenanalyse sind die Erfüllung einer lebenslangen Forschung – nicht nur meiner eigenen, sondern auch der meines Vaters. Ich praktiziere in der zweiten Generation als Arzt mit naturheilkundlicher Zusatzausbildung. 1957 schloß mein Vater Dr. James D'Adamo seine Ausbildung an

einem College für Naturheilkunde ab (ein vierjähriger zusätzlicher Studiengang). Im Anschluß daran setzte er seine Studien in einigen bekannten Kurorten in Europa fort. Dabei fiel ihm auf, daß vielen Patienten eine streng vegetarische und fettarme Kost – die typischen Kennzeichen der Küche von Sanatorien – gut bekam, sich jedoch bei etlichen keinerlei Anzeichen einer Besserung erkennen ließen. Die Diät verschaffte manchen Personen keine Linderung ihrer Beschwerden, sondern verschlechterte vielmehr den Allgemeinzustand. Mein Vater, ein sensibler Mann, der über ein scharfes Abstraktionsvermögen und große Fachkenntnisse verfügte, kam zu dem Schluß, daß es irgendeine Art Blaupause geben müsse, anhand deren sich die verschiedenen Ernährungsbedürfnisse der Patienten bestimmen ließen. Seine Argumentation lautete: Da Blut die grundlegende Nahrungsquelle des Organismus darstellt, muß irgendein Aspekt des Blutes einen Beitrag zur Bestimmung dieser Unterschiede leisten. Deshalb begann er, seine Theorie zu überprüfen: Er bestimmte die jeweilige Blutgruppe seiner Patienten und beobachtete ihre Reaktionen, wenn man ihnen unterschiedliche Diäten verordnete.
Nachdem er im Laufe der Jahre unzählige Patienten behandelt hatte, zeichnete sich allmählich ein bestimmtes Grundmuster ab. Ihm fiel auf, daß Patienten mit der Blutgruppe A eine eiweißreiche Kost, die reichlich Fleisch enthielt, schlecht bekam, es ihnen jedoch bei einer Diät, die pflanzliches Eiweiß wie Soja und Tofu enthielt, sehr gut ging. Bei diesen Personen führten Milchprodukte in der Regel zu einer reichlichen Schleimhautabsonderung in den Nebenhöhlen und Atemwegen. Empfahl man ihnen, sich mehr körperlich zu betätigen, waren sie meist erschöpft und unwohl; wenn sie leichtere Formen der körperlichen Betätigung wählten, beispielsweise Yoga, so fühlten sie sich frisch und energiegeladen. Andererseits ging es Patienten mit der Blutgruppe 0, die eine Kost mit viel tierischem Eiweiß zu sich nahmen, sehr gut; sie fühlten sich durch körperliche Betätigung wie Jogging und Aerobic gestärkt. Je mehr mein Vater die Träger der einzelnen Blutgruppen testete, desto mehr wuchs seine Überzeugung, daß jeder Patient einem individuellen Weg zu physischem Wohlbefinden folgte.

Nach dem Motto »Was für den einen gut ist, muß es für den anderen noch lange nicht sein« faßte er seine Beobachtungen und Ernährungsempfehlungen in einem Buch mit dem Titel »One Man's Food« zusammen. Als das Buch im Jahre 1980 erschien, studierte ich im dritten Jahr Naturheilkunde am John-Bastyr-College in Seattle. Während dieser Zeit wurden in der naturheilkundlichen Ausbildung gerade umwälzende Erfolge erzielt. Am Bastyr-College hatte man sich das Ziel gesetzt, den umfassend gebildeten Naturheilmediziner auszubilden: ein Pendant zum Facharzt für Innere Medizin, jedoch mit einer speziellen Ausbildung in Naturmedizin. Zum erstenmal ließen sich die Methoden, Verfahren und Substanzen der Naturheilmedizin auf wissenschaftlichem Wege mit Unterstützung moderner medizinisch-technischer Verfahren auswerten. Ich wartete auf eine Gelegenheit, die Blutgruppentheorie meines Vaters zu überprüfen. Ich wollte mich davon überzeugen, daß sie den Anforderungen wissenschaftlicher Erkenntnismethoden standhielt. Diese Möglichkeit bot sich mir 1982, als ich für eine Prüfung im letzten Jahr meiner klinischen Ausbildung die medizinische Fachliteratur zu sichten begann. Dabei wollte ich herausfinden, ob eine Korrelation zwischen der Zugehörigkeit zu einer der Blutgruppen A, B, AB und 0 und einer Disposition für bestimmte Erkrankungen bestand und ob meine Ergebnisse die Ernährungslehre meines Vaters stützten. Da das Buch meines Vaters eher auf subjektiven Eindrücken beruhte, die er von den Angehörigen der einzelnen Blutgruppen gewonnen hatte, und weniger auf einer objektiven Auswertungsmethode, war ich mir nicht sicher, ob es mir gelingen würde, eine wissenschaftliche Grundlage für seine theoretischen Überlegungen zu finden. Doch was ich dabei herausfand, setzte mich in großes Erstaunen.

Die erste bahnbrechende Erkenntnis kam mir, als ich entdeckte, daß zwei ernste Magenerkrankungen mit einer bestimmten Blutgruppe in Zusammenhang standen. Bei der einen handelte es sich um das Magen-Darm-Geschwür, ein Leiden, das oft mit einem erhöhten Magensäurespiegel verbunden ist. Die Fachliteratur zeigte, daß häufiger Personen mit der Blutgruppe 0 als Personen der übrigen Blutgruppen daran erkrankten. Mein Interesse war

sofort geweckt, da mein Vater beobachtet hatte, daß Patienten mit der Blutgruppe 0 Tierprodukte und eine eiweißreiche Kost gut vertrugen, also Lebensmittel, deren Verdauung häufig in erhöhtem Maße Magensäure erfordert.
Der zweite Zusammenhang war die Verbindung zwischen Blutgruppe A und Magenkrebs. Magenkrebs wurde oft mit einer geringen Magensäureproduktion in Verbindung gebracht. Das gleiche gilt für die sogenannte verderbliche oder perniziöse Anämie, ebenfalls eine Erkrankung, die man häufiger bei Personen mit dieser Blutgruppe findet. Die perniziöse Anämie geht oft mit einem Mangel an Vitamin B_{12} einher, dessen Resorption eine ausreichende Menge an Magensäure erfordert.
Beim Studium dieser Tatsachen wurde mir klar, daß einerseits das Blut der Gruppe 0 Menschen für eine Krankheit anfällig machte, die mit zuviel Magensäure in Verbindung steht, andererseits die Blutgruppe A Personen für zwei Krankheiten prädisponierte, die mit zuwenig Magensäure zusammenhingen.
Das war das Verbindungsglied, nach dem ich gesucht hatte. Somit bestand zweifelsfrei eine wissenschaftliche Basis für die Beobachtungen meines Vaters. Und so entstand meine bis heute bestehende Leidenschaft für die wissenschaftliche Erforschung der Blutgruppen und ihre anthropologischen Voraussetzungen. Im Laufe der Zeit stellte sich dann heraus, daß die ersten Untersuchungen meines Vaters über die Zusammenhänge zwischen Blutgruppe, Ernährung und Gesundheit weitaus bedeutender waren, als selbst er es sich je vorgestellt hatte.

Vier einfache Erkenntnisse, die die Geheimnisse des Lebens enträtseln

Ich wuchs in einer Familie auf, deren Angehörige überwiegend die Blutgruppe A hatten. Aufgrund der beruflichen Tätigkeit meines Vaters aßen wir eine im wesentlichen vegetarische Kost, die aus Lebensmitteln wie Tofu, gedünstetem Gemüse sowie Salaten

bestand. Als Kind genierte ich mich häufig und kam mir benachteiligt vor, weil keiner meiner Freunde so etwas »Komisches« wie Tofu aß. Im Gegenteil: Meine Freunde hatten sich mit großem Vergnügen einer anderen »Ernährungsrevolution« angeschlossen, die in den fünfziger Jahren die USA eroberte: Ihre Ernährung setzte sich aus Hamburgern, Hot dogs, fettigen Pommes frites, Schokoriegeln, Eiskrem und reichlich Limonade zusammen.
Heute ernähre ich mich immer noch wie zu Kindertagen, und es schmeckt mir bestens. Jeden Tag nehme ich die Lebensmittel zu mir, nach denen sich mein Körper mit der Blutgruppe A sehnt. Ein ungemein befriedigendes Erlebnis.
In diesem Buch stelle ich die grundlegende Beziehung zwischen der Blutgruppe und der Ernährungs- und Lebensweise vor, mit deren Hilfe man das Beste aus seinem Leben machen kann. Im wesentlichen beruht dieser Zusammenhang auf folgenden Tatsachen:

- Die Blutgruppe – 0, A, B oder AB – ist ein überaus bedeutsamer genetischer Fingerabdruck, der Sie mit ebenso großer Sicherheit identifiziert wie Ihre DNS.
- Wenn Sie die Merkmale der einzelnen Blutgruppen als Wegweiser für Ihre Eß- und Lebensweise verwenden, werden Sie gesünder, erreichen leichter Ihr Idealgewicht und verlangsamen den Alterungsprozeß.
- Die Blutgruppe ist ein verläßlicherer Maßstab für die Individualität als die Zugehörigkeit zu einer Rasse, Kultur oder geographischen Region. Sie ist eine genetische Blaupause. Sie zeigt Ihnen, wer Sie sind, und zeigt Ihnen, wie Sie gesund leben können.
- Der entscheidende Hinweis für die Bedeutung der Blutgruppen findet sich in der Entwicklungsgeschichte des Menschen: die Blutgruppe 0 ist die älteste Form; die Blutgruppe A entstand in der agrarisch geprägten Gesellschaft; die Blutgruppe B erschien auf dem Plan, als die Menschen nach Norden in kältere, unwirtlichere Gegenden zogen; die Blutgruppe AB schließlich stellt eine durch und durch moderne Anpassungsform dar und ist

das Ergebnis der Vermischung unterschiedlicher Bevölkerungsgruppen. Die Geschichte dieser Entwicklung steht in unmittelbarem Zusammenhang mit den Ernährungsbedürfnissen, die Personen heute entsprechend ihrer Blutgruppe haben.

Was ist nun dieser bemerkenswerte Faktor, die Blutgruppe?

Die Blutgruppe ist eine von mehreren medizinisch erkennbaren Variationen im Menschen und ähnelt insofern stark der Haar- und der Augenfarbe. Viele dieser Varianten, zum Beispiel die Linien eines Fingerabdrucks und die erst seit kurzem mögliche Analyse der DNS, werden nicht nur von Gerichtsmedizinern und Kriminologen in großem Umfang verwandt, sondern auch von allen, die die Ursachen und Heilungsmöglichkeiten verschiedener Krankheiten erforschen. Die Blutgruppe ist mindestens genauso wichtig wie die übrigen Varianten; in vielerlei Hinsicht ist sie sogar ein nützlicheres Meßinstrument. Die Blutgruppenuntersuchung ist ein logisches System. Die Hinweise, die sie liefert, sind leicht zu verstehen und leicht zu befolgen. Ich habe zahlreiche Ärzte in diesem System unterrichtet. Sie bestätigen mir, daß sie mit den Patienten, die sich an den darin aufgestellten Richtlinien orientieren, gute Ergebnisse erzielen. Nun möchte ich Ihnen dieses System näherbringen. Wenn Sie die Grundsätze der Blutgruppenuntersuchung beherzigen, können Sie für sich und Ihre Familienangehörigen die optimale Diät zusammenstellen. Außerdem können Sie diejenigen Lebensmittel ausmachen, die zu Unwohlsein führen, zur Gewichtszunahme beitragen und zu chronischen Krankheiten führen.

Schon bald wurde mir klar, daß die Blutgruppenanalyse ein sehr leistungsfähiges Instrumentarium zur Deutung individueller Abweichungen darstellt, was die Gesundheit und Krankheit von Menschen betrifft. Angesichts der zahlreichen verfügbaren Forschungsdaten überrascht es, daß den Auswirkungen der Blutgruppe auf die Gesundheit keine gebührende Aufmerksamkeit geschenkt wurde. Inzwischen ist meine Arbeit so weit fortgeschritten, daß ich diese Informationen zugänglich machen möchte – nicht nur anderen Forschern und medizinischen Fachkollegen, sondern Ihnen.

Auf den ersten Blick mögen meine Überlegungen zur Lehre von den Blutgruppen geradezu verwegen anmuten, aber ich versichere Ihnen, sie ist so einfach und grundlegend wie das Leben selbst. Ich werde vom uralten Pfad der Evolution der Blutgruppen (der ebenso spannend ist wie die Geschichte der Menschheit) berichten, die Wissenschaft der Blutgruppen entmystifizieren und sodann leicht verständliche, einfach zu befolgende Empfehlungen vorstellen.
Das alles ist Ihnen wahrscheinlich völlig neu, und Sie zögern vermutlich, sich auf so etwas Fremdes einzulassen, auch wenn die wissenschaftlichen Argumente nicht von der Hand zu weisen sind. Befolgen Sie auf jeden Fall drei Dinge: Sprechen Sie erst mit Ihrem Arzt, lassen Sie Ihre Blutgruppe analysieren und richten Sie sich zwei Wochen streng nach der Blutgruppendiät. Meine Patienten haben bereits nach diesem kurzen Zeitraum einen Anstieg ihrer Leistungsfähigkeit, eine Gewichtsabnahme, weniger Verdauungsprobleme und eine Verbesserung chronischer Beschwerden wie Asthma, Kopfschmerzen und Sodbrennen verzeichnet. Geben Sie der Blutgruppendiät eine Chance, damit sie Ihnen nützt – so, wie den über viertausend Menschen, denen ich diese Kost verordnet habe.
Seit jeher hat das Blut dem Menschen lebenswichtige Nährstoffe bereitgestellt. Jetzt stellt sich heraus, daß es darüber hinaus ein Medium zur Erlangung unseres zukünftigen Wohlbefindens darstellt.

TEIL I

IDENTITÄT UND BLUTGRUPPE

1 Die Entstehung der Blutgruppen: *Die wirkliche Revolution in der Evolution*

Blut ist das Leben selbst. Es ist etwas Magisches, Mystisches, Alchimistisches. Im Laufe der Menschheitsgeschichte erscheint es immer wieder als tiefgründiges religiöses und kulturelles Symbol. Im Altertum haben es die Völker gemischt und getrunken und damit ihre gegenseitige Verbundenheit und Loyalität zum Ausdruck gebracht. Bereits in der Frühzeit der Menschheitsgeschichte vollzogen Jäger Rituale, mit denen sie die Geister der getöteten Tiere gnädig stimmten, indem sie ihr Blut opferten und es sich auf Gesicht und Körper schmierten. Die Juden zur Zeit der ägyptischen Sklaverei bestrichen die Dächer ihrer Hütten mit Lammblut, damit der Todesengel sie verschone. Moses soll in dem Bestreben, sein Volk zu befreien, die Gewässer Ägyptens in Blut verwandelt haben. Das symbolische Blut Jesu Christi steht seit fast 2000 Jahren im Mittelpunkt des heiligsten Ritus des Christentums.

Mit Blut sind so bedeutungsvolle und religiöse Bilder verknüpft, weil es tatsächlich ganz außergewöhnliche Eigenschaften besitzt. Es versorgt nicht nur die komplizierten Ausscheidungs- und Abwehrsysteme, ohne die wir überhaupt nicht existieren könnten, sondern ist auch ein Grundpfeiler der Menschheit. Blut ist ein Spiegel, hinter dem wir die verwehten Spuren der Reise der Menschheit nachzeichnen können.

In den letzten vierzig Jahren haben wir mit Hilfe bestimmter biologischer Kennzeichnungsverfahren wie der Blutgruppenbestimmung die Wanderungen und Gruppierungen unserer Vorfahren nachzeichnen können. Wenn wir erkennen, wie sich diese Menschen der Frühzeit den Herausforderungen anpaßten, die sich ihnen aufgrund wechselnder klimatischer Verhältnisse, Krankheitserreger und Ernährungsweisen stellten, erfahren wir auch etwas über uns selbst. Klimatische Veränderungen und die verfügbaren Nahrungsgüter erzeugten neue Blutgruppen. Sie stellen eine alle Menschen verbindende, unzerreißbare Nabelschnur dar. Schließlich spiegelt sich in den unterschiedlichen Blutgruppen die Fähigkeit des Menschen zur Anpassung an verschiedene Herausforderungen der Umwelt. Diese Anforderungen wirkten sich vornehmlich auf das Verdauungs- und das Immunsystem aus. Ein Stück verdorbenen Fleisches vermochte einen Menschen zu töten; eine Schnittwunde oder Hautabschürfung konnte sich zu einer tödlichen Infektion ausbreiten. Dennoch hat die Menschheit überlebt. Die Geschichte dieses Überlebens ist untrennbar mit unserem Verdauungs- und Immunsystem verknüpft. In eben diesen Bereichen findet man die meisten Unterschiede zwischen den einzelnen Blutgruppen.

Der Mensch im Lauf der Geschichte

Die Geschichte der Menschheit ist die Geschichte des Überlebens. Genauer ausgedrückt: Sie ist die Geschichte der Orte, an denen Menschen lebten, und der Nahrungsmittel, die sie dort vorfanden. In ihr geht es um Nahrung – darum, Nahrung zu finden, und darum, umherzuziehen, um sie zu finden. Es gibt keine gesicherten Erkenntnisse darüber, wann die Evolution des Menschen begann. Die Neandertaler, die ersten uns bekannten menschlichen Wesen, haben sich vielleicht vor 50 000 Jahren entwickelt. Möglicherweise sogar noch früher.

Indessen wissen wir, daß die Frühgeschichte des Menschen in Afrika begann, wo wir uns aus menschenähnlichen Wesen entwickelten. Das Leben in dieser Zeit war kurz, gefährlich und von Gewalt geprägt. Die Menschen gingen auf tausenderlei Weise zugrunde – durch Infektionen, Parasitenkrankheiten, Anfälle wilder Tiere, gebrochene Knochen, bei der Geburt – und starben bereits in jungen Jahren.

Vermutlich ernährten sich die Neandertaler von einer recht rohen Kost aus wilden Pflanzen, Raupen und Maden und dem, was

Raubtiere nach der Tötung ihrer Beute zurückließen. Die Menschen waren eher die Gejagten als die Jäger. Insbesondere waren sie wehrlos Infektionen und Parasitenkrankheiten ausgeliefert. Während die Angehörigen der menschlichen Rasse umherzogen und gezwungen waren, ihre Ernährung den sich wandelnden Lebensbedingungen anzupassen, erzeugte ihre neuartige Kost bestimmte Anpassungen des Verdauungs- und Immunsystems. Die Spezialisierungen waren zunächst zum reinen Überleben und später zur Entfaltung in der neuen Heimat erforderlich. In ihnen spiegelt sich die Entwicklung der einzelnen Blutgruppen, die offenbar zu entscheidenden Zeitpunkten der Entwicklungsgeschichte des Menschen auf den Plan traten:

1. Der Aufstieg des Menschen an die Spitze der Nahrungskette (Entwicklung und Modifizierung des 0-Typs).
2. Der Wechsel vom Leben als Jäger und Sammler zu einer stärker häuslichen, agrarischen Lebensweise (Erscheinen des A-Typs).
3. Die Verschmelzung und die Wanderung der Rassen aus ihrer afrikanischen Heimat nach Europa, Asien und Nord-, Mittel- und Südamerika (Entwicklung des B-Typs).
4. Die einsetzende Vermischung von ungleichartigen Gruppen (Entwicklung des AB-Typs).

Jede Blutgruppe enthält die genetische Botschaft der Ernährungs- und Verhaltensweisen unserer Vorfahren, und obwohl wir von der Frühgeschichte weit entfernt sind, beeinflussen uns viele ihrer Merkmale bis heute. Die Kenntnis dieser Veranlagungen hilft, die Logik zu verstehen, die der Ernährung nach einer bestimmten Blutgruppe zugrunde liegt.

0 steht für alt

Mit dem Erscheinen unserer Cro-Magnon-Vorfahren ungefähr 40 000 v. Chr. katapultierte sich die menschliche Spezies mit einem Schlag an die Spitze der Nahrungskette. Damit war der Mensch zum gefährlichsten Raubtier auf der Erde geworden. Die

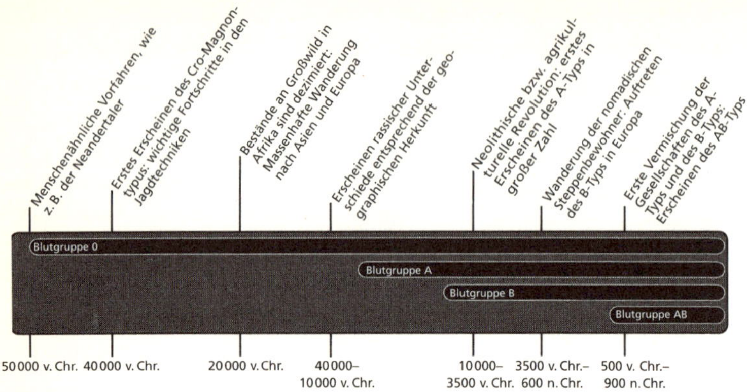

Die Zeitlinie zur Anthropologie der Blutgruppen. Sie beginnt in der Frühzeit und zeigt verschiedene Entwicklungssprünge der Menschheit im Zusammenhang mit dem ersten Auftreten der einzelnen Blutgruppen. Interessanterweise vollziehen sich die entwicklungsgeschichtlichen Sprünge in bezug auf die Blutgruppen in einem fast biblischen Zeitrahmen. Als alle Menschen die Blutgruppe 0 hatten (der längste Zeitraum) und alle einen eng umgrenzten Lebensraum bevölkerten, sich auf die gleiche Weise ernährten und in der gleichen Umgebung lebten, war kein weiterer Wandel erforderlich. Mit der Zunahme der Bevölkerung und den folgenden Wanderungsbewegungen beschleunigten sich jedoch die Veränderungen. Die folgenden Typen – Menschen mit den Blutgruppen A und B – sind nicht älter als 15–25 000 Jahre; der Typus der Blutgruppe AB ist noch weit jünger.

Cro-Magnon-Menschen gingen in geordneten Horden auf Jagd; schon nach kurzer Zeit waren sie imstande, Waffen herzustellen und Werkzeuge zu verwenden. Diese bedeutenden Fortschritte verliehen ihnen Kraft und eine Überlegenheit, die ihre natürlichen körperlichen Fähigkeiten überschritt.

Die Cro-Magnon-Menschen waren geschickte und gefährliche Jäger und hatten bald nur noch wenig von ihren Rivalen aus dem Tierreich zu befürchten. Da es außer ihnen keine natürlichen Räuber gab, stieg ihre Zahl explosionsartig an. Eiweiß in Form von Fleisch war der »Treibstoff«, deshalb fanden auch zu diesem Zeitpunkt die wesentlichen Merkmale des Verdauungssystems des 0-Typs ihren vollständigsten Ausdruck.

Die Menschen ernährten sich von Fleisch. Schon nach erstaunlich kurzer Zeit waren sie imstande, das Großwild in ihren Jagdrevieren zu erlegen. Da immer mehr Menschen ernährt werden mußten, entstand ein heftiger Kampf ums Fleisch. Die Jäger begannen, andere Jäger zu bekämpfen und zu töten, die in Gebiete eindrangen, die sie als ihre alleinigen Jagdgründe beanspruchten. Wie immer war der Mensch sich selbst der größte Feind. Gute Jagdgebiete wurden rar. Die Wanderung der menschlichen Rasse begann.

Um 30 000 v. Chr. zogen die Jäger dann in Gruppenverbänden auf der Suche nach Fleisch weiter und weiter. Als aufgrund einer Verschiebung in der Richtung der Passatwinde die einstmals reichen Jagdgründe in der afrikanischen Sahara ausdörrten und sich die bis dahin unter einer Eisschicht liegenden Gebiete des Nordens erwärmten, verließen diese Jäger nach und nach Afrika und zogen nach Europa und Asien.

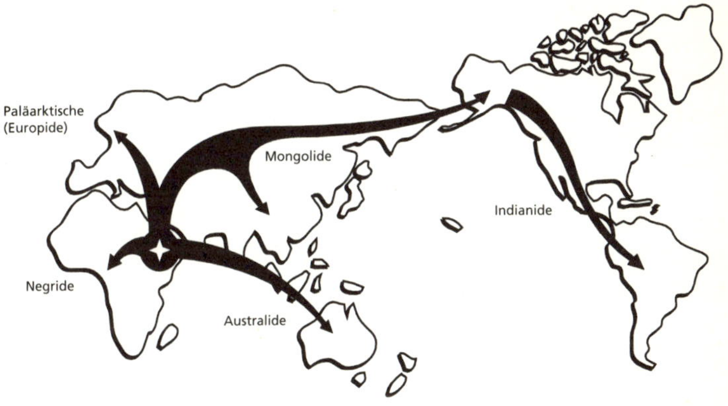

Vom Stützpunkt ihrer angestammten afrikanischen Heimat zogen die frühgeschichtlichen Jäger und Sammler mit der Blutgruppe 0 durch Afrika und gelangten auf der Suche nach neuen Beständen an Großwild nach Europa und Asien. Dabei begegneten sie veränderten Umweltbedingungen und begannen, die Eigenschaften der heutigen Rassen zu entwickeln.

Im Zuge dieser Wanderungsbewegung zerstreute sich auf der Erde die Basisbevölkerung, deren Mitglieder die Blutgruppe 0 hatten. Dieser Bluttyp herrscht noch heute vor.

Um 20 000 v. Chr. waren die Cro-Magnon-Menschen vollständig nach Europa und Asien eingewandert, wobei sie die riesigen Großwildherden in einem solchen Ausmaß dezimierten, daß sie auf die Jagd nach neuen Nahrungsquellen gehen mußten. Da sie jedes neueroberte Gebiet auf der Suche nach Eßbarem durchkämmten, entwickelten sich diese fleischessenden Menschen vermutlich rasch zu Allesessern, die sich von Beeren, Maden und Raupen, Nüssen, Wurzeln und Kleintieren ernährten. Darüber hinaus ließen sich Bevölkerungsgruppen entlang der Küstenregion und der reichlich vorhandenen Seen und Flüsse der Erde nieder, wo sie Fische und andere Nahrungsmittel in großer Fülle vorfanden. Um 10 000 v. Chr. besiedelten Menschen – bis auf die Antarktis – alle Festlandmassen der Erde.
Die Wanderungsbewegung der Frühmenschen in weniger milde Klimazonen schuf eine hellere Hautfarbe, ein weniger starkes Knochengerüst und glatteres Haar. Im Laufe der Zeit paßten sie sich an die Regionen der Erde an, die sie bewohnten. Die Menschen zogen Richtung Norden, und so entwickelte sich eine hellere Hautfarbe, die einen besseren Schutz vor Erfrierungen bot als dunkle Haut. Zudem konnte die helle Haut in Gebieten, in denen die Tage eher kurz und die Nächte eher lang waren, leichter Vitamin D umwandeln.
Bald waren die verfügbaren Jagdgründe aufgrund der Übervölkerung erschöpft. Das einst unerschöpflich scheinende Reservoir an Großwildtieren ging drastisch zurück, was eine verstärkte Konkurrenz um das verbleibende Fleisch zur Folge hatte. Diese Wettbewerbssituation führte dann zu Kriegen und diese wiederum zu weiteren Wanderungen.

A steht für agrarisch

Ursprünglich trat die Blutgruppe A als eine Antwort auf die neuen Umweltbedingungen irgendwo in Asien oder dem Mittleren Osten zwischen 25 000 und 15 000 v. Chr. auf den Plan. Sie erschien auf dem Gipfel des Neolithikums, der Jungsteinzeit, die der Altsteinzeit oder dem Paläolithikum der Cro-Magnon-Jäger folgte. Die wichtigsten Kennzeichen der Kultur der Jungsteinzeit waren die Landwirtschaft und die Viehzucht. Durch diese Faktoren vollzog sich im Leben der Menschen eine grundlegende Wandlung. Da sie ihre unsichere Existenz aufgeben und sich zum erstenmal selbst versorgen konnten, gründeten sie stabile Gemeinschaften und entwickelten ein dauerhaftes Lebensgefüge. Diese radikale neue Lebensweise, mit der gravierende Umstellungen in der Ernährung und in der Umwelt einhergingen, führte zu Veränderungen im Verdauungstrakt und Immunsystem der Völker der Jungsteinzeit – eine Mutation, mit deren Hilfe der Organismus Getreide und andere landwirtschaftliche Erzeugnisse besser zu vertragen und zu resorbieren vermochte. Der Mensch mit der Blutgruppe A, der A-Typ, entstand.

Die Gründung fester landwirtschaftlicher Gemeinschaften stellte die Menschen vor neue entwicklungsbedingte Herausforderungen. Nicht länger waren die Fähigkeiten eines einzelnen – wie bei der Jagd – entscheidend, sondern er war abhängig von den Fertigkeiten eines anderen und somit Teil eines gemeinsamen Prozesses. Der Müller war zum Beispiel davon abhängig, daß ihm der Bauer das Erntegetreide ablieferte; der Bauer war darauf angewiesen, daß der Müller das Getreide mahlte. Lebensmittel galten fortan nicht mehr nur als unmittelbare Nahrungsquelle oder als etwas, um das man sich irgendwann einmal kümmerte. Felder mußten, in Erwartung zukünftiger Ernte, bestellt werden. Die gemeinsame Planung und die weitverzweigte, arbeitsteilige Zusammenarbeit mit anderen wurden zum Gebot der Stunde. In psychischer Hinsicht sind dies die Merkmale, die den Menschen mit der Blutgruppe A auszeichnen – möglicherweise eine weitere Anpassung an die Umwelt.

Worin bestand nun der Grund für die außergewöhnliche Geschwindigkeit, mit der sich die Mutation des Menschen vom 0-Typ zum A-Typ vollzog? Es ging ums Überleben. Um das Überleben der Stärksten in einer übervölkerten Gesellschaft. Weil sich die Menschen mit der Blutgruppe A in den zu dicht bevölkerten

Gebieten als besonders widerstandsfähig gegen Infektionen erwiesen, wurden die städtischen, gewerblich geprägten Gesellschaften von diesem Typ beherrscht. Noch heute zeigt sich unter Personen, die die Pest, die Cholera oder die Pocken überleben, ein zahlenmäßiges Übergewicht der Blutgruppe A gegenüber der Blutgruppe 0.

Schließlich verbreiteten sich die Gene für das Blut der Gruppe A über Asien und den Vorderen Orient hinaus und gelangten nach Europa. Ihre Träger waren die Indoeuropäer, die tief in die Bevölkerungsgruppen der Vor-Jungsteinzeit eindrangen. Die indoeuropäischen Gruppen erschienen zuerst im südzentralen Rußland und zogen in der Zeit zwischen 3500 und 2000 v. Chr. Richtung Süden, in die oberen Gebiete des südwestlichen Asiens, wo infolgedessen die Völkergruppen und Völker Persiens und Afghanistans entstanden. In ständig wachsender Zahl bewegten sie sich in Richtung Westen nach Europa. Mit der indoeuropäischen Wanderung nach Europa vollzog sich die erste Ernährungsrevolution. Mit ihr gingen neue Nahrungsmittel und neue Lebensgewohnheiten in die einfacheren Immunsysteme und Verdauungstrakte der Jäger und Sammler der Frühzeit ein. Diese Veränderungen waren so grundlegend, daß sie den umweltbedingten Druck erzeugten, der zur Verbreitung des Gens des A-Typs erforderlich war. Im Laufe der Zeit verlor der Verdauungsapparat die Fähigkeit, die fleischliche Nahrung aus der Zeit vor dem Aufkommen der Landwirtschaft zu verarbeiten.

Noch heute findet sich die Blutgruppe A in ihrer höchsten Konzentration unter Westeuropäern. Die Zahl der Menschen mit der Blutgruppe A nimmt ab, wenn man von Westeuropa aus Richtung Osten geht und der sich verlierenden Spur der Wanderungsströme während der Antike folgt. Völker, deren Mitglieder vorwiegend die Blutgruppe A haben, finden sich in hoher Konzentration am Mittelmeer, an der Adria und der Ägäis, vor allem auf Korsika, Sardinien, in Spanien, in der Türkei und in den Balkanländern. Im östlichen Asien zeigt sich eine der höchsten Konzentrationen von Menschen mit der Blutgruppe A in Japan, neben einer mäßig hohen Zahl von Menschen der Blutgruppe B.

Die Blutgruppe A war auf dem Wege der Mutation aus der Blutgruppe 0 entstanden – als Reaktion auf die zahllosen, durch den Anstieg der Bevölkerung und die bedeutenden Veränderungen in der Ernährung hervorgerufenen Infektionen. Anders verhielt es sich bei der Blutgruppe B.

B steht für Balance

Die Blutgruppe B entwickelte sich irgendwann in der Zeit zwischen 10 000 und 15 000 v. Chr. im Gebiet des Himalaya-Hochlands, das heute zu Pakistan und Indien gehört.
Als die Menschen aus den heißen, fruchtbaren Savannen des östlichen Afrikas in das kalte, unwirtliche Hochland des Himalaya vertrieben wurden, veränderte sich womöglich aufgrund des Klimawechsels ihr Blut. Erstmals tauchte Blutgruppe B in Indien oder der Ural-Region Asiens bei einer Mischung europider und mongolider Stämme auf. Die neue Blutgruppe kennzeichnete schon bald die großen Völker der Steppenbewohner, die zu dem Zeitpunkt die Ebenen Eurasiens beherrschten.
Als die Mongolen Asien eroberten, war das Gen für die Blutgruppe B in ihrem Organismus fest verankert. Sie breiteten sich nordwärts aus und brachten eine Kultur hervor, die auf dem Viehhüten und der Domestizierung wilder Tiere beruhte. Dies spiegelt sich in der fleischreichen Ernährung und den Milchprodukten dieser Weidenomaden.
Als sie nach Asien vordrangen, entstanden zwei voneinander getrennte Blutgruppen B: die Vertreter einer agrarischen, vergleichsweise seßhaften Bevölkerungsgruppe im Süden und Osten, und die Mitglieder einer nomadischen, kriegerischen Gesellschaft, die den Norden und den Westen eroberten. Die Nomaden waren hervorragende Reiter, die bis weit in den Osten Europas vordrangen, daher ist das Gen für die Blutgruppe B in weiten Teilen der Bevölkerungen Osteuropas immer noch deutlich erkennbar. Unter-

dessen hatte sich eine ganz auf Landwirtschaft beruhende Gesellschaft in China und im Südosten Asiens ausgebreitet. Aufgrund der Art des Landes, das sie zur Bestellung aussuchten, sowie der klimatischen Bedingungen, die ausschließlich in ihren Lebensräumen herrschten, brachten diese Völker ausgeklügelte Verfahren der Bewässerung und der Bodenbewirtschaftung hervor und setzten sie praktisch um – eine beeindruckende Mischung aus Kreativität, Intelligenz und technischen Fertigkeiten.

Die Wanderung der Nomadenvölker Asiens nach Westen kommt in der geringen Zahl von Menschen mit der Blutgruppe B unter den

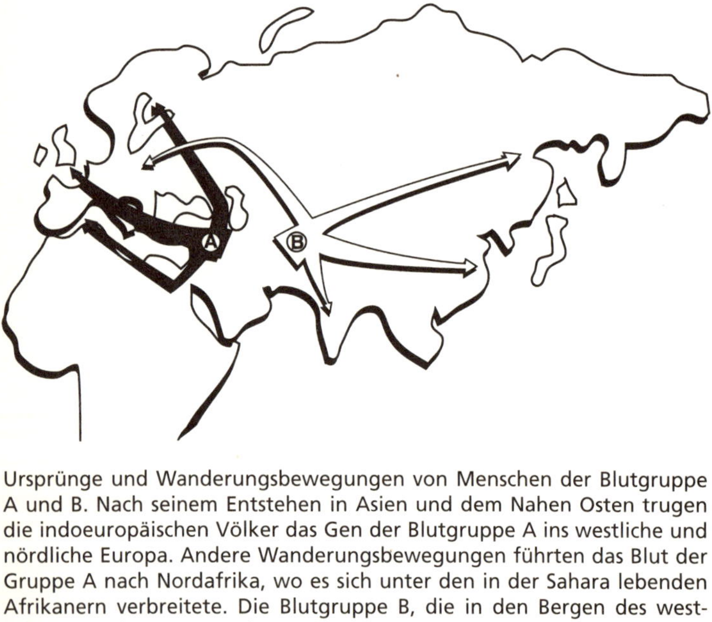

Ursprünge und Wanderungsbewegungen von Menschen der Blutgruppe A und B. Nach seinem Entstehen in Asien und dem Nahen Osten trugen die indoeuropäischen Völker das Gen der Blutgruppe A ins westliche und nördliche Europa. Andere Wanderungsbewegungen führten das Blut der Gruppe A nach Nordafrika, wo es sich unter den in der Sahara lebenden Afrikanern verbreitete. Die Blutgruppe B, die in den Bergen des westlichen Himalaya entstand, wurde von mongolischen Völkern nach Südostasien und in die Ebenen beziehungsweise Steppen Asiens getragen. Eine getrennte Migration von Völkern des B-Typs drang bis in den Osten Europas vor. Zu dieser Zeit hatte sich der Meeresspiegel auf der Erde gehoben, wodurch die Landbrücke zwischen Nordamerika und Asien beseitigt wurde. Das verhinderte jegliche Wanderung des B-Typs nach Nordamerika, wo sich die geschichtlich früheren Bevölkerungsgruppen weiter ausschließlich aus Menschen mit der Blutgruppe 0 zusammensetzten.

Alt- und Westeuropäern zum Ausdruck. Das zeigt sich am besten bei den im äußersten Osten lebenden Westeuropäern, den Deutschen und Österreichern, bei denen sich im Vergleich mit ihren westlichen Nachbarn ein unerwartet hohes Vorkommen von Menschen mit der Blutgruppe B zeigt. Bei den Deutschen findet sich die größte Verteilung von Menschen der Blutgruppe B in der Gegend um den oberen und mittleren Lauf der Elbe, ein Fluß, der in alter Zeit als Grenze zwischen Zivilisation und Barbarei galt.
Die heutigen Inder des Subkontinents sind ein europides Volk und weisen eine der höchsten Häufigkeiten von Blut der Gruppe B überhaupt auf. Unter den nördlichen Chinesen und Koreanern findet sich eine sehr hohe Quote von Personen der Gruppe B und eine sehr niedrige Rate der Gruppe A.
Die Blutgruppenmerkmale der verschiedenen jüdischen Bevölkerungsgruppen interessieren die Anthropologen schon seit langem. Als Faustregel kann gelten: Ungeachtet ihrer Nationalität oder Rasse gibt es eine Tendenz zu einer überdurchschnittlich hohen Quote der Blutgruppe B. Die Aschkenasim und die Sephardim, die beiden hauptsächlichen jüdischen Bevölkerungsgruppen, haben beide einen hohen Anteil an der Blutgruppe B und weisen offenbar sehr wenige Unterschiede untereinander auf. Die babylonischen Juden aus der Zeit vor der Diaspora unterscheiden sich insofern erheblich von der vornehmlich aus Menschen der Blutgruppe 0 bestehenden arabischen Bevölkerung des Irak (der Region des biblischen Babylon), da auch sie überwiegend aus Personen der Gruppe B bestehen, mit einer gewissen Häufigkeit von Personen der Gruppe A.

AB steht für modern

Die Blutgruppe AB ist selten. Sie entstand im Zuge der Vermischung von Europiden der Blutgruppe A mit Mongoliden der Blutgruppe B und kommt bei weniger als 5 Prozent der Bevölkerung vor; sie ist die historisch jüngste aller Blutgruppen.

Bis vor 1000 oder 1200 Jahren gab es keine Blutgruppe AB. Damals nutzten die Barbarenvölker das Kollabieren vieler Kulturen und überrannten das gesamte Römische Reich. Infolge der Vermischung dieser Eindringlinge aus dem Osten mit den letzten Überresten der europäischen Kultur entstand das Blut der Gruppe AB. Es gibt keine Anhaltspunkte dafür, daß diese Blutgruppe über den Zeitraum von 900–1000 Jahren hinaus zurückgeht, als eine große Wanderung östlicher Völker nach Westen stattfand. In Europa findet man in den Gräbern vor dem Jahr 900 n. Chr. nur selten Personen mit der Blutgruppe AB. Bei Untersuchungen von Gräbern in Ungarn, die aus vorgeschichtlicher Zeit stammen, zeigte sich ein auffälliges Fehlen dieser Blutgruppe bis ins Zeitalter der Langobarden (4. bis 7. Jahrhundert n. Chr.). Dies scheint darauf hinzuweisen, daß die Bevölkerungsgruppen Europas, deren Angehörige die Blutgruppen A oder B hatten, in der Regel nicht in Kontakt miteinander kamen, bzw. wenn dies der Fall war, sich weder miteinander vermischten noch Mischehen eingingen.

Da die Menschen mit der Blutgruppe AB die Verträglichkeit gegenüber dem Blut der Gruppe A und der Gruppe B erben, besitzt ihr Immunsystem eine erhöhte Fähigkeit zur Produktion spezieller Antikörper gegen mikrobielle (durch Mikroorganismen verursachte) Infektionen. Diese einzigartige Eigenschaft, nämlich weder Anti-A noch Anti-B-Antikörper zu besitzen, bewirkt eine geringere Anfälligkeit für bestimmte Allergien und Autoimmunkrankheiten wie Arthritis, Lungenentzündung und Lupus. Es besteht jedoch eine größere Disposition für bestimmte Krebserkrankungen, da der AB-Typ auf alles, was A oder B ähnelt, nicht reagiert, das es in ihm selbst enthalten ist, und somit keine antagonistisch wirkenden Antikörper produziert.

Die Menschen der Blutgruppe AB haben eine vielgestaltige – und bisweilen auch verblüffende – Blutgruppenidentität. AB ist die erste Blutgruppe, die eine Verschmelzung verschiedener Immuneigenschaften kennzeichnet, von denen einige ihren Träger stärken, andere wiederum miteinander im Konflikt liegen. Vielleicht ist der Mensch mit der Blutgruppe AB das perfekte Abbild des heutigen Lebens: komplex und unstet.

Zusammenfassung

Die Zugehörigkeit zu einer Blutgruppe, zu einer geographischen Herkunft sowie zu einer Rasse verflechten sich und bilden unsere Identität als Mensch. Es mag kulturell bedingte Unterschiede zwischen den Menschen geben, doch wenn man die Blutgruppe betrachtet, erkennt man, wie oberflächlich diese Verschiedenheit ist. Die Blutgruppe ist älter als die Rasse und von grundlegenderer Bedeutung als unsere ethnische Zugehörigkeit. Die Entstehung der Blutgruppen war nicht das Ergebnis willkürlicher genetischer Aktivitäten. Jede neue Blutgruppe stellte eine Antwort der Evolution auf eine Reihe umwälzender Kettenreaktionen dar, die sich im Laufe von Jahrtausenden umweltbedingter Umwälzungen und Veränderungen vollzogen.

Der Wandel der menschlichen Rassen der Frühzeit scheint sich in einer Welt vollzogen zu haben, deren Angehörige fast ausschließlich die Blutgruppe 0 hatten; die rassische Verschiedenheit, gepaart mit der Anpassung hinsichtlich der Ernährung, der Umwelt und der geographischen Bedingungen, war aber Teil des Evolutionsgeschehens, das letztlich die anderen Blutgruppen erzeugte.

Nach Auffassung mancher Anthropologen verleitet die Klassifizierung der Menschen nach Rassen unweigerlich dazu, ein viel zu einfaches Bild der Lage zu zeichnen. Die Blutgruppe ist ein viel bedeutenderer Bestimmungsfaktor der Individualität und Ähnlichkeit der Menschen als die Rasse. So können zum Beispiel Afrikaner und Europäer mit der Blutgruppe A Blut oder Organe untereinander austauschen und weisen viele gleichartige Begabungen, Verdauungsfunktionen und immunologische Strukturen auf – Eigenschaften, die sie nicht mit einem Angehörigen der eigenen Rasse teilen, der die Blutgruppe B hat.

Die Rassenunterschiede, die auf der Hautfarbe, den ethnischen Gepflogenheiten, der geographischen Heimat oder den kulturellen Wurzeln beruhen, stellen keine triftige Möglichkeit zur Unterscheidung von Völkern dar. Wir Menschen haben sehr viel mehr miteinander gemeinsam, als wir vielleicht je vermutet haben. Wir sind, zumindest potentiell, alle miteinander blutsverwandt.

Wenn man heute auf diese bemerkenswerte Revolution in der Entwicklungsgeschichte des Menschen zurückblickt, so wird deutlich, daß unsere Vorfahren einzigartige biologische Blaupausen besaßen, die durch die Bedingungen ihrer Umwelt ergänzt wurden. Dies ist die Schlußfolgerung, die wir beim derzeitigen Kenntnisstand der Erforschung der Blutgruppen ziehen können, denn die genetischen Eigenschaften unserer Vorfahren bestehen bis heute in unserem Blut fort.

Der 0-Typ: Mensch mit der ältesten, grundlegendsten Blutgruppe: Überlebender an der Spitze der Nahrungskette; ausgestattet mit einem kräftigen, widerstandsfähigen Immunsystem und bereit und willens, sich um jeden Preis durchzusetzen.

Der A-Typ: Der erste Einwanderer: Aufgrund der Notwendigkeit, sich auf Wanderschaft zu begeben, mußte er sich einer stärker agrarisch geprägten Ernährung und Lebensweise anpassen und einen Gemeinschaftssinn entwickeln, der ihn das tägliche Leben meistern ließ.

Der B-Typ: Der Anpassungsfähige, der sich auf die neuen klimatischen Verhältnisse und die Vermischung der Völkergruppen einstellt: Er steht für das Streben der Natur nach einem eher ausgeglichenen Spannungsverhältnis zwischen dem Geist und den Forderungen des Immunsystems.

Der AB-Typ: Der zarte Nachkomme einer seltenen Verbindung zwischen dem duldsamen Menschen mit der Blutgruppe A und dem einst barbarischen, aber ausgeglicheneren B-Typen.

Unsere Vorfahren hinterließen jedem Menschen ein besonderes Erbe. Dieses Erbe ist seiner Blutgruppe eingeprägt und existiert auf Dauer in jedem einzelnen Zellkern. An diesem Schnittpunkt treffen sich die Anthropologie und die wissenschaftliche Erforschung der menschlichen Blutgruppen.

2 Der Code im Blut: *Die Blutgruppen als Blaupause*

Das Blut ist eine Kraft der Natur, die uns seit ewigen Zeiten am Leben hält. Ein einzelner Blutstropfen, der sich mit bloßem Auge nicht erkennen läßt, enthält den gesamten genetischen Code eines Menschen. Die Blaupause des Erbmaterials (DNS) bleibt unversehrt erhalten und wird im menschlichen Organismus endlos vervielfältigt – durch unser Blut.

Außerdem enthält das Blut jahrtausendealte genetische Erinnerungen – kleinere Bruchstücke besonderer Programmierungen, die unsere Vorfahren in Codes weitergereicht haben, die wir immer noch zu verstehen suchen. Ein Beispiel für einen solchen Code findet man in der Blutgruppe. Möglicherweise handelt es sich um den wichtigsten Code, den wir in dem Bemühen, die Mysterien des Blutes und seiner lebenswichtigen Rolle im Leben des Menschen zu entschlüsseln, entziffern können.

Dem bloßen Auge bietet sich Blut als homogene, rote Flüssigkeit dar. Unter dem Mikroskop zeigt sich jedoch, daß es aus vielen verschiedenen Bestandteilen besteht. Die in reichem Maße vorhandenen roten Blutkörperchen enthalten eine besondere Form des Eisens, mit dem der menschliche Organismus Sauerstoff transportiert und das den charakteristischen rostroten Farbton des Blutes hervorruft. Die in weit geringerer Zahl vorhandenen weißen Blutkörperchen durchlaufen den Blutkreislauf wie in Alarmbereitschaft versetzte Truppen und schützen uns vor Infektionen.

Diese komplexe, lebendige Flüssigkeit enthält Eiweißverbindungen, die den Geweben Nährstoffe zuführen, Blutplättchen, die bei der Gerinnung helfen, sowie Plasma, das die Wächter unseres Immunsystems enthält.

Die Bedeutung und Funktion der Blutgruppe

Möglicherweise wissen Sie gar nicht, welche Blutgruppe Sie haben – es sei denn, Sie haben Blut gespendet oder waren auf eine Blutübertragung angewiesen. Die meisten Menschen sind der Meinung, die Blutgruppe sei ein irrelevanter Faktor, der nur dann ins Spiel kommt, wenn sie wegen eines Notfalls ins Krankenhaus eingeliefert werden. Nachdem Sie nun aber die spannende Geschichte der Entwicklung der einzelnen Blutgruppen erfahren haben, werden Sie allmählich verstehen, daß diese stets die Antriebskraft hinter dem Überleben des Menschen, dem Wandel und der Anpassung an neue Lebensbedingungen, Umwelten und Nahrungsmittelquellen darstellten.

Warum hat unsere Blutgruppe nun einen so großen Einfluß auf unser Leben? Worin besteht die lebensnotwendige Rolle, die sie spielt – nicht nur in der Vergangenheit, sondern auch heute?

Die Blutgruppe ist der Schlüssel zum gesamten Immunsystem des Menschen. Sie reguliert, welchen Einfluß Viren, Bakterien, Infektionen, chemische Stoffe, seelische Belastungen sowie die verschiedenartigen Eindringlinge und Lebensbedingungen haben, die das Immunsystem möglicherweise gefährden.

Das Wort »immun« leitet sich ab vom lateinischen Wort »immunis« und bezeichnete im Römischen Reich eine Stadt, die keine Steuern zu entrichten hatte. (Wenn einem die Blutgruppe doch nur eine derartige Immunität verleihen könnte!) Das Immunsystem hat die Aufgabe, das »Selbst« zu definieren und das »Nicht-Selbst« zu vernichten. Ohne diese Unterscheidung könnte das Immunsystem versehentlich das körpereigene Gewebe angreifen oder einem gefährlichen Organismus Zugang zu lebenswichtigen Körperregionen gewähren. Ungeachtet seiner großen Komplexität nimmt das Immunsystem im wesentlichen zwei grundlegende Aufgaben wahr: Es erkennt »uns« und tötet »die anderen«. In dieser Hinsicht ließe sich der Körper als große Party mit geladenen Gästen begreifen. Wenn der Gast die richtige Einladungskarte vorweist, erlaubt ihm das Sicherheitspersonal, einzutreten und sich zu amüsieren.

Hat der Gast keine – oder eine gefälschte – Einladung, wird er mit Gewalt entfernt.

Die Natur hat das Immunsystem des Menschen mit überaus raffinierten Methoden ausgestattet, mit denen sich bestimmen läßt, ob es sich bei einer im Körper befindlichen Substanz um einen Fremdkörper handelt oder nicht. Bei einer Methode sind chemische Markierungen im Spiel, die sogenannten *Antigene*, die in den Körperzellen vorkommen. Alle Lebewesen, vom einfachsten Virus bis zum Menschen, verfügen über spezifische Antigene, die einen Teil ihres chemischen Fingerabdrucks bilden. Zu den stärksten Antigenen im menschlichen Körper zählt das Antigen, das unsere Blutgruppe festlegt. Die Antigene der verschiedenen Blutgruppen sind so empfindlich, daß sie – wenn sie wirksam operieren – den wichtigsten Sicherheitsapparat im Immunsystem darstellen. Spürt das Abwehrsystem eine verdächtige Gestalt auf (z. B. ein fremdes Antigen eines Krankheitserregers), so sucht es – unter anderem – zunächst nach dem Blutgruppenantigen, damit es erkennen kann, ob es sich bei dem Eindringling um Freund oder Feind handelt.
Jede Blutgruppe besitzt ein anderes Antigen mit einer jeweils besonderen chemischen Struktur. Die Blutgruppe wird nach dem Blutgruppenantigen bezeichnet, das in den roten Blutkörperchen feststellbar ist.

Blutgruppe	**und**	**Antigen(e)**
Blutgruppe A		A
Blutgruppe B		B
Blutgruppe AB		A und B
Blutgruppe 0		keine Antigene

Stellen Sie sich die chemische Struktur der Blutgruppen als eine Art Antennenanlage vor, die von der Oberfläche der Zellen weit in den Raum hineinragt. Diese Antennen bestehen aus langen Ketten eines Zuckermoleküls, auch Fucose genannt, das die einfachste

Blutgruppe bildet: das 0-Antigen der Blutgruppe 0. Diese Antenne dient außerdem als Grundlage für die anderen Blutgruppen A, B und AB.

Die Blutgruppe A bildet sich, wenn dem 0-Antigen (oder Fucose) ein anderes Zuckermolekül mit Namen N-Acetyl-Galactosamin hinzugefügt wird. Also entspricht Fucose plus N-Acetyl-Galactosamin der Blutgruppe A.

Die Blutgruppe B basiert ebenfalls auf dem 0-Antigen (oder Fucose), dem aber ein anderes Zuckermolekül mit Namen D-Galactosamin hinzugefügt wird. Also entspricht Fucose plus D-Galactosamin der Blutgruppe B.

Die Blutgruppe AB basiert auf dem 0-Antigen plus zwei Zuckermolekülen, N-Acetyl-Galactosamin und D-Galactosamin. Somit entspricht Fucose plus N-Acetyl-Galactosamin plus D-Galactosamin der Blutgruppe AB.

Die vier Blutgruppen und ihre Antigene

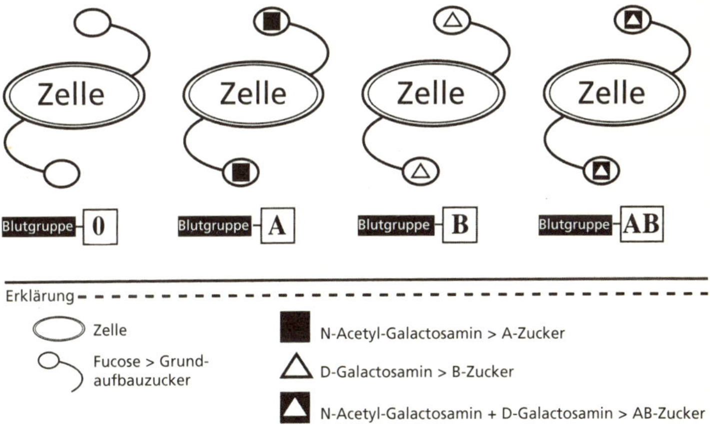

Die vier Blutgruppen und ihre Antigene. Blutgruppe 0 ist die Stärke, Fucose; Gruppe A ist Fucose plus das Zuckermolekül N-Acetyl-Galactosamin; Gruppe B ist Fucose plus das Zuckermolekül D-Galactosamin; Blutgruppe AB ist Fucose plus das A-Zuckermolekül und das B-Zuckermolekül.

An diesem Punkt fragen Sie sich vielleicht, was es mit den anderen Bestimmungsmerkmalen der Blutgruppen auf sich hat, zum Beispiel positiv und negativ, oder Sekretor/Nicht-Sekretor. Wenn man seine Blutgruppe angibt, sagt man normalerweise: »Ich habe Blutgruppe A positiv.« Oder: »Ich bin 0 negativ.« Diese Variationen (oder Untergruppen) innerhalb der Blutgruppen spielen eine relativ unbedeutende Rolle. Mehr als 90 Prozent aller Faktoren, die Ihre Blutgruppe begründen, sind mit Ihrer primären Blutgruppe – 0, A, B oder AB – verbunden. (Siehe Anhang; dort gehe ich detailliert auf die Bedeutung der Untergruppen ein.) Hier wollen wir uns auf Ihre eigentliche Blutgruppe konzentrieren.

Antigene erzeugen Antikörper (Die »intelligenten« Bomben des Immunsystems)

Wenn das Antigen der Blutgruppe spürt, daß ein fremdes Antigen in den Organismus eingedrungen ist, erzeugt es zunächst einmal Antikörper gegen dieses Antigen. Bei diesen Antikörpern handelt es sich um spezialisierte, von den Zellen des Immunsystems produzierte chemische Verbindungen, die die Aufgabe haben, sich an das körperfremde Antigen anzuheften, es zu markieren und schließlich zu vernichten.

Antikörper bilden das Zelläquivalent zu den »intelligenten« Bomben, die im militärischen Bereich Verwendung finden. Die Zellen des Immunsystems produzieren zahllose Varianten von Antikörpern, und jede hat die spezielle Aufgabe, ein besonderes fremdes Antigen zu identifizieren und sich daran anzuheften. Es tobt eine ständige Schlacht zwischen dem Immunsystem und Eindringlingen, die versuchen, ihre Antigene zu ändern oder zu mutieren, so daß sie eine neue Gestalt annehmen, die der Körper nicht erkennt. Das Immunsystem reagiert auf diese Herausforderung mit einem ständig zunehmenden Bestand an Antikörpern. Wenn ein Antikörper auf das Antigen eines mikrobiellen Eindringlings trifft, vollzieht sich eine Abwehrreaktion, die man als Agglutination (wörtlich: Zusammenballung) bezeichnet. Der Antikörper heftet sich an das Antigen des Virus und verklebt es. Wenn Zellen, Viren, Parasiten und Bakterien agglutinieren, kleben sie aneinander und verklumpen. Dadurch lassen sie sich dann leichter aus dem Körper entfernen: Da Mikroben auf die Fähigkeit, sich Angriffen schlüpfrig zu entziehen, angewiesen sind, handelt es sich um einen höchst wirksamen Abwehrmechanismus. Das ist ungefähr so, als wenn man einem Verbrecher Handschellen anlegt. Wenn man den Mikroben erlaubt, sich frei zu bewegen, sind sie viel gefährlicher. Die Antikörper säubern den Organismus von fremden Zellen, Viren, Parasiten und Bakterien und treiben diese unerwünschten Eindringlinge zusammen, damit sie leicht identifiziert und beseitigt werden können.

Das System der Antigene und Antikörper des Blutes übernimmt neben dem Aufspüren von mikrobiellen und anderen Eindringlingen noch weitere, indirekte Aufgaben. Vor fast hundert Jahren fand Karl Landsteiner, ein hervorragender österreichischer Arzt und Wissenschaftler, außerdem heraus, daß Blutgruppen Antikörper gegen andere Blutgruppen produzieren. Mit dieser umwälzenden Entdeckung ließ sich erklären, warum zwischen manchen Menschen Bluttransfusionen möglich sind und zwischen anderen nicht. Bis zur damaligen Zeit ließ sich der Erfolg von Blutübertragungen nicht vorhersagen. Manchmal ging es gut und manchmal nicht. Doch niemand wußte, warum. Dank Karl Landsteiner wissen wir heute, welche Blutgruppen von anderen Blutgruppen als Freund und welche als Feind erkannt werden.

Auf Karl Landsteiner gehen folgende Erkenntnisse zurück:

> **Blut der Gruppe A** enthält Anti-B-Antikörper. Blut der Gruppe B wird vom Blut der Gruppe A abgestoßen.
> **Blut der Gruppe B** enthält Anti-A-Antikörper. Blut der Gruppe A wird vom Blut der Gruppe B abgestoßen.

Demnach kann zwischen Personen mit der Blutgruppe A und Personen mit der Blutgruppe B kein Austausch von Blut stattfinden.

Blut der Gruppe AB enthält keine Antikörper. Dieses universelle Empfängerblut ist mit allen Blutgruppen verträglich! Doch weil es sowohl das A-Antigen als auch das B-Antigen enthält, wird es von allen anderen Blutgruppen abgestoßen.

Demnach können Menschen mit der Blutgruppe AB von allen Menschen Blut empfangen, aber keiner anderen Person Blut spenden – abgesehen, natürlich, von einem anderen Menschen mit der Blutgruppe AB.

Blut der Gruppe 0 enthält Anti-A- und Anti-B-Antikörper. Blut der Gruppen A, B und AB wird abgestoßen.

Demnach können Menschen mit der Blutgruppe 0 ausschließlich Blut von einer anderen Person der Gruppe 0 empfangen. Da das Blut der Gruppe 0 jedoch keine A-ähnlichen und B-ähnlichen Antigene enthält, können Personen dieser Gruppe den Trägern aller anderen Blutgruppen Blut spenden. Menschen mit der Blutgruppe 0 sind universelle Spender!

Blutgruppe	**und**	**Antikörper**
Blutgruppe A		gegen Blutgruppe B
Blutgruppe B		gegen Blutgruppe A
Blutgruppe AB		keine Antikörper
Blutgruppe 0		gegen Blutgruppe A und B

Die Antikörper, die andere Blutgruppen bekämpfen, sind die stärksten Antikörper im Immunsystem des Menschen. Ihre Fähigkeit, die Blutzellen einer »feindlichen« Blutgruppe zu verklumpen – zu agglutinieren –, ist so gewaltig, daß sich dieser Vorgang unter einem Mikroskop unmittelbar mit bloßem Auge beobachten läßt. Die Mehrzahl unserer Antikörper benötigen, damit sie produziert werden, irgendeine Art der Stimulierung (beispielsweise eine Impfung oder eine Infektion). Die Antikörper der Blutgruppen reagieren anders: Sie werden zwangsläufig produziert, tauchen häufig bei der Geburt auf und haben, wenn wir vier Monate alt sind, fast die Anzahl wie bei einem Erwachsenen erreicht.

Doch läßt sich an dieser Geschichte über die Agglutination noch mehr ablesen. Denn außerdem stellte man fest, daß viele Nahrungsmittel die Zellen bestimmter Blutgruppen (auf eine der Abstoßung ähnliche Art) verklumpen, andere dagegen nicht; das heißt, ein Lebensmittel, das die Zellen einer bestimmten Blutgruppe schädigt, kann den Zellen anderer Blutgruppen nützen. Es ist daher nicht überraschend, daß viele Antigene dieser Nahrungsmittel A-ähnliche oder B-ähnliche Eigenschaften aufweisen. Diese Entdeckung lieferte das wissenschaftliche Verbindungsglied zwischen der Blutgruppenzugehörigkeit eines Menschen und seiner Ernährung. Bemerkenswerterweise blieben die revolutionären Auswirkungen dieser Entdeckung fast das gesamte 20. Jahrhundert hindurch im verborgenen – bis einige Forscher, Ärzte und Ernährungswissenschaftler diesen Zusammenhang eingehender zu untersuchen begannen.

Die Lectine: Die Verbindung zur Ernährung

Zwischen dem Blut des Menschen und den Nahrungsmitteln, die er zu sich nimmt, vollzieht sich eine chemische Reaktion. Diese Reaktion ist Teil unseres genetischen Erbes. Es ist verblüffend, aber wahr: Das Immun- und das Verdauungssystem haben heute, am Ende des 20. Jahrhunderts, immer noch eine Vorliebe für diejenigen Lebensmittel, von denen sich unsere Vorfahren mit demselben Grundtyp des Blutes ernährten.
Dies wissen wir aufgrund der Existenz der sogenannten »Lectine«. Lectine sind in großer Zahl vorhandene Eiweißverbindungen mit verschiedenartiger chemischer Zusammensetzung. Sie finden sich in Lebensmitteln und besitzen agglutinierende Eigenschaften, die sich auf das Blut auswirken. Lectine ermöglichen es natürlichen Organismen auf hochwirksame Weise, sich mit anderen natürlichen Organismen zu verbinden. Zahlreiche Keime und Krankheitserreger, ja sogar das Immunsystem, verwenden diesen »Superklebstoff«. So haben beispielsweise die Zellen in den Gal-

lengängen der Leber auf der Oberfläche Lectine, die ihnen helfen, Bakterien und Parasiten einzufangen. Auch an der Oberfläche von Bakterien und Mikroben befinden sich Lectine, die ähnlich wie Saugnäpfe funktionieren, so daß sie sich an den schlüpfrigen Schleimhäuten des Körpers halten können. Häufig wirken die Lectine, die von Viren oder Bakterien eingesetzt werden, spezifisch auf eine Blutgruppe, wodurch sie für einen Menschen mit der betreffenden Blutgruppe höchst unangenehm werden können.

Gleiches gilt für die Lectine in der Nahrung. Einfach ausgedrückt: Wenn man ein Nahrungsmittel ißt, das Eiweiß-Lectine enthält, die mit dem Antigen der eigenen Blutgruppe unverträglich sind, greifen die Lectine an einem Organ oder einem Organsystem (Nieren, Leber, Gehirn, Magen usw.) an und beginnen, die Blutzellen in dieser Region zu agglutinieren.

Viele Lebensmittel-Lectine haben Eigenschaften, die mit einem bestimmten Antigen einer Blutgruppe so weit verwandt sind, daß sie für ein anderes Antigen zum »Feind« werden. So hat zum Beispiel Milch B-ähnliche Eigenschaften; wenn eine Person mit der Blutgruppe A Milch trinkt, beginnt ihr Organismus sofort mit der Agglutination, um die Milch abzustoßen.

Hier nun ein Beispiel dafür, wie Lectine im Körper verklumpen. Angenommen, ein Mensch mit der Blutgruppe A ißt einen Teller Limabohnen. Diese werden im Magen durch den Vorgang der Säure-Hydrolyse verdaut. Das Lectin-Eiweiß ist jedoch gegen die Säure-Hydrolyse resistent. Es wird nicht verdaut, sondern bleibt unversehrt erhalten. Möglicherweise kommt es zu einer direkten Wechselwirkung mit der Schleimhaut des Magen-Darm-Traktes, vielleicht wird es aber auch zusammen mit den verdauten Nährstoffen der Bohnen im Blutkreislauf resorbiert. Verschiedene Lectine greifen verschiedene Organe und Körpersysteme an.

Sobald sich das intakte Lectin-Eiweiß irgendwo im Körper eingenistet hat, entfaltet es buchstäblich eine magnetische Wirkung auf die Zellen in dieser Region. Es verklumpt die Zellen und zerstört sie – so, als handelte es sich auch bei ihnen um fremde Eindringlinge. Diese Verklumpung kann zum Reizkolon und zur Leberzirrhose führen oder den Blutdurchfluß durch die Nieren blockieren – um nur einige der Wirkungen zu nennen.

Lectine: Ein gefährlicher Klebstoff

Vielleicht erinnern Sie sich an die bizarre Ermordung Gyorgi Markows im Jahre 1978 auf offener Straße in London. Markow wurde an einer Bushaltestelle von einem unbekannten Agenten des sowjetischen Geheimdienstes KGB ermordet. Zunächst ergab die Autopsie keinerlei Anhaltspunkte für die Art der Tötung. Nach einer gründlichen Suche fand man in Markows Bein ein winziges Goldkügelchen. Wie sich herausstellte, war das Kügelchen durchsetzt mit einer chemischen Verbindung namens Ricin, einem hochgiftigen, aus Castorbohnen gewonnenen Lectin. Ricin ist ein so hochwirksames Agglutinin, daß es selbst in verschwindend geringer Dosierung zum Tod führen kann, da es die roten Blutkörperchen in große Klumpen verwandelt, die die Arterien verstopfen. Ricin führt sofort zum Tod.

Zum Glück sind die meisten in der Ernährung vorhandenen Lectine nicht gar so lebensbedrohend. Sie können allerdings eine ganze Reihe von Beschwerden hervorrufen, vor allem, wenn sie spezifisch auf eine besondere Blutgruppe wirken. Meistens schützt uns das Immunsystem vor den Lectinen. Fünfundneunzig Prozent der Lectine, die man mit der normalen Ernährung aufnimmt, schafft sich der Körper vom Halse. Mindestens fünf Prozent der Lectine, die wir aufnehmen, gelangen gefiltert ins Blut, wo sie eine Reaktion auslösen und rote und weiße Blutkörperchen zerstören. Im Verdauungstrakt ist die Wirkung der Lectine unter Umständen noch stärker. Dort rufen sie häufig eine starke Entzündung der empfindlichen Darmschleimhaut hervor; diese agglutinierende Wirkung läßt sich durchaus mit einer Lebensmittelallergie vergleichen. Schon eine winzige Menge eines bestimmten Lectins ist imstande, eine riesige Zahl von Zellen zu verklumpen, wenn die besondere Blutgruppe reaktiv ist.

Damit will ich nicht sagen, daß Sie vor jedem Lebensmittel Angst bekommen sollen. Schließlich kommen Lectine in großer Zahl in Hülsenfrüchten, Fischen und Meeresfrüchten, Getreide und Gemüse vor. An Lectinen geht kaum ein Weg vorbei. Das Entscheidende ist, die Lectine zu meiden, die die besonderen Zellen, die durch die Blutgruppe konstituiert werden, zusammenballen. So verbindet sich Gluten (Klebereiweiß), das in Weizen und anderen Getreidearten am häufigsten vorkommende Lectin, mit der Schleimhaut des Dünndarms und ruft bei manchen Menschen – insbesondere bei Menschen der Blutgruppe 0 – Entzündungen und schmerzhafte Reizungen hervor.

Zwischen den einzelnen Lectinen bestehen je nach Ursprung große Unterschiede. So hat das Lectin, das man im Weizen findet, eine andere Gestalt und haftet an anderen Kombinationen von Zuckermolekülen an als das in Soja vorkommende Lectin. Daher schadet jedes dieser Nahrungsmittel manchen Personen einer bestimmten Blutgruppe, während es anderen nützt.

Das Nervengewebe reagiert auf die agglutinierende Wirkung der Lebensmittel-Lectine meist sehr empfindlich. Das erklärt möglicherweise, warum einige Forscher die Ansicht vertreten, daß bestimmte Ernährungsweisen zur Vermeidung von Allergien bei der Behandlung bestimmter Formen von Nervenerkrankungen, beispielsweise Hyperaktivität, von Nutzen sein können. Russische Forscher haben festgestellt, daß das Gehirn von Schizophrenen besonders empfindlich auf die Anlagerung bestimmter Lebensmittel-Lectine reagiert.

Die Injektion des Linsen-Lectins in die Kniegelenkshöhlen nichtsensibilisierter Kaninchen führte zur Entwicklung einer Form der Arthritis, die sich von der rheumatischen Arthritis nicht unterscheiden läßt. Viele Arthritis-Kranke haben das Gefühl, daß ihre Beschwerden nachlassen, wenn sie Nachtschattengewächse wie Tomaten, Auberginen und Kartoffeln meiden. Das ist nicht überraschend, da die meisten dieser Pflanzen reich an Lectinen sind.

Darüber hinaus können Lebensmittel-Lectine mit den Oberflächenrezeptoren der weißen Blutkörperchen in eine Wechselwirkung treten und diese so »programmieren«, daß sie sich rasch vermehren. Diese Lectine bezeichnet man als Mitogene, weil sie die weißen Blutkörperchen zur Mitose, zum Zellteilungsprozeß, anregen. Die Lectine verklumpen das Blut auch nicht, indem sie die Zellen miteinander verkleben, sondern setzen sich vielmehr auf allem fest, so wie Flöhe auf einem Hund. Ärzten in Notaufnahmestationen wird zuweilen ein schwerkrankes, ansonsten aber offenbar normales Kind gebracht, das eine ungewöhnlich hohe Zahl weißer Blutkörperchen im Blut hat. Ein aufmerksamer Arzt wird zunächst an die Diagnose akute Leukämie denken, vorher aber Vater oder Mutter fragen: »Hat das Kind im Garten gespielt?« Wenn der Elternteil die Frage bejaht, wird der Arzt fragen: »Hat es irgendein Unkraut gegessen oder Pflanzen in den Mund genom-

Warum Nahrungsmittel-Lectine auf bestimmte Blutgruppen reagieren

Blutgruppenspezifische Nahrungsmittel-Lectine

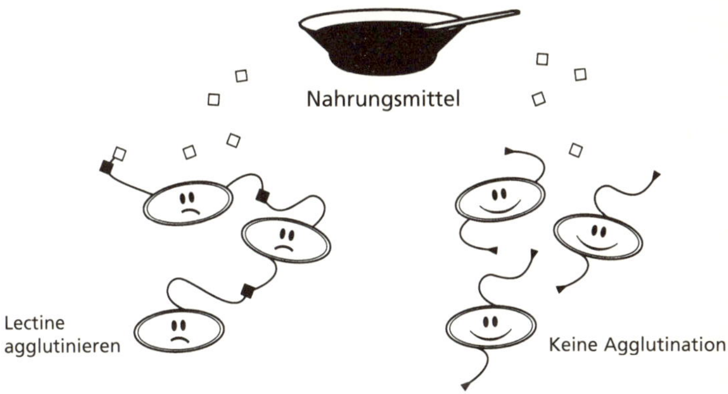

Da jedes Blutgruppenantigen eine einzigartige Gestalt besitzt, wirken viele Lectine auf eine spezifische Blutgruppe ein, zu deren Form sie passen. Im obigen Beispiel ist abgebildet, wie Lebensmittel-Lectine auf einem Teller mit dampfenden Limabohnen mit Zellen der Gruppe A (links) zusammenwirken und diese verklumpen, weil sie zur Form des A-Antigens passen. Das Antigen des Blutes der Gruppe B (rechts), ein anderes Zuckermolekül mit einer anderen Form, ist nicht betroffen. Umgekehrt würde ein Lebensmittel-Lectin (beispielsweise im Buchweizen), das sich speziell an die Blutzellen der Gruppe B anheftet und sie verklebt, nicht zum Blut der Gruppe A passen.

men?« Häufig stellt sich dann heraus, daß das Kind die Blätter oder Triebe der Kermesbeere gegessen hat, die ein Lectin mit der stark wirkenden Fähigkeit enthalten, die Produktion weißer Blutkörperchen anzuregen.

So spüren Sie die schädlichen Lectine auf

Ich erlebe oft genug, daß mir ein Patient beharrlich antwortet, er habe sich streng an die Blutgruppendiät gehalten und alle sein Blut angreifenden Lectine gemieden – aber ich weiß, daß das nicht stimmt. Wenn ich die Aussage des Patienten in Zweifel ziehe, gibt er normalerweise alle Zeichen des Widerspruchs auf und fragt ganz verblüfft: »Woher wissen Sie das?«

Ich weiß es, weil die Einwirkung der Lectine auf die Angehörigen der verschiedenen Blutgruppen nicht nur in der Theorie existiert. Die Auswirkungen lassen sich wissenschaftlich nachweisen. Zudem gibt es einen wissenschaftlichen Gradmesser, mit dessen Hilfe sich das Vorkommen von Lectinen im Organismus messen läßt.

Dabei handelt es sich um eine einfache Urinuntersuchung, genannt »Indikan-Test«. Der Indikan-Test mißt einen Faktor mit dem Namen Darmfäulnis. Wenn die Leber und der Darm die Eiweißkörper (Proteine) nicht richtig umwandeln, produzieren sie toxische (giftige) Nebenprodukte, die man als Indole bezeichnet. Die Konzentration dieser giftigen Nebenprodukte im Blut wird auf der Indikan-Skala angezeigt.

Wenn man Lebensmittel mit giftigen Lectin-Proteinen, die in Ihrem Organismus nicht richtig umgewandelt werden, meidet, zeigt sich auf der Indikan-Skala ein niedriger Wert. Wenn man dagegen regelmäßig Nahrungsmittel verzehrt, die reich an unverdaulichen Lectinen sind, zeigt sich auf der Indikan-Skala ein hoher Wert – das heißt, man hat in hoher Dosierung krebsauslösende Substanzen im Körper.

Die Patienten mit einem hohen Wert auf der Indikan-Skala wenden ein, daß sie sich meist streng an die verordnete Diät halten und nur gelegentlich davon abweichen. Sie können es nicht fassen, daß ihr Wert auf der Indikan-Skala so hoch liegt. Das hat folgenden Grund: Die Indikan-Skala zeigt an, daß ein giftiges Nahrungsmittel, das in den Organismus gelangt, eine 90mal höhere Wirkung hat als bei jemandem, bei dem dasselbe Nahrungsmittel nicht toxisch wirkt.

Wenn ein Mensch mit Blutgruppe 0 1 Muffin aus Weizenvollkornmehl ißt, entspricht das der Giftstoffmenge von 90 Muffins aus Weizenvollkornmehl.

Wenn ein Mensch mit Blutgruppe A 1 Scheibe Mortadella ißt, entspricht das der Giftstoffmenge von 90 Scheiben Mortadella.

Wenn ein Mensch mit Blutgruppe B 1 Stück Hühnerfleisch ißt, entspricht das der Giftstoffmenge von 90 Portionen Hühnerfleisch.

Wenn ein Mensch mit Blutgruppe AB 1 Kugel Speiseeis ißt, entspricht das der Giftstoffmenge von 90 Kugeln Speiseeis.

Normalerweise hat ein Patient, wenn er mich aufsucht, einen Wert von 2½ auf der Skala – das ist auf jeden Fall ausreichend, um auf eine Störung im Organismus hinzudeuten. Die gute Nachricht

Der Indikan-Test

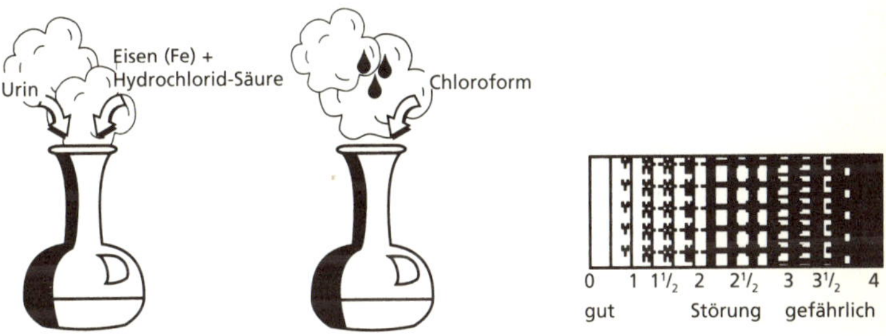

Schritt 1:
Den Urin mit Hydrochloridsäure und Eisen mischen; es erfolgt eine leichte Verfärbung.

Schritt 2:
Die Mischung zwei Minuten ruhen lassen, dann drei Tropfen Chloroform hinzugeben. Es erfolgt eine weitere Färbungsreaktion.

Schritt 3:
Die Farbe auf der Indikan-Skala messen.
0-2 = gut; 2½ = Störung; 3-4 = gefährlich.

lautet: Wenn sich diese Person nur zwei Wochen lang streng an die Blutgruppendiät hält, fällt der Wert auf der Indikan-Skala auf 1 oder sogar 0.

Vielleicht hören Sie hier zum erstenmal von der Indikan-Skala, doch ist sie in den letzten fünfzig Jahren in der Schulmedizin oft verwendet worden; auch alle medizinisch-technischen Labors führen den Test durch. Paradoxerweise strichen ihn vor einem Jahr mehrere bedeutende Laborfirmen aus ihrem Angebotskatalog, weil die Nachfrage nicht groß genug war. Wenn man den Zusammenhang zwischen der Blutgruppe und der Wirkung der Lectine besser versteht, wird die Indikan-Skala sicherlich wieder neue Bedeutung erlangen. Solange dies nicht der Fall ist, bitten Sie Ihren Arzt oder Heilpraktiker, die Untersuchung auszuführen.

Was uns die Blutgruppe lehrt: Die Geschichte des Rabbi

Im Laufe der Jahre habe ich nach einer Verordnung der Blutgruppendiät zahlreiche tiefreichende Veränderungen im Gesundheitszustand meiner Patienten erlebt. Doch kaum eine Besserung hat mich so berührt und inspiriert wie die eines weisen, alten Rabbi aus Brooklyn.

Anfang 1990 erhielt ich einen dringenden Telefonanruf von einem New Yorker Arzt, der meine Arbeit schätzte. Er fragte, ob ich einen seiner Patienten aufsuchen könne, einen bekannten chassidischen Rabbi, der bettlägerig sei.

»Rabbi Jacob ist ein ganz besonderer Mann«, sagte er. »Es wird wahrscheinlich eine interessante Erfahrung für Sie – und, wie ich hoffe, auch für ihn.« Dann informierte er mich noch, daß der 73jährige Rabbi seit langem an Diabetes leide, der kaum auf die intravenöse Insulintherapie anspreche. Durch einen schweren Schlaganfall sei er mittlerweile teilweise gelähmt.

Ich suchte den Rabbi bei sich zu Hause in Brooklyn auf und stellte fest, daß er tatsächlich ein imposanter Mann war, der den Eindruck tiefer Religiosität und stillen Mitgefühls vermittelte. Früher mußte er ein hochgewachsener Mann von kräftiger Statur gewesen sein, doch nun hütete er ausgezehrt und erschöpft das Bett; der üppige weiße Bart reichte ihm fast bis zur Brust. Ungeachtet seines Leidens blickten die Augen klar, gütig und lebendig. Am meisten war ihm daran gelegen, nicht mehr das Bett hüten zu müssen, damit er seine Arbeit wieder aufnehmen konnte. Ich bemerkte jedoch, daß er schreckliche Schmerzen litt. Schon vor dem Schlaganfall hätten ihm die Beine Schwierigkeiten bereitet, sagte er. Die schlechte Durchblutung habe Schwellungen und Entzündungen in beiden Beinen verursacht und dazu geführt, daß er immer wieder ein gräßliches Kribbeln verspüre, wenn er zu gehen versuche. Nun gehorche ihm sein linkes Bein nicht mehr.

Es verblüffte mich nicht, daß Rabbi Jacob die Blutgruppe B hatte. Diese Blutgruppe kommt in den USA relativ selten vor, ist unter den chassidischen Juden, die in ihrer Mehrzahl aus Osteuropa einwanderten, aber sehr verbreitet. Damit ich dem Rabbi helfen konnte, mußte ich zunächst einiges über seine Lebensweise und seine Ernährung in Erfahrung bringen. In der jüdischen Tradition ist das Essen aufs engste mit dem religiösen Ritus verbunden.

Ich führte mit der Ehefrau und der Tochter ein Gespräch, die sich beide mit naturheilkundlichen Heilverfahren nicht auskannten. Aber sie wollten dem Rabbi helfen und wollten nur zu gern etwas lernen. »Erzählen Sie mir bitte etwas darüber, wie sich der Rabbi ernährt«, bat ich. »Normalerweise ißt er jeden Tag das gleiche«, antwortete mir seine Tochter. Die Mahlzeiten bestanden aus gekochtem Huhn, »Tscholent«, einer Art Bohnenpaste, sowie »Kascha«, einem Buchweizengericht, also aus Hühnerfleisch, Bohnen, Buchweizen mit italienischen Nudeln – alles ganz normale Lebensmittel.

»Und wie wird die Kascha zubereitet?« fragte ich unschuldig. Es entspann sich ein kurzes Zwiegespräch zwischen Mutter und Tochter auf jiddisch. Zwischendurch lächelten sie mich immer wieder an oder brachen in lautes Gelächter aus. »Nun«, sagte die Tochter in makellosem New Yorker Englisch, »zuerst kocht man die Kascha – den Buchweizen –, dann rührt man sie in die Nudeln. Dann kommt das Gericht auf den Tisch, man spricht das Gebet und beginnt zu essen.«

»Würzen Sie die Kascha in irgendeiner Form?« fragte ich wieder in unschuldigem Ton. Wieder unterhielten sich die beiden Frauen auf jiddisch. Dann begann die Tochter zu erzählen. »Zur Kascha, Doktor, nimmt man das ganze Fett, das man von dem Huhn entfernt hat, um es koscher zu machen; man gibt das Fett in einen schweren Topf mit ein *bissel* gehackten Zwiebeln und erhitzt es. Dabei brät das Fett aus, und man erhält ein herrlich reines Hühnerschmalz. Unsere Kinder bekommen es auf einer Scheibe frischem Challah-Brot mit etwas Salz. Es schmeckt zum Sterben köstlich!«

Sie wußte gar nicht, wie recht sie hatte.

»Wie auch immer«, fuhr die Tochter des Rabbi fort, »man nimmt ein wenig von den *Gribbeneh*, das, was übrigbleibt, wenn man das Fett ausgelassen hat. Das ist dann schön braun und knusprig mit den karamelisierten Zwiebeln, und man bewahrt es auf als besonderen Leckerbissen, zusammen mit der Kascha. Das schmeckt besser als Kartoffelchips. Der Rabbi liebt es! Das ausgelassene Hühnerfett mischt man unter die Kascha mit den Nudeln. Es schmeckt köstlich, einfach köstlich!«

Wie ich erfuhr, handelte es sich um sehr verbreitete chassidische Gerichte, und sie machten die typische Sabbat-Mahlzeit der Familie aus. Doch war für den Rabbi dieses Essen mehr als nur ein wöchentliches Ritual. Da er ein frommer Mann war, der die meiste Zeit im Gebet zubrachte, verschwendete er kaum einen Gedanken ans Essen, sondern nahm die gleiche Mahlzeit, Tag für Tag, zweimal täglich ein.

Die Ernährung des Rabbi war zwar Teil einer jahrhundertealten Tradition, doch eignete sie sich nicht sonderlich gut für einen Menschen mit der Blutgruppe B. Die Lectine in Nahrungsmitteln wie Huhn, Buchweizen, Bohnen und Mais (von den *Gribbeneh* ganz zu schweigen!) hatten seine Blutzellen verklumpt, worin wohl auch eine bedeutende Ursache für den Schlaganfall zu sehen war. Darüber hinaus können diese spezifischen Lectine die

Insulinfreisetzung blockieren, und dies erklärt, warum sich der Diabetes des Rabbi zunehmend schwerer regulieren ließ.

Orthodoxe Juden halten sich streng an die Kaschruth, rituelle Speisevorschriften für koschere Ernährung, die im Alten Testament wurzeln. Laut diesen Vorschriften sind einige Lebensmittel untersagt; Milchprodukte und Fleisch werden niemals während ein und derselben Mahlzeit verzehrt. In koscheren Familien verwendet man für Milch- und Fleischerzeugnisse sogar getrennte Töpfe, Pfannen, Teller und Besteck. Selbst den Abwasch erledigt man in getrennten Spülbecken.

Vorsichtig kam ich den beiden Frauen gegenüber auf die Frage der Ernährungsumstellung zu sprechen, denn ich wollte mich in die Riten und religiösen Vorschriften, die ihnen so viel bedeuteten, nicht einmischen. Außerdem achtete ich darauf, keine Nahrungsmittel vorzuschlagen, von denen ich wußte, daß sie in der jüdischen Tradition als unrein gelten.

Zum Glück gibt es alternative Lebensmittel, die erlaubt sind. Ich bat die Ehefrau, den Speisenplan zu ändern und dem Rabbi die üblichen Gerichte nur einmal wöchentlich, für das Mahl am Sabbat, zu servieren. Zu den anderen Mahlzeiten sollte sie ihm Lamm, Fisch oder Truthahn statt Huhn kochen, Reis oder Hirse statt Kascha verwenden sowie den Tscholent mit verschiedenen Bohnen zubereiten. Schließlich verordnete ich dem Rabbi zur rascheren Genesung einige Vitamine und Heilkräutermischungen.

Im Laufe des folgenden Jahres besserte sich sein Zustand ganz außerordentlich. Binnen acht Wochen konnte er wieder aufstehen und gehen und sich ein wenig Bewegung verschaffen. Dadurch wurden auch seine Durchblutungsstörungen weniger. Für einen Mann in seinem Alter war er enorm vital, so daß er die Nachwirkungen des Schlaganfalls abschütteln konnte. Nach sechs Monaten stellte ich ihn von der intravenösen auf die orale Insulintherapie um – ein außerordentlicher Erfolg angesichts der Tatsache, daß der Diabetes seit vielen Jahren mit Insulin-Injektionen behandelt wurde. Bis heute hat Rabbi Jacob keinen neuerlichen Schlaganfall erlitten, und auch seine Zuckerkrankheit ist inzwischen unter Kontrolle.

Die Behandlung des Rabbi ließ mich von neuem die uralte, elementare Weisheit erkennen, die in den Blutgruppen verborgen ist. Außerdem zeigte mir die Therapie, daß die Nahrungsmittel, die man aus Gründen der Religion oder Kultur wählt, für einen in dieser Kultur lebenden Menschen nicht unbedingt die gesündeste Kost darstellen! Möglicherweise erscheint uns eine fünf- oder sechstausend Jahre alte Überlieferung sehr ehrwürdig, doch viele Eigenschaften der Blutgruppen des Menschen sind Jahrtausende älter.

Wenn Sie die Blutgruppendiät machen, sollte Ihnen das, was dem Rabbi widerfuhr, eine Lehre sein. Die unterschiedlichen Diäten stellen weder den Versuch dar, Ihre Ernährung in ein starres Konzept zu zwängen, noch sollen Ihnen die Lebensmittel, die in Ihrer Kultur von Bedeutung sind, vorenthalten werden. Vielmehr sind sie eine Möglichkeit, Ihre grundlegende Identität zu stärken und Sie zu den essentiellen Wahrheiten zurückzuführen, die in jeder Zelle Ihres Körpers existieren und Sie mit Ihren entwicklungsgeschichtlichen Vorfahren verbinden.

3 Wirkungsmöglichkeiten der Blutgruppendiät

Die Empfehlungen für die einzelnen Blutgruppen enthalten Informationen hinsichtlich Gesundheit und Ernährung, die Ihren biologischen Merkmalen und Eigenschaften genau entsprechen. Auf dieser Grundlage können Sie nun eine Art der Ernährung und der körperlichen Betätigung wählen sowie Ratschläge für Ihr allgemeines Wohlbefinden befolgen, die auf den dynamischen Naturkräften im Körper beruhen. Die folgenden vier Abschnitte stellen ganz spezielle Empfehlungen für die Ernährung, die Nahrungsergänzung und die gesündesten Formen der körperlichen Betätigung je nach Blutgruppentypus vor. In Teil III folgt neben der Krankheitsanfälligkeit und den Heilmethoden für die einzelnen Blutgruppen eine umfassende Auflistung aller verbreiteten Krankheiten und Beschwerden. Wenn man sich nach der speziellen Empfehlung für die jeweilige Blutgruppe richtet, kann man:

- zahlreiche weitverbreitete Virus- und bakterielle Infektionen vermeiden;
- abnehmen, da sich der Körper von Giften und Fetten befreit;
- das Risiko lebensbedrohlicher Erkrankungen wie Krebs, Herz-Kreislauf-Krankheiten, Diabetes und Störungen der Leberfunktion vermindern;
- viele der Ursachen vermeiden, die einen raschen Zellverfall hervorrufen, und dadurch den Alterungsprozeß verlangsamen.

Der vorliegende Gesundheitsfahrplan stellt kein Allheilmittel dar. Er zeigt jedoch, wie man die natürlichen Schutzfunktionen des Immunsystems wiederherstellen, den Stoffwechsel umgewöhnen und das Blut von gefährlichen agglutinierenden Lectinen reinigen kann. Je nach Art Ihrer Erkrankung sowie der Konsequenz, mit der

Sie diese Empfehlungen befolgen, werden Sie auf jeden Fall irgendeinen Nutzen daraus ziehen. Diese Erfahrung haben ich und meine Kollegen mit tausenden Patienten gemacht, die sich nach diesem Konzept gerichtet haben.
In diesem Kapitel stelle ich die Elemente vor, die man in den Empfehlungen für die einzelnen Blutgruppen vorfindet. Zu ihnen gehören:

- die Blutgruppendiät
- der Faktor Gewichtsabnahme
- Empfehlungen zur Nahrungszusammenstellung
- Empfehlungen für Nährstoffergänzungen
- Zusammenhang von Streß und sportlicher Betätigung

Nachdem Sie diese Kapitel durchgelesen und die Empfehlungen für ihre Blutgruppe konsultiert haben, sollten Sie Teil III lesen, damit Sie sich ein umfassenderes Bild von den spezifischen Auswirkungen auf Ihre Gesundheit machen können.

Die Blutgruppendiät

Wie wir wissen, waren die meisten, wenn nicht alle Frühmenschen Jäger und Sammler mit der Blutgruppe 0, die sich von Tieren, Insekten, Beeren, Wurzeln und Blättern ernährten. Das Ernährungsspektrum erweiterte sich, als diese Menschen lernten, Tiere zum eigenen Nutzen zu züchten und Getreide anzubauen. Dabei handelte es sich aber keinesfalls um einen problemlosen, geordneten Prozeß, denn nicht alle Gemeinschaften konnten sich gut auf diesen Wandel einstellen. In vielen frühen Gesellschaften, in denen die Angehörigen die Blutgruppe 0 hatten, z. B. bei den im Missouri-Tal lebenden indianischen Ureinwohnern, ging der Übergang von einer auf Fleisch beruhenden zu einer pflanzlichen Ernährungsweise mit Veränderungen im Schädelbau und dem erstmaligen Erscheinen von Karies einher. Der Organismus dieser Indianer eignete sich einfach nicht für die neu eingeführten Nahrungsmittel.

Dennoch lieferte die traditionelle agrarische Kost den Menschen während eines langen historischen Zeitraums reichlich Nährstoffe, so daß sich Mangel- und Unterernährungserscheinungen vermeiden ließen und große Bevölkerungsgruppen überleben konnten. Das änderte sich erst, als im Zuge der fortgeschrittenen Techniken der Landwirtschaft und der Nahrungsherstellung die Lebensmittel noch stärker industriell verarbeitet wurden, so daß sie sich immer weiter von ihrem naturbelassenen Zustand entfernten. So löste beispielsweise im 20. Jahrhundert in Asien das Schälen und Polieren von Reis mittels neuer Mahlverfahren die Beriberi-Krankheit aus, eine Thiamin-Mangel-Krankheit, die zu Millionen von Todesfällen führte.

Ein Beispiel aus jüngerer Zeit: In den Dritte-Welt-Ländern wird immer mehr Flaschennahrung für Säuglinge bevorzugt anstatt des traditionellen Stillens an der Brust. Die Umstellung auf stark raffinierte, verarbeitete Kindernahrung ist für zahlreiche Formen der Mangel- oder Unterernährung, für Durchfallerkrankungen sowie einer Abnahme der vom Kind mit der Muttermilch aufgenommenen Wirkfaktoren des natürlichen Immunsystems verantwortlich. Heutzutage ist man sich weithin einig darüber, daß die Ernährung – beziehungsweise die Nahrung, die man zu sich nimmt – direkte Auswirkungen auf den Gesundheitszustand und das allgemeine Wohlbefinden hat. Doch verwirrende und häufig widersprüchliche Informationen über die richtige Ernährungsweise haben den gesundheitsbewußten Konsumenten stark verunsichert.

Ich bin der Meinung, daß die Verwirrung größtenteils aus einer falschen Grundannahme entsteht – nämlich, daß es eine »Idealdiät« gibt. Obwohl wir mit eigenen Augen gesehen haben, daß manche Menschen sehr gut auf eine bestimmte Ernährungsweise ansprechen und andere nicht, haben wir niemals versucht – weder in der Medizin noch in der Ernährungswissenschaft –, die spezifischen Eigenschaften von Bevölkerungsgruppen oder Einzelpersonen zu untersuchen, die deren unterschiedliche Reaktion auf eine bestimmte Ernährungsweise erklären könnten. Die Charakteristika bestimmter Lebensmittel waren uns wichtiger als die der Menschen.

Die Blutgruppendiät beruht auf den wichtigsten Merkmalen und Eigenschaften der Zellen im Körper. Jede Diät umfaßt 16 Nahrungsmittelgruppen:

Fleisch und Geflügel
Fisch und Meeresfrüchte
Milchprodukte und Eier
Öle und Fette
Nüsse und Samen
Bohnen und andere Hülsenfrüchte
Getreideflocken und -zubereitungen
Brot und Gebäck
Getreide und Teigwaren
Gemüse
Obst
Säfte und Flüssigkeiten
Kräuter, Gewürze und Verdickungsmittel
Würzmittel und Eingemachtes
Kräutertees
Diverse Getränke

In jeder Gruppe werden die Nahrungsmittel in drei Kategorien unterteilt: SEHR BEKÖMMLICH, NEUTRAL sowie ZU VERMEIDEN. Diese Kategorien kann man sich folgendermaßen einprägen:

> **Sehr bekömmlich** ist ein Nahrungsmittel, das wie eine ARZNEI wirkt.
>
> **Neutral** ist ein Nahrungsmittel, das einfach ETWAS ZU ESSEN ist.
>
> **Zu vermeiden** ist ein Nahrungsmittel, das wie ein GIFT wirkt.

Zu jeder Diät ist eine ganze Reihe von Lebensmitteln aufgeführt – machen Sie sich also keine Sorgen, Sie müßten sich in der Auswahl einschränken. Geben Sie, wenn möglich, den sehr bekömmlichen Lebensmitteln den Vorzug vor den neutralen, aber verzehren Sie auch ruhig die neutralen Lebensmittel, die Sie gut vertragen; sie schädigen nicht die Gesundheit, was die Wirkung der Lectine angeht, und außerdem enthalten sie die für eine ausgewogene Ernährung erforderlichen Nährstoffe.
Am Ende jeder Blutgruppendiät finden sich drei typische Menüzusammenstellungen und einige Rezepte, die Ihnen eine Vorstellung davon vermitteln sollen, wie sich die Diät im Alltag nutzen läßt.

Der Faktor Gewichtsabnahme

Fettsucht und Dickleibigkeit – Probleme, die unseren prähistorischen Vorfahren unbekannt waren – zählen heute in den meisten Industrieländern zu den dringlichsten Gesundheitsproblemen. So ist der Wunsch abzunehmen, zu einer Art Besessenheit geworden, und natürlich interessieren sich auch viele meiner Patienten dafür, welchen Platz die Gewichtsabnahme in der Blutgruppendiät einnimmt. Diesen Patienten antworte ich immer, daß ich die einzelnen Diäten nicht speziell zum Zweck der Gewichtsreduktion konzipiert habe, sondern vielmehr mit dem Ziel der optimalen körperlichen und geistigen Leistungsfähigkeit. Anschließend füge ich noch hinzu, daß das Abnehmen zu den natürlichen Nebenwirkungen jeder körperlichen Genesung zählt. Weil die Blutgruppendiät auf die Zellzusammensetzung des jeweiligen Körpers zugeschnitten ist (im Gegensatz zu allgemeinen Ernährungsempfehlungen, die auf alle Patienten zutreffen sollen), bewirken bestimmte Nahrungsmittel bei dem einen eine Gewichtszunahme oder eine Gewichtsabnahme, können sich jedoch bei einer Person mit einer anderen Blutgruppe ganz anders auswirken.

Meine Patienten fragen mich oft, was ich von den Diäten halte, die derzeit in Mode sind. Am aktuellsten sind die Eiweißdiäten, die seit kurzem wieder im Kommen sind. Indem bei diesen eiweißreichen Diätkuren die Aufnahme von Kohlenhydraten streng begrenzt wird, zwingen sie den Organismus zur Fettverbrennung, um mehr Energie zu gewinnen, und zur Produktion von Ketonen, die auf eine hohe Stoffwechselaktivität hindeuten. Es wundert mich nicht, daß die Patienten, die mir sagen, sie hätten durch eine eiweißreiche Diät abgenommen, normalerweise zur Gruppe 0 oder B gehören. Man erlebt kaum Menschen mit der Blutgruppe A, bei denen diese Diät Erfolg hat; ihr Organismus eignet sich in biologischer Hinsicht eher schlecht für die effektive Umwandlung von Fleisch, während dies Menschen mit den Blutgruppen 0 und B gut gelingt. Auch eine Person der Gruppe AB nimmt durch eine eiweißreiche Diät nicht ab, da in dieser Kostform der ausgewogene

Anteil der A-ähnlichen Nahrungsmittel fehlt, auf die der AB-Typ angewiesen ist.

Umgekehrt könnten makrobiotische Diäten, die zum Verzehr von natürlichen Lebensmitteln wie Gemüse, Reis, Vollkorngetreide, Obst und Soja raten, für einen Menschen der Gruppe A besonders gut geeignet sein, vorausgesetzt allerdings, er ißt die speziell empfohlenen Getreideprodukte und Hülsenfrüchte.

Fazit: Jedesmal, wenn man von einer neuen Ernährungsempfehlung liest, in der behauptet wird, sie zeige bei allen Menschen eine gleich gute Wirkung, sollte man mit Skepsis reagieren. Lassen Sie Ihre persönlichen Ernährungsbedürfnisse nicht außer acht.

Ich möchte Sie jetzt darüber informieren, welche Möglichkeiten zur Gewichtsabnahme jede der einzelnen Diäten bietet. Da die größte Schwierigkeit, vor der die meisten meiner Patienten stehen, darin besteht, daß sie zu schnell zuviel abnehmen, stelle ich ihre Ernährung um, damit sich die Geschwindigkeit der Gewichtsreduktion verringert. Wenn Sie schon immer gegen Ihr Gewicht angekämpft haben, dürfte eine allzu große Gewichtsabnahme wohl das geringste Ihrer Probleme sein. Aber vergessen Sie eines nicht: Letztlich streben Sie nach optimaler Gesundheit und Leistungsfähigkeit, und das heißt, daß Sie einen Ausgleich zwischen Gewicht, Größe, Statur und Körperform herstellen müssen. Übermäßiges Abnehmen deutet auf einen Zustand der Mangelernährung hin, der das Immunsystem schwächen wird – genau das, was Sie zu vermeiden suchen. Wenden Sie also diese Empfehlungen klug und umsichtig an.

Die Gewichtsabnahme hängt mit den Veränderungen zusammen, die der Körper durchläuft, wenn man sich an die individuelle, auf die Gene zugeschnittene Diät hält. Hierbei gibt es zwei Faktoren. Während der Körper die tiefgreifende Umstellung vornimmt, in deren Verlauf er sich von den schlecht verdaulichen oder giftigen Nahrungsmitteln befreit, versucht er zum einen zunächst, die bereits vorhandenen Toxine auszuscheiden. Da diese Gifte hauptsächlich im Fettgewebe lagern, bedeutet deren Ausscheidung zugleich, daß Fett beseitigt wird. Der zweite Faktor sind die Auswirkungen, die spezifische Nahrungsmittel auf die das Gewicht steuernden Körpersysteme haben. Je nachdem, welcher Blutgruppe man angehört, kann sich die Aktivität der Lectine, die in bestimmten Lebensmitteln vorkommen, folgendermaßen auswirken. Sie kann

- Entzündungen der Schleimhäute des Magen-Darm-Trakts hervorrufen;
- den Verdauungsprozeß stören und Blähungen verursachen;
- die Geschwindigkeit des Nahrungsstoffwechsels verlangsamen, so daß die Energieumsetzung der Kalorien nicht wirksam funktioniert;
- die Produktion von Insulin gefährden;
- das hormonale Gleichgewicht stören und dadurch eine Wasseransammlung im Körper, Schilddrüsenerkrankungen sowie andere Beschwerden verursachen.

Jede Blutgruppe reagiert jeweils besonders auf bestimmte Nahrungsmittel; diese Reaktionsweisen werden in der Blutgruppendiät in groben Zügen dargestellt. In den ersten Wochen müssen Sie mit den Richtlinien experimentieren. Ich habe festgestellt, daß viele Menschen in der Anfangszeit mit einer geradezu fanatischen Einstellung Diät halten. Sie essen ausschließlich die SEHR BEKÖMMLICHEN Lebensmittel, nehmen nicht einmal die NEUTRALEN zu sich. Daraus folgt unweigerlich eine recht ungesunde Gewichtsabnahme. Diese Menschen sehen hager und unwohl aus, weil ihr Körper nicht das ganze Spektrum an Nährstoffen erhält, das für eine gesunde Ernährung erforderlich ist. Besser ist es, alle Nahrungsmittel auf der Liste der Speisen, die ZU VERMEIDEN sind, zu streichen und den Verzehr jener NEUTRALEN Nahrungsmittel einzuschränken oder ganz aufzugeben, bei denen Sie leicht zunehmen. Auf diese Weise kommt man zu einer ausgewogeneren Kost und wendet eine gesündere Methode zur Gewichtsabnahme an.

Die Rolle der Nährstoffergänzungen

Die einzelnen Empfehlungen enthalten darüber hinaus Empfehlungen zur ergänzenden Einnahme von Vitaminen, Mineralien und Kräutern, die die Wirkung der Diät unterstützen können. Auch auf diesem Gebiet ist die Verwirrung groß, und man hat es mit vielen Fehlinformationen zu tun. Heutzutage ist die wahllose Einnahme von Vitaminen, Mineralien, exotischen Präparaten und Kräutertinkturen sehr verbreitet. Das große Angebot an Heilmitteln in den Regalen von Reformhäusern und Naturkostläden kann den Käufer leicht in die Irre führen. Die verführerischen Wundermittel verheißen Energie, Gewichtsabnahme, Schmerzlinderung, sexuelle Potenz, Kraft, Langlebigkeit und geistige Spannkraft – aber auch Heilung bei Kopfschmerzen, Erkältungen, Nervosität und allen nur erdenklichen Leiden: Diese Mittel scheinen auf jede Frage eine Antwort zu haben.
Doch wie im Fall der Lebensmittel, so wirken auch die Ergänzungsmittel nicht bei jedem Menschen gleich. Jede Nahrungsanreicherung mit Vitaminen, Mineralien oder Kräutern spielt im Organismus eine spezifische Rolle. Das Wunderheilmittel, das Ihr Freund oder Ihre Freundin mit der Blutgruppe B in höchsten Tönen lobt, kann für Sie, wenn Sie die Blutgruppe A haben, wirkungslos oder sogar schädlich sein.
Es kann die Gesundheit beeinträchtigen, wenn man sich selbst die Einnahme von Vitamin- und Mineralstoffpräparaten verordnet, da viele davon im Körper wie eine Droge wirken. So sollten beispielsweise die Vitamine A, D, K und Niacin nur nach ärztlicher Verordnung eingenommen werden, auch wenn alle diese Substanzen leicht erhältlich sind.
Es gibt allerdings viele Stoffe auf Pflanzenbasis, auch als Phytotherapeutika bezeichnet, die wirksamer und weniger schädigend als Vitamine und Mineralstoffe sind. In den einzelnen Ernährungsempfehlungen werden für jeden Blutgruppentyp spezielle Diätanweisungen zur Einnahme dieser pflanzlichen Stoffe gegeben.
Vielleicht kennen Sie den Begriff »Phytotherapeutika« nicht. Die

moderne Wissenschaft hat herausgefunden, daß viele dieser Substanzen, früher als Kräuter oder Heilpflanzen bezeichnet, hohe Konzentrationen an biologisch aktiven Bestandteilen enthalten. Diese Wirkstoffe sind auch in anderen Pflanzen reichlich vorhanden, jedoch in viel geringerer Konzentration. Viele Phytotherapeutika – ich ziehe es vor, sie mir als Nahrungskonzentrate vorzustellen –, sind Antioxidantien, und etliche sind um ein vielfaches wirksamer als Vitamine. Interessanterweise zeigt ein phytotherapeutisches Antioxidans – anders als ein Vitamin – in seiner Wirkung eine auffallende Vorliebe für bestimmte Gewebe. So besitzen die Mariendistel (Silybum marianum) und das Gewürz Gelbwurz (Curcuma longa) beide eine hundertmal stärkere antioxidative Wirkung als Vitamin E und lagern sich mit großer Vorliebe im Lebergewebe ab. Diese Pflanzen zeigen bei allen Erkrankungen Wirkung, die durch eine Entzündung der Leber gekennzeichnet sind, so z. B. Gelbsucht oder Leberzirrhose.
Die Empfehlungen für die ergänzende Einnahme bestimmter Vitamine, Mineralien und phytotherapeutischer Mittel runden die Ernährungsseite der Gesundheitsempfehlungen ab.

Zusammenhang von Streß und körperlicher Betätigung

Aber nicht nur das, was man ißt, bestimmt unser Wohlbefinden. Vielmehr spiegelt sich darin auch die Art und Weise, wie der Körper Nährstoffe verarbeitet – ob zum Guten oder zum Schlechten. Hier nun kommt der Faktor Streß ins Spiel. Der Begriff »Streß« nimmt in unserer Gesellschaft eine herausragende Stellung ein. Oft hört man jemanden sagen: »Ich bin so gestreßt« oder : »Mein Problem ist, daß ich zuviel Streß habe.« In der Tat hängen viele Erkrankungen eng mit ungezügelten Streßreaktionen zusammen. Wenige Menschen erkennen allerdings, daß es nicht der Streß selbst ist, sondern die Reaktion auf die umweltbedingten Belastungen, die das Immunsystem erschöpft und uns krank macht.

Diese Reaktionsweise ist so alt wie die Geschichte der Menschheit. Ausgelöst wird sie durch eine biochemische Reaktion im Körper auf die Wahrnehmung von Gefahr. Am besten läßt sich die Streßreaktion beschreiben, wenn man sich ausmalt, wie der Körper auf Streß reagiert.
Stellen Sie sich vor, Sie sind ein Mensch vor Anbeginn der Zivilisation. Es ist finstere Nacht. Sie liegen zusammengekauert da, eng an eng mit Ihresgleichen, und schlafen. Plötzlich taucht in ihrer Mitte ein wildes Tier auf. Sie spüren seinen heißen, übelriechenden Atem auf der Haut. Sie sehen, wie es einen Ihrer Gefährten mit seinen gewaltigen Klauen packt und mit seinen mächtigen Zähnen zerreißt. Greifen Sie nach einer Waffe und stellen sich zum Kampf? Oder drehen Sie sich um und laufen davon, um sich in Sicherheit zu bringen?
Die Reaktion des Körpers auf Streß hat sich im Laufe von Jahrtausenden ausgebildet und differenziert. Es handelt sich um einen Reflex, einen animalischen Instinkt, um unseren Überlebensmechanismus zur Bewältigung von Situationen, in denen es um Leben oder Tod geht. Wenn wir irgendeine Art von Gefahr wittern, mobilisieren wir unsere Kampf- bzw. Fluchtreaktion. Entweder stellen wir uns dem angstmachenden Geschehen, oder aber wir versuchen, davor zu fliehen – mit den Mitteln des Geistes oder des Körpers.
Stellen Sie sich nun ein anderes Szenarium vor: Sie liegen im Bett und schlafen. Alles ist ruhig und still. Plötzlich hört man in der Nähe eine donnernde Explosion. Die Wände, das Dach und die Fenster Ihres Hauses erzittern. Nun sind Sie wach, oder? Und wie fühlen Sie sich? Wahrscheinlich haben Sie große Angst, und ganz bestimmt rast Ihr Herz. Sie verspüren Angst, die Hirnanhangs- und die Nebennierendrüse schütten ihre Hormone ins Blut aus. Der Puls beschleunigt sich. Die Lunge saugt zusätzlichen Sauerstoff ein, um die Muskeln mit Brennstoff zu versorgen. Der Blutzucker steigt, damit Sie einen Energiestoß bekommen. Die Verdauung verlangsamt sich. Sie beginnen zu schwitzen. Alle diese durch den Streß ausgelösten biologischen Reaktionen vollziehen sich in einem winzigen Augenblick. Mit ihnen bereiten wir uns vor –

genauso wie unsere urzeitlichen Vorfahren – entweder zum Kampf oder zur Flucht.
Der Augenblick ist vorbei. Die Gefahr ist vorüber. Der Körper beginnt sich wieder zu verändern. In der zweiten, der Widerstandsphase des Stresses, beruhigt sich der Körper langsam nach dem enormen Aufruhr, den die Freisetzung so vieler chemischer Stoffe ausgelöst hat. Die Phase des Widerstands ist meist erreicht, nachdem man das, was den Schreck ausgelöst hat, erkannt hat und damit erfolgreich umgegangen ist. Ist dann die Ursache des ursprünglichen Stresses – worin immer sie auch lag – behoben, verschwinden die Auswirkungen, und alles läuft im komplizierten Reaktionssystem des Körpers wieder bestens. Falls aber das, was den ursprünglichen Streß ausgelöst hat, weiter besteht, ermüdet die Fähigkeit des Körpers, sich auf die Streßursache einzustellen. Der Körper »schaltet ab«.
Im Gegensatz zu unseren Vorfahren, die regelmäßig akuten, streßauslösenden Situationen ausgesetzt waren, zum Beispiel dem Angriff gefährlicher Raubtiere oder dem Hungertod, bürdet unsere schnellebige Zeit aufgrund der vielen Belastungen den Menschen chronische, lang anhaltende körperliche und seelische Belastungen auf. Zwar ist unsere Streßreaktion vielleicht weniger heftig als die unserer Ahnen, aber die Tatsache, daß sie sich ständig vollzieht, kann um so schwerwiegendere Folgen haben. Fachleute sind sich darin einig, daß die in der gegenwärtigen Gesellschaft herrschenden Belastungen und die daraus folgenden physischen sowie psychischen Krankheiten in weiten Teilen von unserer industrialisierten Kultur und unserer unnatürlichen Lebensweise herrühren.
Die künstlichen Belastungen und Anspannungen, die in der modernen, technologisch bestimmten Gesellschaft herrschen, strapazieren unsere angeborenen Überlebensmechanismen und überfordern uns. Kulturelle und soziale Faktoren bedingen, daß wir selbst ganz natürliche Reaktionen unterdrücken und hintertreiben. Es werden mehr Streßhormone ins Blut ausgeschüttet, als wir auf irgendeine Weise nutzen können.
Das hat zur Folge, daß streßbedingte Störungen 50 bis 80 Prozent

aller Erkrankungen im Leben des heutigen Menschen verursachen. Wir wissen, welch großen Einfluß der Geist auf den Körper hat und der Körper auf den Geist. Das ganze Spektrum dieser Wechselwirkungen wird noch erforscht. Zu den Leiden, die sich erwiesenermaßen durch Streß und das Zusammenwirken von Leib und Seele verschlimmern, zählen Magengeschwüre, Bluthochdruck, Herzkrankheiten, Migräne, Arthritis und andere Entzündungskrankheiten, Asthma und andere Atemwegsleiden, Schlaflosigkeit und andere Schlafstörungen, Anorexia nervosa und andere Eßstörungen sowie eine ganze Reihe von Hauterkrankungen, die von Nesselausschlag bis zu Herpes, von Ekzemen bis zur Schuppenflechte reichen. Streß hat für das Immunsystem katastrophale Folgen, da er den Körper den unterschiedlichsten gesundheitlichen Beschwerden schutzlos preisgibt.

Allerdings rufen bestimmte Belastungen wie etwa körperliche oder kreative Tätigkeiten einen angenehmen Gefühlszustand hervor, den der Körper als starke geistige oder körperliche Erfahrung wahrnimmt.

Die Belastungen der Umwelt haben das Entstehen der verschiedenen Stoffwechseltypen mitgeprägt. Die umwälzenden Veränderungen hinsichtlich des Ortes, des Klimas und der Ernährung haben diese Streßmuster dem genetischen Gedächtnis jedes einzelnen Stoffwechseltyps eingeprägt – und bestimmen noch heute dessen innere Reaktion auf Streß.

Mein Vater hat die vergangenen 35 Jahre dem Studium der typischen Reaktionsmuster und dem Maß an Energie bei den Angehörigen der verschiedenen Blutgruppen gewidmet und blutgruppenspezifische Trainingsprogramme zur körperlichen Betätigung entwickelt, die sich aus dem biologischen Profil der einzelnen Typen ergeben. Nachdem er tausende Patienten, Erwachsene wie Kinder, beobachtet hatte, haben diese empirischen Forschungen schließlich eine gültige Form angenommen. Seine Ergebnisse weisen eine bemerkenswerte Übereinstimmung mit den Erkenntnissen auf, die wir über den erfolgreichen Umgang der einzelnen Stoffwechseltypen mit seelischen und körperlichen Belastungen gewonnen haben. Besonders revolutionär war der Aspekt der

Studien meines Vaters, wonach die verschiedenen Typen zur Bewältigung ihrer Streßreaktionen ein besonderes sportliches Programm brauchen.
Zur Empfehlung für Ihren Blutgruppentyp gehört eine Kurzdarstellung der Streßmuster, die für Menschen mit Ihrer Blutgruppe kennzeichnend sind. Hinzu kommen Ratschläge, welche körperliche Betätigung man wählen sollte, damit sich die seelischen und körperlichen Belastungen in eine positive Kraft umwandeln lassen. Dieser Bestandteil liefert eine ganz entscheidende Ergänzung zu der Diät.

TEIL II

EMPFEHLUNGEN FÜR DIE BLUTGRUPPEN

4 Empfehlungen für Menschen mit der Blutgruppe 0

Der 0-Typ: Der Jäger	Fleischesser Robuster Verdauungstrakt Überaktives Immunsystem Reagiert überempfindlich auf Umstellungen in Ernährung und Umwelt Begegnet Streß am besten mit starker körperlicher Beanspruchung Benötigt leistungsfähigen Stoffwechsel, um schlank und energiegeladen zu bleiben

Die 0-Typ-Diät

Menschen mit Blutgruppe 0 fühlen sich am wohlsten, wenn sie sich viel bewegen und Sport treiben und tierisches Eiweiß zu sich nehmen. Im Verdauungstrakt dieser Personen ist die Erinnerung an uralte Zeiten lebendig. Die eiweißreiche Ernährung der Jäger und Sammler sowie die ungeheuren körperlichen Anforderungen an den Organismus der frühen 0-Typen hielten die meisten archaischen Menschen im Zustand einer leichten Ketose, das heißt, daß sich die Stoffwechselprozesse im Körper ständig ändern. Die Ketose resultiert aus einer eiweiß- und fettreichen Ernährungsweise, die nur sehr wenige Kohlenhydrate enthält. Der Körper wandelt dabei die Proteine und Fette in Ketonkörper um, die statt der Zuckermoleküle zur Konstanthaltung des Glukosespiegels genutzt werden. Die Kombination von Ketose, Kalorienentzug und ständiger körperlicher Aktivität brachte einen schlanken, leistungsfähigen »Jagdmenschen« hervor. Dies war der Schlüssel zum Überleben der menschlichen Rasse.

Ernährungsempfehlungen raten heute im allgemeinen von einem allzu hohen Verzehr tierischen Eiweißes ab, weil sich erwiesen hat, daß gesättigte Fettsäuren das Risiko für Herzkrankheiten oder Krebs erhöhen. Natürlich sind die meisten heute konsumierten Fleischstücke mit Fett durchzogen und durch die wahllose Verwendung von Hormonen und Antibiotika verunreinigt. Wenn man heutzutage von der Fleischversorgung der Bevölkerung spricht, hat der Ausspruch »Man ist, was man ißt« oftmals einen bedrohlichen Beiklang.

Zum Glück kommen zunehmend Bio-Fleischwaren in den Handel. Ob die 0-Typ-Diät Erfolg hat, hängt davon ab, ob man magere, von chemischen Zusätzen freie Fleisch-, Geflügel- und Fischprodukte konsumiert.

Für den 0-Typ sind Milch- und Getreideprodukte nicht ganz so verträglich wie für die meisten Personen der übrigen Blutgruppen, da sich sein Verdauungsapparat noch immer nicht vollständig auf diese Nahrungsmittel eingestellt hat. Man muß einen Teller Weizen oder ein Glas Milch ja auch nicht jagen und erlegen! Diese Nahrungsmittel wurden erst zu einem sehr viel späteren Zeitpunkt in der Entwicklungsgeschichte des Menschen zum Hauptnahrungsmittel.

Der Faktor Gewichtsabnahme

Wenn man sich an die spezielle 0-Typ-Diät hält, nimmt man zunächst dadurch ab, daß man den Verzehr von Getreide, Brot, Hülsenfrüchte und Bohnen einschränkt. Der Hauptfaktor der Gewichtszunahme beim 0-Typ ist das Gluten, das in Weizenkeimen und Weizenvollkornprodukten vorkommt. Das Gluten wirkt sich auf den Stoffwechsel so aus, daß das genaue Gegenteil der Ketose erzeugt wird. Statt schlank zu machen und einen energiereichen Zustand aufrechtzuerhalten, hemmen die Gluten-Lectine den Insulinstoffwechsel und stören so die wirksame Kalorienausnutzung, die dem Körper Energie zuführen soll. Gluten zu essen ist so, als wenn man das falsche Benzin tankt. Statt der »Körper-Maschine« Treibstoff zuzuführen, verstopfen die »Leitungen«. Ich habe erlebt, daß übergewichtige 0-Typen, die erfolglos andere Diäten gemacht hatten, allein durch die Streichung von Weizen vom Speisezettel rasch abnahmen. Mais hat in geringerem Ausmaß dieselbe Wirkung, obwohl er bei diesen Personen längst keinen so großen Einfluß auf die Gewichtszunahme hat.

Es gibt noch andere Faktoren, die beim 0-Typ zur Gewichtszunahme beitragen. Bestimmte Bohnen und Hülsenfrüchte, insbesondere Linsen und Kidneybohnen, enthalten Lectine, die sich im Muskelgewebe einlagern, wodurch es eher basisch und weniger »energiegeladen« reagiert. Sportliche Betätigungen fallen auf diese Weise schwerer. 0-Typen sind schlanker, wenn sich das Muskelgewebe im Zustand einer leichten metabolischen Azidität (Stoffwechselübersäuerung) befindet. In diesem Zustand braucht man Kalorien rascher auf. (Ehe Sie voreilige Schlüsse hinsichtlich der Personen der anderen Blutgruppen ziehen, denken Sie daran, daß es für jeden Bluttyp eine spezifische Gruppe von Wirkungsfaktoren gibt. Azidität des Stoffwechsels ist nicht für jeden Menschen gesund.)

Ein dritter Faktor der Gewichtszunahme bei Menschen mit Blutgruppe 0 hängt mit der Regulierung der Schilddrüsenfunktion zusammen. 0-Typen haben in aller Regel einen niedrigen Schilddrüsenhormonspiegel. Diese als Hypothyreose bezeichnete Störung beruht auf einem beim 0-Typ häufig zu beobachtenden Mangel an Jod – einem für die Produktion von Schilddrüsenhormon unentbehrlichen chemischen Element. Zum Krankheitsbild der Hypothyreose gehören Gewichtszunahme, Wasseransammlung in den Geweben (Ödeme), Muskelschwund und Erschöpfungszustände.

Der 0-Typ muß bei bestimmten Nahrungsmitteln darauf achten, ob sie bekömmliche oder aber krankheitsfördernde Wirkungen haben. Zusätzlich muß man die Speisenmenge verringern und eher magere Fleischsorten wählen, wenn bei der Gewichtsregulierung gute Erfolge erzielt werden sollen. Hier ist ein kurzer Überblick:

Nahrungsmittel, die die Gewichtszunahme fördern:

Weizengluten	*stört die Insulinproduktion verlangsamt den Stoffwechsel*
Mais	*stört die Insulinproduktion verlangsamt den Stoffwechsel*
Kidneybohnen	*beeinträchtigen die Kalorienausnutzung*
Linsen	*machen das Muskelgewebe basisch*
Kohl (Weißkohl)	*hemmt das Schilddrüsenhormon*
Rosenkohl	*hemmt das Schilddrüsenhormon*
Blumenkohl	*hemmt das Schilddrüsenhormon*
Senfkohlblätter	*hemmen die Schilddrüsenproduktion*

Nahrungsmittel, die die Gewichtsabnahme fördern:

Kombualgen	*enthalten Jod, erhöhen die Produktion des Schilddrüsenhormons*
Fisch und Meeresfrüchte	*enthalten Jod, erhöhen die Produktion des Schilddrüsenhormons*
Jodsalz	*enthält Jod, erhöht die Produktion des Schilddrüsenhormons*
Leber	*Vitamin-B-Quelle, fördert die Leistungsfähigkeit des Stoffwechsels*
Rotes Fleisch	*fördert die Leistungsfähigkeit des Stoffwechsels*
Grünkohl, Spinat, Brokkoli	*fördern die Leistungsfähigkeit des Stoffwechsels*

Empfehlungen zur Nahrungszusammenstellung

Fleisch und Geflügel

Essen Sie mageres Rindfleisch, Lamm, Truthahn, Huhn oder den empfohlenen Fisch so oft Sie möchten. Je belastender der Beruf oder je anstrengender die sportliche Betätigung ist, desto größer soll der Eiweißanteil in der Ernährung sein. Aber achten Sie auf die Größe der Portionen. Unsere Vorfahren verspeisten keine 450-Gramm-Steaks; dafür war Fleisch viel zu wertvoll und rar.

Versuchen Sie, pro Mahlzeit nicht mehr als 170 Gramm zu verzehren.
Der 0-Typ kann Fleisch wirksam verdauen und umwandeln, weil er in der Regel einen hohen Gehalt an Magensäure hat. Dies war ein lebenswichtiges Element für das Überleben der Frühmenschen mit der Blutgruppe 0. Es ist jedoch darauf zu achten, die aufgenommenen fleischlichen Proteine mit dem richtigen Obst und Gemüse ins Gleichgewicht zu bringen, damit eine Übersäuerung vermieden wird, die Reizungen der Magenschleimhaut sowie Magengeschwüre hervorrufen kann.

sehr bekömmlich	*neutral*	*zu vermeiden*
Büffel	Ente	Gans
Hammel	Fasan	Schinken
Innereien (Herz, Leber)	Huhn	Schwein
Kalb	Kaninchen	Speck, Frühstücksspeck
Lamm	Rebhuhn	
Rind	Truthahn (Pute)	
Rinderhackfleisch	Wachtel	
Wild		

Fisch und Meeresfrüchte

Kaltwasserfische mit hohem Fettanteil, zum Beispiel Kabeljau, Hering und Makrele, sind ausgezeichnet für den 0-Typ. Fischöle sind reich an Omega-3-Fettsäuren, die als Lipidsenker eine Herabsetzung überhöhter Blutfettspiegel bewirken und damit zum Schutz vor Herz-Kreislauf-Erkrankungen beitragen. Viele Meeresfrüchte sind ausgezeichnete Quellen von Jod, das die Schilddrüsenfunktion reguliert. Der 0-Typ hat in aller Regel eine instabile Schilddrüsenfunktion, was zu Stoffwechselproblemen und zur Gewichtszunahme führen kann.
Der 0-Typ sollte Fische und Meeresfrüchte zum Hauptbestandteil seiner Ernährung machen.

sehr bekömmlich	*neutral*	*zu vermeiden*
Alse (Maifisch)	Aal	Barrakuda (Pfeilhecht)
Blaufisch	Austern	Hering, mariniert
Flußbarsch	Barramunda	Katzenfisch (Katfisch, Steinbeißer, Wels)
Gelbschwanz	Fächerfisch	Kaviar
Hecht	Flunder	Krake
Heilbutt	Flußkrebse	Meerschnecken
Hering, frisch	Froschschenkel	Räucherlachs
Kabeljau (Dorsch)	Garnelen	
Lachs	Hai	
Makrele	Hechtbarsch	
Regenbogenforelle	Hummer	
Roter Schnapper	Jakobsmuscheln (Pilger-, Kammuscheln)	
Sardine	Kalmar (Tintenfisch)	
Schnappbarsch	Karpfen	
Schwertfisch	Krabben	
Seehecht (Hechtdorsch)	Lachsforelle	
Seezunge	Meerbrassen	
Stör	Miesmuscheln	
Streifenbarsch	Rotbarsch (Goldbarsch)	
Weißfisch (Maräne, Renke, Felchen)	Sardellen (Anchovis)	
Weißbarsch	Schellfisch	
Ziegelfisch	Schildkröten	
	Seebarsch	
	Seeohr	
	Seeteufel (Angler)	
	Sonnenfisch	
	Stint	
	Venusmuscheln (Sand-, Klaffmuscheln)	
	Weinbergschnecken	
	Weißer Thun	
	Weißstör	
	Wolfsbarsch (Loup de mer)	
	Zackenbarsch	

Milchprodukte und Eier

Menschen mit der Blutgruppe 0 sollten den Verzehr von Milchprodukten stark einschränken. Der Organismus dieser Personen ist schlecht gerüstet für den geeigneten Stoffwechsel dieser Erzeugnisse. Darüber hinaus gibt es in dieser Nahrungsgruppe keine sehr bekömmlichen Lebensmittel. Sojamilch und Sojakäse sind ausgezeichnete Alternativen mit hohem Eiweißgehalt.

Lebensmittelallergien sind nicht das gleiche wie Verdauungsbeschwerden. Vielmehr handelt es sich um eine Abwehrreaktion des Immunsystems gegen bestimmte Nahrungsmittel. Dabei erzeugt das Abwehrsystem – im wahrsten Sinne des Wortes – einen Antikörper, der das Eindringen dieses Lebensmittel in den Organismus bekämpft. Umgekehrt erzeugt die Unverträglichkeit gegen bestimmte Nahrungsmittel eine Abwehrreaktion des Verdauungssystems, die aus vielerlei Gründen auftreten kann, darunter soziale Gewohnheiten, psychische Assoziationen, minderwertige Lebensmittel, Lebensmittelzusätze oder einfach nur eine undefinierbare Laune des Organismus. Es ergibt Sinn, daß Afroamerikaner Milchzucker nicht vertragen, da die Nahrung ihrer afrikanischen Vorfahren, die Jäger und Sammler waren, keinen Milchzucker enthielt. Die anderen 0-Typen dürfen 4–5 Eier pro Woche essen und in geringer Menge Milchprodukte verzehren, doch stellen sie generell keine gesunde Quelle von Eiweiß dar. Achten Sie aber darauf, täglich ein Calciumpräparat einzunehmen, vor allem, wenn sie weiblichen Geschlechts sind, da Milchprodukte die beste natürliche Quelle von resorptionsfähigem Calcium sind.

neutral	***zu vermeiden***	***zu vermeiden***
Butter	Blauschimmelkäse	Molke
Farmerkäse	Brie	Monterey Jack
Mozzarella	Buttermilch	Münster
Schafskäse (Feta)	Camembert	Neufchâtel
Sojakäse*	Cheddar	Parmesan
Sojamilch*	Colby	Provolone
Ziegenkäse	Edamer	Ricotta
	Emmentaler	Schmelzkäse
	Fettarme Milch (1,5% Fett)	Speiseeis
	Frischkäse	Vollmilch
	Gouda	Ziegenmilch
	Gruyère	
	Hüttenkäse	
	Jarlsberg	
	Joghurt, alle Sorten	
	Kefir	
	Magermilch (0,3% Fett)	

* *gute Alternativen zu Milchprodukten*

Öle und Fette

Menschen mit der Blutgruppe 0 vertragen Speiseöle sehr gut. Diese können eine wichtige Ernährungsquelle darstellen und einen wichtigen Beitrag zur Ausscheidung leisten. Der Nutzen für den Organismus läßt sich steigern, wenn man den Konsum auf die Öle mit einfach ungesättigten Fettsäuren wie Olivenöl und Leinsamenöl beschränkt. Diese Speiseöle wirken sich positiv auf Herz und Arterien aus und können sogar zur Senkung der Blutcholesterinwerte beitragen.

sehr bekömmlich	*neutral*	*zu vermeiden*
Leinsamenöl	Dorschleberöl (Lebertran)	Baumwollsaatöl
Olivenöl	Rapsöl	Distelöl
	Sesamöl	Erdnußöl
		Maiskeimöl

Nüsse und Samen

Menschen mit der Blutgruppe 0 bietet sich eine gute Quelle für ergänzendes pflanzliches Eiweiß in Nüssen und Samen.

Diese Lebensmittel sollten aber keinesfalls die eiweißreichen Fleischsorten ersetzen. Gewiß sind sie für die Ernährung nicht erforderlich, und da sie fetthaltig sind, sollte man zurückhaltend mit ihnen umgehen. Und sicherlich sollte man auf sie verzichten, wenn man abnehmen möchte.

Da Nüsse manchmal Verdauungsstörungen verursachen, müssen sie gründlich gekaut werden. Man kann aber auch die leichter verdaulichen Nußmuse verwenden, vor allem, wenn man unter Dickdarmbeschwerden leidet, die beim 0-Typ häufiger als bei Personen mit einer der übrigen Blutgruppen vorkommen.

sehr bekömmlich	*neutral*	*zu vermeiden*
Kürbiskerne	Eßkastanien (Maronen)	Cashewnüsse
Walnüsse	Haselnüsse	Erdnüsse
	Macadamianüsse	Erdnußbutter
	Mandeln	Mohnsamen
	Mandelmus	Paranüsse
	Pekannüsse	Pistazien

sehr bekömmlich	*neutral*	*zu vermeiden*
	Pinienkerne Sesampaste (Tahini) Sesamsamen Sonnenblumenkerne Sonnenblumenmus	

Bohnen und andere Hülsenfrüchte

Bohnen und andere Hülsenfrüchte stellen für den 0-Typ keinen wichtigen Bestandteil in der Ernährung dar. Der Grund dafür ist, daß die meisten Hülsenfrüchte Lectine enthalten, die sich im Muskelgewebe einlagern und dessen Säuregrad verringern. Der 0-Typ ist besonders leistungsfähig, wenn das Muskelgewebe ein wenig sauer ist, da er aufgrund dieser Azidität Fett wirksamer verbrennen kann. Dies darf man nicht mit der Säure-Basen-Reaktion verwechseln, die im Magen stattfindet. In diesem Fall bilden die wenigen sehr bekömmlichen Bohnen die Ausnahme. Sie fördern sogar die Stärkung des Verdauungstrakts und fördern die Heilung von Geschwürbildungen – unter denen der 0-Typ wegen seines hohen Magensäurespiegels leidet. Essen Sie also in Maßen Bohnen, als gelegentliche Beilage.

sehr bekömmlich	*neutral*	*zu vermeiden*
Adzukibohnen Augenbohnen Pintobohnen	Cannellinobohnen Dicke Bohnen Grüne Bohnen Grüne Erbsen Kichererbsen Limabohnen Puffbohnen (Saubohnen) Rote Bohnen Schwarze Bohnen Sojabohnen Weiße Bohnen Zuckerschoten	Berglinsen Grüne Linsen Kidneybohnen Perlbohnen Rote Linsen

Getreideflocken und -zubereitungen

Menschen mit der Blutgruppe 0 vertragen überhaupt keine Weizenvollkornprodukte; deshalb sollte man diese Lebensmittel vollständig vom Speisezettel streichen. Sie enthalten Lectine, die Abwehrreaktionen sowohl im Blut als auch im Verdauungstrakt hervorrufen und die richtige Resorption der bekömmlichen Nahrungsmittel stören. Weizenprodukte tragen die Hauptschuld an der Gewichtszunahme beim 0-Typ. Die Glutene in den Weizenkeimen stören die Stoffwechselprozesse des 0-Typs. Bei einem leistungsschwachen oder langsamen Stoffwechsel wird die Nahrung eher langsam in Energie umgewandelt und als Fett gespeichert.

neutral	*zu vermeiden*
Amaranth	Cornflakes
Buchweizen	Haferkleie
Dinkel	Haferschrot
Gerste	Maismehl
Kamut (ägypt. Weizen)	Mehrkornmischung
Puffhirse	Weizenflocken
Puffreis	Weizenkeime
Reisflocken	Weizenkleie
Reiskleie	Weizenschrot

Brot und Gebäck

Selbstverständlich können bestimmte Brot- und Gebäcksorten für Menschen mit der Blutgruppe 0 problematisch sein, da die meisten ein wenig Weizen enthalten. Zunächst mag es schwerfallen, auf das morgendliche Frühstücksbrötchen oder das belegte Brot am Abend zu verzichten. Sogar weizenfreie Brotsorten können dem 0-Typ bei allzu häufigem Verzehr Schwierigkeiten bereiten; aufgrund ihrer genetischen Veranlagung sind sie für den Konsum von Getreide nicht gerüstet.

Es gibt eine Ausnahme: das Essener Brot, das in manchen Reformhäusern zu bekommen ist. Ein Hinweis zu Bezugsquellen findet sich im Anhang auf S. 415. Diese Brotsorte aus gekeimten Weizenkörnern kann der Organismus des 0-Typs verarbeiten, weil der Keimungsprozeß die Gluten-Lectine (die sich im wesentlichen in den Samenschalen befinden) vernichtet hat. Anders als die industriell hergestellten Keimlings-Brotsorten ist das Essener Brot ein nährstoffreiches Lebensmittel mit vielen bekömmlichen und unversehrten Enzymen.

sehr bekömmlich	***neutral***	***zu vermeiden***
Essener Brot	Dinkelbrot Glutenfreies Brot Hirsebrot Knäckebrot Reiswaffeln Roggenbrot Sojabrot Vollreisbrot (Brot aus Naturreis)	Bagels (Hefegebäck aus Weizen) Haferkleie-Muffins Hartweizenbrot Maismehl-Muffins Matzen, aus Weizen Mehrkornbrot Pumpernickel Weizenkeimbrot Weizenkleie-Muffins Weizenvollkornbrot (Grahambrot)

Getreide und Teigwaren

Es gibt weder Getreidearten noch Teigwaren, die sich für Menschen mit der Blutgruppe 0 unter der Rubrik »sehr bekömmlich« einordnen lassen.

Da die meisten Teigwaren aus Weizengrieß hergestellt werden, muß man eine sehr sorgfältige Auswahl treffen, wenn man gelegentlich ein Teigwarengericht essen möchte. Aus Buchweizen, Topinambur- oder Reismehl hergestellte Teigwaren werden von Menschen mit der Blutgruppe 0 besser vertragen.

neutral	***neutral***	***zu vermeiden***
Basmatireis Buchweizen Dinkelmehl Gerstenmehl Naturreis	Quinoa Reismehl Roggenmehl Topinambur Weißer (polierter) Reis Wilder Reis	Bulgur (vorgekochter Weizenschrot) Couscous Glutenhaltiges Mehl Hafermehl Hartweizenmehl Pasta aus Hartweizengrieß Sobanudeln (Buchweizennudeln)

neutral	neutral	zu vermeiden
		Spinatpasta Weizenauszugsmehl Weizenkeimmehl Weizenvollkornmehl

Gemüse

Für Menschen mit der Blutgruppe 0 sind eine ungeheure Anzahl von Gemüsesorten im Handel erhältlich, die einen essentiellen Bestandteil ihrer Ernährung bilden. Man darf aber nicht einfach alle Gemüse wahllos essen. Mehrere Gemüsearten verursachen beim 0-Typ erhebliche Probleme. So können zum Beispiel einige Vertreter der Brassicafamilie – Kohl, Rosenkohl, Blumenkohl und Senfkohlblätter – die Schilddrüsenfunktion hemmen, die bei diesen Personen ohnehin eher schwach ausgeprägt ist.

Blattgemüse, die reich an Vitamin K sind, beispielsweise Grünkohl, Blattkohlsorten, Römischer Salat, Brokkoli und Spinat, sind für Personen mit der Blutgruppe 0 sehr bekömmlich. Dieses Vitamin hat nur einen Zweck – die Agglutination des Blutes zu unterstützen. Da dem 0-Typ, wie gesagt, mehrere Blutgerinnungsfaktoren fehlen, ist er zur Unterstützung des Gerinnungsvorgangs auf Vitamin K angewiesen.

Alfalfasprossen (Luzerne) enthalten Bestandteile, die aufgrund der Reizung des Verdauungstrakts die Überempfindlichkeitsprobleme beim 0-Typ verstärken können. Die Schimmelstoffe in heimischen und in Shiitakepilzen wie auch in fermentierten Oliven lösen bei Personen des 0-Typs häufig allergische Reaktionen aus. Alle diese Nahrungsmittel sind dem Organismus des 0-Typs fremd.

Die Nachtschattengemüse, beispielsweise Auberginen und Kartoffeln, rufen beim 0-Typ arthritische Erkrankungen hervor, weil sich die Lectine in dem die Gelenke umgebenden Gewebe einlagern.

Die Lectine des Mais beeinträchtigen die Insulinproduktion, was häufig zu Diabetes und Dickleibigkeit führt. Alle 0-Typen sollten Mais meiden – vor allem, wenn sie unter Gewichtsproblemen leiden oder wenn Familienangehörige bereits an Diabetes erkrankt sind.

Tomaten sind ein besonderer Fall. Weil sie stark mit hochwirksamen Lectinen durchsetzt sind, die man als Panhämagglutinine bezeichnet, (das heißt sie verklumpen das Blut aller Typen), sind sie für den Verdauungstrakt des A- und B-Typs problematisch. 0-Typen können Tomaten gefahrlos essen, da diese im Organismus unschädlich gemacht werden.

sehr bekömmlich	***neutral***	***neutral***	***zu vermeiden***
Algen	Abalonepilze	Pak-choi (chin. Blätterkohl)	Alfalfasprossen
Artischocken	Austernpilze	Paprikaschoten, grün und gelb	Auberginen
Brokkoli	Bambussprossen	Radicchio	Avocados
Chicorée	Brunnenkresse	Radieschen	Blumenkohl
Eskarol (Winterendivie)	Champignons	Rettiche	Chinakohl
Gartenkürbis	Chilischoten	Rettichsprossen	Kartoffeln
Gemüsezwiebeln	Daikon (japan. Rettich)	Rote Rüben	Mais (gelb und weiß)
Grünkohl	Eisbergsalat	Rucola	Oliven, schwarz
Kohlrabi	Endivien	Schalotten	Rosenkohl
Löwenzahn	Enokipilze	Spargel	Rotkohl
Mangold	Fenchel	Staudensellerie	Senfkohlblätter
Meerrettich	Frühlings-zwiebeln	Steckrüben	Shiitakepilze
Okra (Gumbo)	Gelbe Kohlrüben	Tempeh	Weißkohl
Paprikaschoten, rot	Gurken	Tofu	
Pastinaken	Kopfsalat	Tomaten	
Porree	Melonenkürbis	Wasserkastanien	
Römischer Salat	Möhren	Yamswurzel	
Rübengrün	Mungbohnen-sprossen	Zucchini	
Spinat	Oliven, grüne		
Süßkartoffeln			
Weiße Rüben			
Topinambur			
Zwiebeln			

Obst

Dem Menschen mit der Blutgruppe 0 stehen für seine Ernährung zahlreiche wohlschmeckende Früchte zur Verfügung. Obst ist nicht nur eine wichtige Quelle von Ballaststoffen, Vitaminen und Mineralstoffen, es kann für den 0-Typ darüber hinaus eine ausge-

zeichnete Alternative für Brot und Teigwaren darstellen. Wenn man statt einer Scheibe Brot ein Stück Obst ißt, ist dem Organismus besser gedient – und gleichzeitig unterstützt man die angestrebte Gewichtsabnahme.
Vielleicht wundert es Sie, einige Ihrer Lieblingsfrüchte auf der Liste der Lebensmittel zu finden, die man meiden soll, und einige exotische Früchte auf der Liste der bekömmlichen Lebensmittel. Pflaumen, Dörrpflaumen und Feigen sind für Sie besonders verträglich, weil rote, blaue und violette Früchte in der Regel im Verdauungstrakt eher basisch reagieren. Der Verdauungstrakt des 0-Typs hat einen hohen Säuregrad und benötigt zur Verringerung von Geschwüren und Reizungen der Magenschleimhaut den Ausgleich durch Alkaline. Die Tatsache, daß eine Frucht basisch wirkt, bedeutet aber noch lange nicht, daß Sie sie gut vertragen. Melonen wirken ebenfalls alkalisch, aber sie enthalten viele Schimmelstoffe, auf die der 0-Typ bewiesenermaßen empfindlich reagiert. Die meisten Melonensorten sollten in Maßen gegessen werden. Kantalup- und Honigmelonen, die von allen Sorten die höchsten Mengen an Schimmelstoffen enthalten, sollte man ganz vom Speiseplan streichen.
Orangen, Mandarinen und Erdbeeren sind wegen ihres hohen Säuregehalts zu vermeiden. Auch Grapefruits haben einen hohen Säuregehalt. Man darf sie aber in geringer Menge essen, weil sie nach der Verdauung alkalische Eigenschaften zeigen. Die meisten anderen Beeren sind problemlos, aber verzichten Sie auf Brombeeren, die ein Lectin enthalten, das beim 0-Typ die Verdauung erschwert. 0-Typen reagieren außerdem zusätzlich empfindlich auf Kokosnüsse und alle Erzeugnisse, die Kokosnuß enthalten. Meiden Sie diese Produkte, und lesen Sie stets die Angaben auf der Verpackung, damit Sie sicher sind, kein Kokosnußöl zu konsumieren. Dieses Öl ist reich an gesättigten Fettsäuren und hat nur einen geringen Nährwert.

sehr bekömmlich	*neutral*	*neutral*	*zu vermeiden*
Feigen (frische und getrocknete)	Äpfel	Aprikosen	Brombeeren
	Ananas	Bananen	Erdbeeren

sehr bekömmlich	*neutral*	*neutral*	*zu vermeiden*
Pflaumen (frische und getrocknete)	Birnen	Limetten	Honigmelonen
	Blaubeeren	Loganbeeren	Kantalupmelonen
	Boysenbeeren	Mangos	Kochbananen
	Datteln	Nektarinen	Kokosnüsse
	Granatäpfel	Papayas	Litschis
	Grapefruits	Persimonen (Kakis)	Mandarinen
	Guaven	Pfirsiche	Orangen
	Himbeeren	Preiselbeeren	Rhabarber
	Holunderbeeren	Rosinen	
	Johannisbeeren (rot und schwarz)	Stachelbeeren	
	Kaktusfeige	Sternfrucht (Karambola)	
	Kirschen	Wassermelonen	
	Kiwis	Weintrauben	
	Kumquats	Wintermelonen	
		Zitronen	

Säfte und Flüssigkeiten

Menschen mit Blutgruppe 0 sollten Gemüsesäften vor Fruchtsäften den Vorzug geben, weil erstere basische Eigenschaften besitzen. Wenn sie Fruchtsäfte trinken, wählen Sie eine Sorte mit wenig Rohrzucker. Meiden Sie stark zuckerhaltige Säfte wie Apfelsaft oder Apfelmost.

Ananassaft kann besonders hilfreich zur Vermeidung von Ödemen und Blähungen sein – beides Umstände, die zur Gewichtszunahme beitragen. Auch Herzkirschen ergeben einen bekömmlichen, stark basischen Saft.

sehr bekömmlich	*neutral*	*neutral*	*zu vermeiden*
Ananassaft	Aprikosensaft	Möhrensaft	Apfelmost
Kirschsaft (Schwarzkirschen)	Gemüsesaft (von bekömmlichen Sorten)	Papayasaft	Apfelsaft
Pflaumensaft	Grapefruitsaft	Preiselbeersaft	Kohlsaft
	Gurkensaft	Selleriesaft	Orangensaft
		Tomatensaft mit Zitrone	
		Traubensaft	

Kräuter, Gewürze und Verdickungsmittel

Durch die Wahl der Kräuter und Gewürze kann man tatsächlich sein Verdauungs- und Immunsystem stärken.

So sind beispielsweise auf Kombualgen basierende Würzmittel für Menschen mit der Blutgruppe 0 sehr bekömmlich, weil sie reich an Jod sind, was für die Regulation der Schilddrüsenfunktion von zentraler Bedeutung ist. Jodsalz ist eine weitere gute Quelle von Jod, aber verwenden Sie es sparsam. Kombualgen wirken der Übersäuerung des Verdauungstraktes des 0-Typs entgegen und verringern die Wahrscheinlichkeit, an Geschwüren zu erkranken. Die in Kombualgen reichlich vorhandene Fucose schützt beim 0-Typ die Schleimhaut des Magen-Darm-Trakts und verringert so die Gefahr, daß sich Bakterien darin festsetzen, die Magengeschwüre verursachen. Bedenken Sie auch, daß Kombualgen beim 0-Typ ein sehr wirksames Mittel zur Stoffwechselregulierung und eine bedeutende Hilfe bei der Gewichtsabnahme sind.

Petersilie wirkt auf den Verdauungstrakt beruhigend, wie auch bestimmte wärmende Gewürze wie Curry und Cayennepfeffer. Bedenken Sie aber, daß schwarzer und weißer Pfeffer sowie Essig den Magen des 0-Typs reizen.

Zuckerhaltige Produkte wie Honig und Zucker schaden nicht. Man soll den Konsum dieser Lebensmittel aber streng begrenzen und sie nur gelegentlich als Speisewürze verwenden. Vermeiden Sie Maissirup als Süßmittel.

sehr bekömmlich	***neutral***	***neutral***	***zu vermeiden***
Carob	Agar-Agar	Knoblauch	Apfelessig
Cayennepfeffer	Ahornsirup	Koriander	Balsamico-
Curry	Anis	Kreuzkümmel	Essig
Kombualgen	Basilikum	Kümmel	Kapern
Kurkuma	Bergamottöl	Lorbeerblatt	Maissirup
Petersilie	Bohnenkraut	Majoran	Maisstärke
Rotalge (Dulse)	Chilis (rot)	Mandelöl	Muskatnuß
	Dill	Meerrettich	Pfeffer
	Estragon	Melasse	(schwarz und
	Gelatine	Minze	weiß gemah-
	Gerstenmalz	Miso	len)
	Gewürznelke	Naturreissirup	Rotweinessig
	Grüne Minze	Nelkenpfeffer	Vanille
	Honig	Paprikapulver	Weißweinessig
	Ingwer	Pfefferkörner	Zimt
	Kardamom	Pfefferminze	
	Kerbel	Pfeilwurzmehl	

sehr bekömmlich	neutral	neutral	zu vermeiden
	Piment	Tamari	
	Reissirup	Tamarinde	
	Rosmarin	Tapioka	
	Safran	Thymian	
	Salbei	Weinstein	
	Salz	Wintergrünöl	
	Schnittlauch	Zucker, weißer	
	Senfpulver	und brauner	
	Sojasauce	Zuckerrohrsaft	

Würzmittel und Eingemachtes

Für Menschen mit der Blutgruppe 0 gibt es keine sehr bekömmlichen Würzmittel. Wenn Sie zu den Mahlzeiten Senf oder Salat-Dressing essen möchten, verwenden Sie sie in Maßen, und halten Sie sich an Produkte mit geringem Fett- und Zuckergehalt.
0-Typen dürfen hin und wieder Tomaten essen, doch sollten sie Tomatenketchup meiden, das unter anderem Essig enthält.
Alle sauer eingelegten Lebensmittel sind für diese Menschen unverdaulich. Sie reizen ihre Magenschleimhaut stark. Ich empfehle, schrittweise auf Würzmittel ganz zu verzichten, oder sie durch gesündere Würzen wie Olivenöl, Zitronensaft oder Knoblauch zu ersetzen.

neutral	neutral	zu vermeiden
Gelees	Salat-Dressings	Mayonnaise
(aus zulässigen Früchten)	(fettarm, aus zu-	Mixed Pickles, Saure
Konfitüren	lässigen Zutaten)	Mixed Pickles, Süße
(aus zulässigen Früchten)	Senf	Relish
	Worcester-Sauce	Tomatenketchup

Kräutertees

Die Empfehlungen bezüglich Kräutertees beruhen auf allgemeinen Erkenntnissen darüber, was Menschen mit der Blutgruppe 0 erkranken läßt. Stellen Sie sich Kräutertees als Mittel vor, mit dem man die Widerstandskraft gegen natürliche Schwächeerscheinungen stärken kann. Für den 0-Typ ist das Wichtigste, daß sein Verdauungs- und Immunsystem beruhigt wird.
Kräuter wie Pfefferminze, Petersilie, Hagebutte und Sarsaparilla

haben alle diese Wirkung. Andererseits reizen Kräuter wie Alfalfa, Aloe, Große Klette und Maisgriffel das Immunsystem und bewirken eine Verdünnung des Bluts, ein Problem beim 0-Typ.

sehr bekömmlich	*neutral*	*zu vermeiden*
Bockshornklee	Baldrian	Alfalfa
Chilis (rot)	Dong quai	Aloe
Hagebutte	Eisenkraut	Enzian
Hopfen	Ginseng	Erdbeerblatt
Ingwer	Grüne Minze	Gelbwurz
Lindenblüten	Grüner Tee	Große Klette
Löwenzahn	Helmkraut	Hirtentäschel
Maulbeere	Himbeerblatt	Huflattich
Petersilie	Holunder	Johanniskraut
Pfefferminze	Kamille	Krauser Ampfer
Rotulmenrinde	Katzenminze	Maisgriffel
Sarsaparille	Königskerze	Rhabarber
Vogelmiere	Salbei	Rotklee
	Schafgarbe	Sennesblätter
	Süßholzwurzel	Sonnenhut (Echinacea)
	Thymian	
	Weißbirke	
	Weißdorn	
	Weißer Andorn	
	Weißeichenrinde	

Diverse Getränke

Für Menschen der Blutgruppe 0 gibt es nur ganz wenige annehmbare Getränke. Daher sind Sie in Ihrer Auswahl im großen und ganzen auf die unschädlichen Wirkungen von Mineralwässern und Tee beschränkt. Bier, in Maßen getrunken, ist problemlos, aber denken Sie daran, daß Hopfen die Gewichtszunahme fördert. Geringe Mengen Wein sind zulässig, aber man sollte das Glas Wein nicht zur täglichen Gewohnheit werden lassen. Grüner Tee ist erlaubt – als annehmbare Alternative für andere koffeinhaltige Produkte –, aber er hat keine besonderen Heileigenschaften für den 0-Typ. Kaffee ist für diese Personen deshalb problematisch, weil er einen erhöhten Magensäurespiegel hervorruft. Ihr Organismus produziert selbst viel Magensaft und benötigt daher keine Hilfe von außen. Wer regelmäßig Kaffee trinkt, sollte die tägliche

Menge allmählich reduzieren. Das Ziel sollte dabei sein, schließlich gar keinen Kaffee mehr zu trinken. Die üblichen Entzugserscheinungen, zum Beispiel Kopfschmerzen, Erschöpfung und Reizbarkeit, bleiben aus, wenn man den Kaffeekonsum schrittweise einschränkt und schließlich ganz einstellt. Grüner Tee ist ein bekömmliches koffeinhaltiges Ersatzgetränk.

sehr bekömmlich	***neutral***	***zu vermeiden***
Mineralwasser	Bier	Bohnenkaffee
	Grüner Tee	Bohnenkaffee, entkoffeiniert
	Rotwein	Colagetränke
	Weißwein	Diätlimonaden/Limonaden
		Schwarzer Tee
		Spirituosen

Menüzusammenstellungen für den 0-Typ

Das Sternchen (*) verweist auf das folgende Rezept.

Die folgenden Menü-Vorschläge und Rezepte sollen einen Eindruck davon vermitteln, wie eine typische Diät für einen Menschen mit der Blutgruppe 0 aussieht.

Die Menüs enthalten mäßig viel Kalorien und sind auf die Leistungsfähigkeit des Stoffwechsels des 0-Typs zugeschnitten. Eine durchschnittlich ernährte, gesunde Person kann dabei mühelos ihr Gewicht halten und sogar abnehmen, wenn sie sich an die Empfehlungen hält. Es werden jedoch alternative Speisen angegeben, wenn Sie eine leichtere Kost bevorzugen oder die Kalorienzufuhr beschränken und sich dennoch schmackhaft ernähren möchten. (Das alternative Lebensmittel wird unmittelbar gegenüber dem aufgeführt, welches es ersetzt.)

Ab und zu werden Sie in einem Rezept eine Zutat finden, die Sie entsprechend unseren Empfehlungen eigentlich vermeiden sollten. Meist handelt es sich dabei um sehr kleine Mengen (z. B. eines Gewürzes), die Sie, wenn Sie gesund sind und sich streng an die Ernährungsempfehlungen halten, vertragen werden.

Nachdem Sie sich mit diesen Empfehlungen vertraut gemacht haben, können Sie selber Menüs zusammenstellen und ihre Lieblingsrezepte so abwandeln, daß sie für den 0-Typ gut verträglich sind.

STANDARD-SPEISEPLAN	ALTERNATIV-VORSCHLÄGE ZUR GEWICHTSKONTROLLE
Tagesplan Nr. 1	
Frühstück	
2 Scheiben getoastetes Essenerbrot mit Butter oder Mandelmus	1 Scheibe getoastetes Essenerbrot mit zuckerreduzierter Konfitüre
170 ml Gemüsesaft	
Banane	
Grüner Tee oder Kräutertee	
Mittagessen	
* Bio-Rinderbraten – 170 g	Bio-Rinderbraten – 60–110g
* Spinatsalat	
Apfel oder Ananasscheiben	
Wasser oder Mineralwasser	
Nachmittags-Imbiß	
* 1 Scheibe Quinoa-Apfelkuchen	Möhrenscheiben und Selleriestäbchen
Grüner Tee oder Kräutertee	Obstscheiben Reiskekse mit ein paar Tropfen Honig
Abendessen	
* Lammragout mit Spargel	
Gedämpfter Brokkoli Süßkartoffeln	Gedämpfte Artischocke mit Zitronensaft
Gemischtes frisches Obst – Blaubeeren, Kiwis, Weintrauben, Pfirsiche	
Mineralwasser oder Kräutertee (Bier oder Wein sind erlaubt)	(Bier oder Wein sind nicht erlaubt)

Tagesplan Nr. 2

Frühstück	
2 Scheiben Essenerbrot mit Butter, Konfitüre oder Apfelkraut	1 Scheibe Essenerbrot mit Apfelkraut
2 weichgekochte Eier	1 weichgekochtes Ei
170 ml Ananassaft	
Grüner Tee oder Kräutertee	
Mittagessen	
Hähnchensalat – in Scheiben geschnittene Hähnchenbrust, Mayonnaise, grüne Weintrauben, Walnüsse	Gegrillte Hähnchenbrust Chicorée-Tomaten-Salat
1 Scheibe Roggenbrot oder grüner Salat	
2 Pflaumen	
Wasser oder Mineralwasser	
Nachmittags-Imbiß	
Kürbiskerne und Walnüsse oder Reiskekse mit Mandelmus oder Feigen, Datteln, Backpflaumen	170 ml Gemüsesaft 2 Scheiben Roggen-Vollkorn-Knäcke oder Reiswaffeln mit zuckerreduziertem Fruchtgelee
Mineralwasser, Wasser oder Kräutertee	
Abendessen	
* Arabischer gebackener Fisch	* Gebackener Fisch
* Grüne-Bohnen-Salat	
Gedämpfte Kohlblätter mit Zitronensaft	
Grüner Tee oder Kräutertee	
(Bier oder Wein sind erlaubt, aber nicht jeden Tag)	(Bier oder Wein sind nicht erlaubt)

Tagesplan Nr. 3

Frühstück

* Ahorn-Walnuß-Knuspermüsli mit Sojamilch 1 pochiertes Ei 225 ml Ananas- oder Backpflaumensaft Grüner Tee oder Kräutertee	Puffreis mit Sojamilch

Mittagessen

Hacksteak aus 110–170 g magerem gehacktem Rindfleisch 2 Scheiben Essenerbrot Gemischter grüner Salat – Römischer Salat, Petersilie, rote Zwiebeln, Möhren, Gurken Olivenöl-Zitronensaft-Dressing Wasser oder Kräutertee	Hacksteak aus 110 g gehacktem Rindfleisch (kein Brot)

Nachmittags-Imbiß

* Carob-Kekse (2 Stück) Grüner Tee oder Kräutertee	Gemischtes Obst

Abendessen

* Kifta mit gegrilltem Gemüse Naturreis mit einem Klacks Butter Kräutertee	Chicoréesalat
(Bier oder Wein sind erlaubt)	(Bier oder Wein sind nicht erlaubt)

BIO-RINDERBRATEN
– für 6 Portionen –

1 Rinderbraten (ca. 1,5 kg)
Salz, Pfeffer und Piment nach Geschmack
6 Knoblauchzehen
Lorbeerblätter
Olivenöl extra vergine

Alles äußere Fett abschneiden, und das Fleisch in eine Bratform legen. Würzen, Einschnitte in die Oberfläche machen und zerschnittene Knoblauchzehen und Lorbeerblätter hineinstecken. Das Fleisch mit Olivenöl bestreichen.
Das Fleisch im auf 180 °C vorgeheizten Backofen 90 Minuten offen braten, bis es gar ist.

QUINOA-APFELKUCHEN

240 g Quinoamehl
100 g Korinthen oder andere erlaubte Trockenfrüchte
60 g gehackte Pekannüsse
½ TL Backnatron
½ TL Weinstein-Backpulver
½ TL Salz
½ TL gemahlene Nelken
110 g Butter oder 110 ml Rapsöl
240 g Ursüße oder Ahornzucker
1 großes Ei
450 ml ungesüßtes Apfelmus

Den Backofen auf 180 °C vorheizen. Korinthen und Nüsse mit 30 g Mehl bestäuben und beiseite stellen. Natron, Weinsteinbackpulver, Salz und Nelken mit dem restlichen Quinoamehl vermischen.
In einer zweiten Schüssel Butter oder Öl, Zucker und Ei verrühren. Alle Zutaten vermischen; Früchte und Nüsse zuletzt hinzufügen. In eine gefettete, 20 × 20 cm große Backform geben und 40 bis 45 Minuten backen. Stäbchenprobe machen und aus dem Ofen nehmen.

LAMMRAGOUT MIT SPARGEL
– für 2 Portionen –

500 g frischer grüner Spargel
250 g Lammfleisch, in Würfel geschnitten
1 mittelgroße Zwiebel, gehackt
3 El Butter
225 ml Wasser
Salz, Pfeffer und Piment nach Geschmack
Saft von 1 Zitrone

Die Spargelstangen in 5 cm lange Stücke schneiden, die harten Enden fortwerfen. Waschen und abtropfen lassen.
Die Butter in einer Pfanne zerlassen. Fleisch und Zwiebeln darin hellbraun braten. Wasser, Salz und Gewürze hinzufügen. Garkochen. Den Spargel dazugeben. Weitere 15 Minuten köcheln, bis der Spargel weich ist. Mit Zitronensaft abschmecken.

SPINATSALAT
– für 6 Portionen –

2 große Handvoll frischer Spinat
1 Bund Frühlingszwiebeln, gehackt
Saft von 1 Zitrone
¼ EL Olivenöl
Salz und Pfeffer nach Geschmack

Den Spinat gründlich waschen. Abtropfen lassen und hacken. Mit Salz bestreuen. Nach ein paar Minuten überschüssiges Wasser ausdrücken. Lauchzwiebeln, Zitronensaft, Öl, Salz und Pfeffer hinzufügen. Sofort servieren.

ARABISCHES FISCHGERICHT
– für 6 bis 8 Portionen –

1 großer Heilbutt oder Weißfisch (1,5–2 kg)
Salz und Pfeffer nach Geschmack
4 EL Zitronensaft
2 EL Olivenöl
2 große Zwiebeln, gehackt und in Olivenöl angebraten
450–560 ml Tahini-Sauce (siehe unten)

Den Backofen auf 200 °C vorheizen.
Den Fisch waschen und gründlich trockentupfen. Mit Salz bestreuen und mit Zitronensaft beträufeln. Abtropfen lassen. Mit Öl bestreichen und in eine Bratform legen. 30 Minuten backen.
Den Fisch mit gebratenen Zwiebeln und Tahini-Sauce bedecken. Mit Salz und Pfeffer bestreuen. In den Backofen stellen und so

lange backen, bis der Fisch sich mit einer Gabel leicht zerteilen läßt (30 bis 40 Minuten).
Den Fisch auf einer Platte servieren und mit Petersilie und Zitronenspalten garnieren.

TAHINI-SAUCE

225 ml Tahini (aus dem Reformhaus)
Saft von 3 Zitronen
2 Knoblauchzehen, zerdrückt
2–3 TL Salz
4 EL getrocknete oder frische Petersilie, fein gehackt

Tahini in einer Schüssel mit Knoblauch, Zitronensaft, Petersilie und Salz vermischen. So viel Wasser hinzufügen, daß eine dicke Sauce entsteht.

GEBACKENER FISCH
– für 4 bis 5 Portionen –

1 großer Weißfisch (1–1,5 kg) oder ein anderer Fisch
Zitronensaft und Salz nach Geschmack
4 EL ÖL
1 TL Cayennepfeffer
1 TL Kreuzkümmel (nach Belieben)

Den Backofen auf 180°C vorheizen.
Den Fisch waschen. Mit Salz bestreuen und mit Zitronensaft beträufeln. 30 Minuten stehenlassen. Abtropfen lassen.
Öl mit Cayennepfeffer und Kreuzkümmel verrühren. Den Fisch mit Öl bestreichen und in eine Bratform legen. Mit leicht gefetteter Alufolie bedecken, damit er nicht austrocknet. Den Fisch 30 bis 40 Minuten backen, bis er gar ist und sich leicht zerteilen läßt.

FÜLLUNG
(nach Belieben)

4 El Pinienkerne oder gehobelte Mandeln
2 El Butter
1 Bund Petersilie, gehackt
3 Knoblauchzehen, zerdrückt
Salz und Piment nach Geschmack

Die Nüsse in der Butter hellbraun braten. Petersilie und Gewürze hinzufügen und eine Minute weiterbraten. Den rohen Fisch mit der Mischung füllen.

GRÜNE-BOHNEN-SALAT
– für 4 Portionen –

500 g grüne Bohnen
Saft von 1 Zitrone
3 EL Olivenöl
2 Knoblauchzehen, zerdrückt
2–3 TL Salz

Die zarten, frischen grünen Bohnen waschen. Stielansatz und Fäden entfernen. In 5 cm lange Stücke schneiden.
In reichlich sprudelndem Wasser garkochen. Abtropfen lassen. Abgekühlt in eine Salatschüssel geben. Nach Geschmack mit Zitronensaft, Olivenöl, Knoblauch und Salz anmachen.

AHORN-WALNUSS-KNUSPERMÜSLI

300 g Haferflocken
75 g Reiskleie
140 g Sesamsamen
50 g getrocknete Preiselbeeren
50 g Korinthen
120 g gehackte Walnüsse
4 EL Rapsöl
8 EL Ahornsirup
4 EL Honig
1 TL Vanilleextrakt

Den Backofen auf 125°C vorheizen. In einer großen Schüssel Haferflocken, Reiskleie, Samen, Trockenfrüchte und Nüsse vermischen. Das Öl hinzufügen und sorgfältig unterheben.
Ahornsirup, Honig und Vanilleextrakt dazugießen und ebenfalls sorgfältig unterheben, bis alles gleichmäßig befeuchtet ist. Die Mischung sollte krümelig und klebrig sein. Auf einem Backblech verteilen und 90 Minuten backen, dabei alle 15 Minuten wenden, damit das Ganze gleichmäßig bäckt und goldbraun und trocken wird.
Vollständig auskühlen lassen und in einem luftdichten Behälter aufbewahren.

CAROB-KEKSE
– für 42 bis 48 Stück –

75 ml Rapsöl
110 ml reiner Ahornsirup
1 TL Vanilleextrakt
1 Ei
210 g Hafer- oder Naturreismehl
1 TL Backnatron
65 g ungesüßte Carobraspeln
1 Prise Piment (nach Belieben)

Zwei Backbleche fetten und den Backofen auf 190 °C vorheizen. In einer Schüssel Öl, Ahornsirup und Vanilleextrakt vermischen. Das Ei schlagen und unter die Ölmischung rühren. Nach und nach Mehl und Natron hinzufügen, bis ein fester Teig entsteht. Die Carobraspeln unterheben und den Teig teelöffelweise auf die Backbleche tropfen lassen. 10 bis 15 Minuten backen, bis die Kekse hellbraun sind. Aus dem Backofen nehmen und auskühlen lassen.

KIFTA

1 kg feingehacktes Lammfleisch
1 große Zwiebel, feingehackt
2 bis 2½ TL Salz
1½ TL Pfeffer und Piment
1 Bund Petersilie, feingehackt
110 ml Zitronensaft

Alle Zutaten gründlich vermischen (verwenden Sie einen Fleischwolf, wenn Sie einen besitzen). Petersilie und Zitronensaft beiseite stellen.
Auf dem Holzkohlengrill: Den Fleischteig portionsweise um Fleischspieße herum formen. Fest andrücken.
Im Backofengrill: Den Fleischteig portionsweise zu 7,5 cm langen Rollen formen. Auf eine Grillpfanne legen und im vorgeheizten Backofen bei 250 °C grillen. Wenn die Rollen braun sind, wenden und auch auf der anderen Seite ein paar Minuten grillen.
Heiß servieren. Mit Zitronensaft beträufeln und mit Petersilie garnieren.

Der 0-Typ – Empfehlungen für Nährstoffergänzungen

Die Rolle der Nährstoffergänzungen – ob es sich nun um Vitamine, Mineralien oder Kräuter handelt –, besteht darin, der Ernährung die fehlenden Nährstoffe hinzuzufügen oder dort einen zusätzlichen Gesundheitsschutz zu bieten, wo man ihn braucht. Bei Menschen mit der Blutgruppe 0 konzentriert sich die Aufgabe der Nährstoffergänzungen auf:

- die Verbesserung des Stoffwechsels
- die Steigerung der Blutgerinnungsaktivität
- die Vorbeugung gegen Entzündungen
- die Stabilisierung der Schilddrüsenfunktion

Die folgenden Empfehlungen konzentrieren sich auf die Nährstoffergänzungen, die zur Erreichung dieser Ziele beitragen. Außerdem wird vor den Zusatzstoffen gewarnt, die für die Gesundheit der Menschen der Blutgruppe 0 abträglich oder gefährlich sind.

Bestimmte allgemein bekannte Vitamine und Mineralien kommen in den Nahrungsmitteln, die für den 0-Typ verträglich sind, in so reichlicher Menge vor, daß sie normalerweise in Ergänzungsform nicht benötigt werden. Dazu gehören Vitamin C und Eisen; es schadet allerdings nicht, wenn man täglich ergänzend 500 mg Vitamin C einnimmt. Vitamin-D-Präparate sind nicht erforderlich. Vielen Lebensmitteln ist Vitamin D zugesetzt, und ohnehin ist die beste Quelle für Vitamin D das natürliche Sonnenlicht.

Alle diese Empfehlungen beruhen darauf, daß Sie sich an die 0-Typ-Diät halten.

Empfehlenswert

Vitamin B

Mein Vater hat festgestellt, daß es Menschen mit der Blutgruppe 0 gut bekommt, wenn sie hochkonzentrierte B-Vitamine zu sich nehmen. Das hat gute Gründe. Diese Personen haben in der Regel einen trägen Stoffwechsel – ein Überbleibsel der Bemühungen ihrer Vorfahren, in Zeiten, da Nahrung nicht ohne weiteres verfügbar war, Energiereserven anzulegen. Da der heutige 0-Typ völlig andersartige Lebensbedingungen vorfindet, benötigt er diese konservierende Wirkung nicht, doch bleibt sie im »Blutgruppen-Gedächtnis« gespeichert. B-Vitamine können die Wirkung haben, die Stoffwechselvorgänge zu verdichten.

0-Typen, die sich richtig ernähren, benötigen fast nie spezielle Nährstoffpräparate mit Vitamin B_{12} oder Folsäure. Ich habe jedoch Depressionen, Hyperaktivität und mangelnde Konzentrationsfähigkeit durch die Verschreibung hoher Dosierungen an Folsäure und Vitamin B_{12} in Verbindung mit der 0-Typ-Diät und einem Trainingsprogramm erfolgreich behandelt. Diese Vitamine sind für die Entwicklung der DNS erforderlich.

Wenn Sie mit einem hochdosierten Vitamin-B-Präparat experimentieren möchten, sollten Sie sichergehen, daß es keinerlei Füllstoffe und Bindemittel enthält. Eine unsachgemäße Bindung und Pressung kann dazu führen, daß Ihr Organismus die Nährstoffergänzung nur schwer verdauen kann. Meiden Sie auch jede Rezeptur, die Hefe oder Weizenkeime enthält.

Und schließlich: Essen Sie viele Vitamin-B-reiche Lebensmittel.

Die besten Vitamin-B-reichen Nahrungsmittel für den 0-Typ: Fleisch, Leber, Niere, Muskelfleisch, Eier (in Maßen), Fisch, Nüsse, empfohlenes Blattgemüse, Obst.

Vitamin K

Menschen mit der Blutgruppe 0 haben einen niedrigeren Spiegel mehrerer Blutgerinnungsfaktoren, was zu Blutungsstörungen führt. Beachten Sie, daß Ihre Ernährung viel Vitamin K enthält. Da dieses Vitamin im allgemeinen nicht als Nährstoffergänzung zu empfehlen ist, achten Sie darauf, welche Lebensmittel Sie essen, und wählen Sie diejenigen aus, die reich an diesem für den 0-Typ essentiellen Nährstoff sind.

Die besten Vitamin-K-reichen Nahrungsmittel für den 0-Typ: Leber, Eigelb, emfohlenes Blattgemüse (Grünkohl, Spinat, Mangold).

Calcium

Menschen mit der Blutgruppe 0 sollten ihre Ernährung ständig mit Calcium ergänzen, da die 0-Typen-Diät keine Milchprodukte enthält, die die Quelle für dieses Mineral darstellen. Da der 0-Typ zu Gelenkentzündungen und Arthritis neigt, muß für eine kontinuierliche Nahrungsergänzung mit Calcium Sorge getragen werden. Eine hochdosierte Calciumergänzung (600 bis 1100 mg elementares Calcium) ist wohl für alle 0-Typen wünschenswert. Besonders bekömmlich ist sie aber für Kinder mit der Blutgruppe 0 während der Wachstumsphasen (im Alter von 2 bis 5 und von 9 bis 16 Jahren) sowie für Frauen nach der Menopause.

Die besten calciumreichen Nahrungsmittel für den 0-Typ: Sardinen (entgrätet), Brokkoli.

Jod

Menschen mit der Blutgruppe 0 neigen zu einem instabilen Schilddrüsenstoffwechsel, der sich auf Jodmangel zurückführen läßt. Das führt zu zahlreichen Nebenwirkungen, einschließlich Gewichtszunahme, Wasseransammlung im Körper und Erschöpfungszuständen. Für die Bildung von Schilddrüsenhormon ist Jod unentbehrlich. Jodpräparate sind nicht zu empfehlen, da Jod in angemessener Menge in der 0-Typ-Diät enthalten ist.

Die besten jodreichen Nahrungsmittel für den 0-Typ: Fisch (insbesondere Meeresfische), Kombualgen, Jodsalz (in Maßen).

Mangan (mit Vorsicht)

Für Menschen mit der Blutgruppe 0 ist es schwierig, Mangan mit der Ernährung aufzunehmen, da dieses Spurenelement vorwiegend in Vollkorngetreide und Hülsenfrüchten vorkommt. Da Manganmangel in den meisten Fällen kein Problem darstellt, ist eine Nahrungsergänzung mit Mangan nur selten zu empfehlen. Ein überraschend hoher Anteil chronischer Gelenkschmerzen (insbesondere im Bereich des unteren Rückens und in den Knien) bei Patienten mit der Blutgruppe 0 konnte jedoch mit einem kurzzeitig verabreichten Manganpräparat gelindert werden. Konsultieren Sie dafür unbedingt einen Arzt. Eine unsachgemäße Verabreichung kann zu einer Manganvergiftung führen, so daß Manganpräparate nur unter ärztlicher Überwachung eingenommen werden sollten.

Kräuter und Phytotherapeutika: Empfehlungen für den 0-Typ

Süßholz *(Glycyrrhiza glabra)*
Der hohe Magensäuregehalt, der für Menschen der Blutgruppe 0 kennzeichnend ist, kann zu Magenreizungen und Magengeschwüren führen. Ein Süßholzpräparat namens DGL [de-glycyrrhisinierte Süßholzwurzel] kann Ihr Unwohlsein verringern und zur Heilung beitragen. DGL ist in vielen Reformhäusern erhältlich, entweder als angenehm schmeckendes Pulver oder in Form von Pastillen. Im Gegensatz zu den meisten Medikamenten gegen Magengeschwüre heilt DGL tatsächlich die Magenschleimhaut und schützt sie darüber hinaus vor den Magensäuren.

Echter Blasentang *(Fucus vesiculosis)*
Der Echte Blasentang ist ein ausgezeichneter Nährstoff für Menschen mit der Blutgruppe 0. Dieses Kraut, eigentlich ein Seetang, weist einige interessante Bestandteile auf, einschließlich Jod und großer Mengen Fucose. Wie Sie sich vielleicht erinnern, ist Fucose der Grundaufbauzucker des 0-Antigens. Die im Blasentang vorkommende Fucose trägt beim 0-Typ zum Schutz der Schleimhäute des Magen-Darm-Trakts bei – insbesondere vor dem Geschwüre verursachenden Bakterium *H. pylori*, das sich an die Fucose in der Magenschleimhaut des 0-Typs heftet. Die im Echten Blasentang vorhandene Fucose wirkt auf das Bakterium *H. pylori* ungefähr so, wie Staub auf einem Stück Klebeband haften bleibt: Es verklumpt die Saugnäpfe auf dem Bakterium und verhindert so, daß es sich an der Magenwand festsetzt.
Außerdem habe ich festgestellt, daß der Echte Blasentang beim 0-Typ ein überaus wirksames Mittel zur Gewichtsregulation dar-

stellt – vor allem bei Personen, die unter Schilddrüsenfunktionsstörungen leiden. Die Fucose im Echten Blasentang hilft offenbar, den trägen Stoffwechsel zu normalisieren und eine Gewichtsabnahme herbeizuführen. (Bedenken Sie aber: Zwar genießt der Echte Blasentang seit jeher den Ruf, Menschen mit der Blutgruppe 0 beim Abnehmen zu helfen, doch ist er bei den Angehörigen der anderen Blutgruppen nicht auf diese Weise erfolgreich.)

Enzyme der Bauchspeicheldrüse

Wenn Sie die Blutgruppe 0 haben, jedoch eine eiweißreiche Ernährung nicht gewohnt sind, dann schlage ich Ihnen vor, eine Zeitlang oder zumindest so lange, bis sich der Organismus auf die konzentrierten Proteine eingestellt hat, zu großen Mahlzeiten ein Bauchspeicheldrüsenenzym einzunehmen. Präparate, die Bauchspeicheldrüsenenzyme enthalten, sind in vielen Reformhäusern erhältlich, normalerweise in der vierfachen Stärke.

Nicht empfehlenswert

Vitamin A

Da das Blut des 0-Typs zu einer eher langsamen Gerinnung neigt, möchte ich nicht empfehlen, daß Sie ein Vitamin-A-Präparat einnehmen, ohne vorher ärztlichen Rat eingeholt zu haben. Ein solches Mittel kann die Blutverdünnung steigern. Nutzen Sie statt dessen die bedeutenden Quellen an Vitamin A beziehungsweise Beta-Karotin in Ihrer Kost.

Vitamin-A-reiche Nahrungsmittel, die für den 0-Typ zulässig sind: Empfohlenes gelbes und orangefarbenes Gemüse und Blattgemüse.

Vitamin E

Ebenso möchte ich keine Vitamin-E-Präparate für Menschen mit der Blutgruppe 0 empfehlen, weil sie deren Neigung zu einer eher langsamen Blutgerinnung komplizieren. Beziehen Sie statt dessen Vitamin E aus den Nahrungsmitteln in Ihrer Kost.

Vitamin-E-reiche Nahrungsmittel, die für den 0-Typ zulässig sind: Pflanzenöle, Leber, Nüsse, empfohlenes Blattgemüse.

Zusammenhang von Streß und sportlicher Betätigung beim 0-Typ

Sie haben als Mensch mit der Blutgruppe 0 die Fähigkeit, die negativen Auswirkungen von Streß umzukehren. Wie wir in Kapitel 3 erörtert haben, stellen körperliche und seelische Belastungen an sich kein Problem dar. Entscheidend ist vielmehr die Art, wie man auf sie reagiert. Die verschiedenen Blutgruppentypen sind mit einem jeweils spezifischen, erblich bedingten »Instinkt« zur Streßbewältigung ausgestattet.

Wer die Blutgruppe 0 hat, reagiert auf Streß so unmittelbar und körperlich wie unsere Vorfahren, die Jäger: Der Streß geht ihm direkt in die Muskulatur. Diese Personen zeigen eine schematisch ablaufende Angstreaktion, die die plötzliche Freisetzung großer körperlicher Energien gestattet. Wenn Sie Streß erleben, übernimmt Ihr Körper die Führung. Während die Nebennieren ihre chemischen Substanzen ins Blut pumpen, werden Sie innerlich sehr erregt. Wenn der Streß zu diesem Zeitpunkt körperlich abreagiert wird, kann das zu einer positiven Erfahrung führen.

Gesunde 0-Typen sind dazu geschaffen, die aufgestauten hormonellen Kräfte durch kraftvolle und intensive sportliche Betätigungen freizusetzen. Ihr Organismus ist im wahrsten Sinne des Wortes dafür gerüstet. Bewegung und Sport spielen für die Gesundheit dieser Personen eine besonders wichtige Rolle, weil sich Streß unmittelbar auf den Körper auswirkt. Ein regelmäßiges, intensives Trainingsprogramm hebt nicht nur die Stimmung, sondern ermöglicht es dem 0-Typ darüber hinaus, sein Gewicht zu halten, seine emotionale Ausgeglichenheit und sein Selbstbewußtsein zu bewahren. 0-Typen reagieren positiv auf intensive Bewegung und anstrengende Sportarten – in jeder Form, besonders, was die Gewichtsabnahme betrifft. Das liegt daran, daß diese Betätigungen den Säuregehalt im Muskelgewebe erhöhen und eine erhöhte Fettverbrennung erzeugen. Saures Muskelgewebe befindet sich im Zustand der Ketose, die – wie wir erörtert haben – bei unseren Vorfahren mit der Blutgruppe 0 den Schlüssel zum Erfolg bildete. 0-Typen, die nicht durch angemessene Aktivität auf Streß reagieren, werden schließlich während der Erschöpfungsphase der Streßreaktion überwältigt. Die Erschöpfungsphase ist durch vielfältige psychische Erscheinungsformen gekennzeichnet, die durch einen verlangsamten Stoffwechsel hervorgerufen werden, so zum Beispiel Depressionen, Erschöpfungszustände oder Schlaflosigkeit. Wenn keine Veränderung eintritt, erzeugen Sie bei sich eine Anfälligkeit für eine Reihe von Entzündungs- und Autoimmunerkrankungen, beispielsweise Arthritis und Asthma, wie auch für eine ständige Gewichtszunahme und schließlich Dickleibigkeit.

Die folgenden sportlichen Betätigungen sind dem 0-Typ zu empfehlen. Richten Sie besonderes Augenmerk auf die Dauer, mit der Sie die Aktivität ausüben. Damit sich eine fortlaufende Wirkung auf den Stoffwechsel einstellt, muß man die Pulsfrequenz erhöhen. Sie können jede dieser Aktivitäten mit anderen mischen, aber sorgen Sie dafür, daß Sie eine oder mehrere Sportarten mindestens viermal pro Woche betreiben, damit Sie möglichst gute Erfolge erzielen.

Betätigung	Dauer	Häufigkeit
Aerobic	40–60 Min.	3–4× pro Woche
Schwimmen	30–45 Min.	3–4× pro Woche
Jogging	30 Min.	3–4× pro Woche
Gewichtstraining	30 Min.	3× pro Woche
Step–Gerät	30 Min.	3× pro Woche
Treppensteigen	20–30 Min.	3–4× pro Woche
Kampfsport	60 Min.	2–3× pro Woche
Spielsportart	60 Min.	2–3× pro Woche
Gymnastik	30–45 Min.	3× pro Woche
Radfahren	30 Min.	3× pro Woche
Schnelles Gehen	30–40 Min.	5× pro Woche
Tanzen	40–60 Min.	3× pro Woche
Inline- oder Rollerskating	30 Min.	3–4× pro Woche

Leitfaden zur sportlichen Betätigung für den 0-Typ

Die drei Bestandteile jedes stark beanspruchenden Trainingsprogramms umfassen die Aufwärmphase, die aerobische Trainingsphase sowie die Abkühlungsphase. Die Aufwärmphase ist sehr wichtig, um Verletzungen zu vermeiden, da in dieser Zeit vermehrt Blut in die Muskeln gelangt, die dadurch auf die Betätigung – ob es sich nun um Gehen, Laufen, Radfahren, Schwimmen oder eine Spielsportart handelt – vorbereitet werden. Zur Aufwärmphase sollen Stretching- und Lockerungsübungen gehören, um so Muskel- und Sehnenzerrungen vorzubeugen.

Die Bewegungsformen lassen sich in zwei Grundtypen einteilen: in isometrische Übungen, bei denen in den stationären Muskeln Spannung erzeugt wird, und in isotonische Übungen, wie Gymnastik, Laufen oder Schwimmen, die Muskelspannung durch ein breites Bewegungspektrum erzeugen. Isometrische Übungen lassen sich dazu verwenden, spezielle Muskelgruppen zu kräftigen, die sich dann weiter durch aktive isotonische Übungen stärken lassen.

Isometrische Übungen kann man durchführen, indem man gegen einen festen Gegenstand drückt oder daran zieht oder durch Kontraktion oder Anspannung von gegenüberliegenden Muskeln.

Damit man aus aerobischen Übungen den größten Nutzen für das Herz-Kreislauf-System zieht, muß sich der Pulsschlag bis auf ungefähr 70 Prozent der maximalen Herzfrequenz erhöhen. Sobald diese Frequenz während des Trainings erreicht ist, bewegen Sie sich weiter, damit die Frequenz 30 Minuten lang aufrechterhalten wird. Diese regelmäßigen Übungen sollten mindestens dreimal wöchentlich wiederholt werden.

Zur Errechnung der maximalen Pulsfrequenz müssen Sie:

1. ihr Lebensalter von 220 subtrahieren,
2. die verbleibende Summe mit 70 multiplizieren und durch 100 dividieren (× 0,7).

Wenn Sie älter als 60 Jahre alt oder in schlechter körperlicher Verfassung sind, rechnen Sie statt mit 70 mit 60 (× 0,6).

3. Den Restbetrag mit 50 multiplizieren und durch 100 dividieren (× 0,5).

Zum Beispiel würde eine 50 Jahre alte Frau 50 von 220 subtrahieren, was einem maximalen Pulsschlag von 170 entspricht. Die Multiplikation 170 × 0,7 ergibt dann 119 Schläge pro Minute; das ist die höchste Frequenz, die man anstreben sollte. Die Multiplikation 170 × 0,5 ergibt 85 Schläge pro Minute, den niedrigsten Wert in dem Frequenzspektrum.

Aktive, gesunde Personen unter 40 und Personen unter 60 Jahren mit einem geringen Herz-Kreislauf-Risiko können sich aus den aufgeführten Empfehlungen ihr eigenes Trainingsprogramm zusammenstellen. Vergessen Sie nicht: Ihr Ziel ist es, dem Streß mit körperlicher Aktivität entgegenzuwirken. Bemerkenswerterweise ist für Personen der Blutgruppe 0 das beste Gegenmittel gegen Erschöpfungszustände und Depressionen körperliche Betätigung. Stellen Sie sich den Stoffwechsel als eine Art Feuer vor. Man entzündet ein Feuer, indem man zunächst kleine Holzstückchen verwendet, die man als Kien bezeichnet, und fügt dem Feuer nach und nach immer größere Holzstücke hinzu, bis ein hell loderndes Feuer brennt. Wenn Sie so abgespannt sind, daß Sie sich nicht vorstellen können, 45 Minuten oder eine Stunde Aerobic zu betreiben, fangen Sie mit irgend etwas an! Wenn Sie sich dann besser fühlen, betreiben Sie weitere Sportarten. Am Ende wird Ihr Streßniveau reduziert sein, Sie werden bessere Laune haben und neue Kraft getankt haben.

5 Empfehlungen für Menschen mit der Blutgruppe A

Der A-Typ: Der Landwirt	Der erste Vegetarier Erntet, was er sät Empfindlicher Magen-Darm-Trakt Tolerantes Immunsystem Paßt sich festen Ernährungs- und Umweltbedingungen gut an Reagiert am besten auf Streß durch Beruhigungstechniken Braucht eine pflanzliche Kost, um schlank und produktiv zu bleiben

Die A-Typ-Diät

Für Menschen mit der Blutgruppe A ist eine vegetarische Ernährung besonders bekömmlich. Sie stellt das Erbe ihrer eher seßhaften und nicht so kriegerischen Vorfahren dar, die Landwirtschaft betrieben. Als durchschnittlicher, gesunder Mitteleuropäer mit Blutgruppe A fällt es Ihnen vielleicht schwer, auf die landesübliche, aus Fleisch und Kartoffeln bestehende Kost zu verzichten und sich von Sojaproteinen, Getreideprodukten und Gemüsen zu ernähren. Ebenso ist es Ihnen womöglich ungewohnt, möglichst selten stark industriell behandelte und veredelte Nahrungsmittel zu sich zu nehmen. Für den empfindlichen A-Typ ist es jedoch besonders wichtig, daß er die Nahrungsmittel in einem möglichst naturbelassenen Zustand bekommt: frisch, ohne Zusatzstoffe und aus kontrolliert-biologischem Anbau.

Es kann gar nicht genug betont werden, von welch großer Bedeutung diese Ernährungsumstellung für das empfindliche Immunsystem des A-Typs ist. Wie Sie in Kapitel 9 sehen werden, haben A-Typen aufgrund biologischer Faktoren eine Veranlagung zu

Herzkrankheiten, Krebs und Zuckerkrankheit. Anders ausgedrückt: Das sind Ihre persönlichen Risikofaktoren. Aber sie müssen nicht Ihr Schicksal sein. Wenn Sie sich an die hier vorgeschlagene Diät halten, können Sie Ihr Abwehrsystem stärken und das Risiko lebensbedrohender Krankheiten reduzieren. Ein positiver Aspekt Ihrer genetischen Herkunft liegt in der Fähigkeit, das Beste, was die Natur zu bieten hat, auszunutzen. Die Herausforderung besteht darin, daß Sie wieder lernen, sich Ihren Anlagen gemäß zu verhalten.

Der Faktor Gewichtsabnahme

Wenn Sie die A-Typ-Diät halten, werden Sie auf natürlichem Wege schlanker. Wenn Sie es gewohnt sind, Fleisch zu essen, werden Sie anfänglich recht schnell abnehmen, sobald Sie die toxischen Lebensmittel aus der Ernährung gestrichen haben.
In vielerlei Hinsicht ist der Mensch mit der Blutgruppe A bezüglich des Stoffwechsels das genaue Gegenteil des Menschen mit der Blutgruppe 0. Tierische Lebensmittel beschleunigen den Stoffwechsel des 0-Typs und steigern seine Leistungsfähigkeit, während sie sich beim A-Typ gänzlich anders auswirken.
Vielleicht haben Sie bereits bemerkt, daß Sie sich träger und eher energiearm fühlen, wenn Sie rotes Fleisch essen, als in Zeiten, in denen Sie pflanzliches Eiweiß verzehren. Manche A-Typen entwickeln Ödeme, da ihr Verdauungssystem die schwer verdaulichen Lebensmittel langsam verarbeitet. 0-Typen verarbeiten das Fleisch in Form von Brennstoff; A-Typen speichern Fleisch letztlich als Fett. Der Grund für diesen Unterschied ist die Magensäure. Während der 0-Typ einen hohen Gehalt an Magensäure hat, der die mühelose Verdauung fleischlicher Produkte fördert, hat der A-Typ einen niedrigen Gehalt an Magensäure – eine Anpassung seiner Vorfahren, die auf Grund ihrer pflanzlichen Ernährungsweise überlebten, an die Umwelt.
Auch Milchprodukte sind für Personen mit der Blutgruppe A

schwer verdaulich. Außerdem rufen diese Erzeugnisse Insulinreaktionen hervor – ein weiterer Faktor bei der Verlangsamung des Stoffwechsels. Hinzu kommt, daß Milchprodukte reich an gesättigten Fetten sind, und zwar solchen, die das Herz gefährden und zu Fettleibigkeit und Diabetes führen.

Weizen wirkt im Rahmen der A-Typ-Diät auf verschiedene Weise. Zwar dürfen A-Typen durchaus Weizen verzehren, aber sie müssen darauf achten, nicht zuviel davon zu essen, da das Muskelgewebe sonst allzu sauer wird. Im Gegensatz zum 0-Typ, dem es besonders gut geht, wenn sein Gewebe leicht sauer ist, kann der A-Typ die Energie nicht genügend rasch ausnutzen, so daß der Kalorienstoffwechsel gehemmt wird. Diese spezielle Reaktion auf die Nahrung liefert ein gutes Beispiel dafür, wie verschiedene Lebensmittel unterschiedlich reagieren, je nachdem, welche Blutgruppe man hat. Ein Lebensmittel, das im Organismus des 0-Typs basisch reagiert, ruft beim A-Typ eine saure Reaktion hervor.

Darüber hinaus sollten Menschen mit der Blutgruppe A nicht nur ganz verschiedenartige gesunde, fettarme Lebensmittel sowie eine ausgewogene Kost, bestehend aus Gemüse und Getreide, verzehren, sondern auch besonderes Augenmerk auf bestimmte Speisen legen, die eine bekömmliche oder hemmende Wirkung aufweisen können. Hier eine kurze Übersicht:

Nahrungsmittel, die die Gewichtszunahme fördern:

Fleisch	*schwer verdaulich, wird als Fett gespeichert, erhöht die Giftstoffe im Verdauungstrakt*
Milchprodukte	*hemmen den Stoffwechsel, begünstigen die Schleimbildung*
Kidneybohnen/ Limabohnen	*hemmen die Wirksamkeit von Verdauungsenzymen, verlangsamen den Stoffwechsel*
Weizen (im Übermaß)	*hemmt die Wirksamkeit des Insulins, hemmt die Kalorienausnutzung*

Nahrungsmittel, die die Gewichtsabnahme fördern:

Pflanzenöle	*fördern eine wirksame Verdauung, verhindern Wasseransammlung im Körper*
Sojaerzeugnisse	*unterstützen wirksame Verdauung, werden rasch umgewandelt, stärken das Immunsystem*
Gemüse	*fördern wirksamen Stoffwechsel*
Ananas	*beschleunigt die Verdauung, steigert die Kalorienausnutzung*

Fügen Sie nun diese Leitsätze in das Gesamtbild der folgenden A-Typ-Diät ein:

Empfehlungen zur Nahrungszusammenstellung

Fleisch und Geflügel

Damit Menschen mit der Blutgruppe A den größten gesundheitlichen Nutzen aus der Ernährung ziehen, sollten sie möglichst alle Fleischwaren vom Speisezettel streichen. Lassen Sie mich aber gleich darauf hinweisen, daß es vermutlich eine gewisse Zeit dauern wird, bis Sie sich vollständig auf eine vegetarische Kost umgestellt haben. Ersetzen Sie zu Beginn mehrmals wöchentlich Fleisch durch Fisch. Wenn Sie dennoch Fleisch essen, suchen Sie sich die magersten Fleischstücke aus; Geflügel ist rotem Fleisch vorzuziehen. Bereiten Sie Fleisch durch Grillen oder Braten im Ofen zu.

Verzichten Sie ganz und gar auf industriell hergestellte Fleischprodukte wie gekochten Schinken, Würstchen und Aufschnitt. Diese Erzeugnisse enthalten Nitrate, die bei Menschen mit geringer Magensäure – ein wichtiges Merkmal des A-Typs – Magenkrebs fördern können.

neutral	*zu vermeiden*	*zu vermeiden*
Huhn	Büffel	Leber
Truthahn (Pute)	Ente	Rebhuhn
	Fasan	Rind
	Gans	Rinderhackfleisch
	Hammel	Schinken
	Herz	Schwein
	Kalb	Speck, Frühstücksspeck
	Kaninchen	Wachtel
	Lamm	Wild

Fisch und Meeresfrüchte

Menschen mit der Blutgruppe A dürfen Fisch und Meeresfrüchte in geringer Menge drei- bis viermal wöchentlich verzehren, sollten jedoch Fisch mit magerem Fleisch wie Seezunge oder Flunder meiden. Die Fische enthalten Lectine, die den Verdauungstrakt dieser Personen reizen können.

Frauen mit Blutgruppe A, in deren Familie es zu Brustkrebserkrankungen gekommen ist, sollten ruhig einmal Schnecken auf den Speisezettel setzen. Die Weinbergschnecke *Helix pomatia* enthält, wie wir in Kapitel 10 sehen werden, ein hochwirksames Lectin, das beim A-Typ mutierte Zellen der zwei verbreitetsten Brustkrebsarten verklumpt und anzieht.

Dabei handelt es sich um eine positive Art von Agglutination, denn dieses Lectin beseitigt die kranken Zellen.

Damit Fische und Meeresfrüchte ihren Nährwert vollständig entfalten können, sollte man sie im Ofen braten, grillen oder pochieren.

sehr bekömmlich	*neutral*	*zu vermeiden*
Barramundi	Fächerfisch	Aal
Flußbarsch	Gelbschwanz	Alse (Maifisch)
Hechtbarsch	Hai	Austern
Kabeljau (Dorsch)	Hecht	Barrakuda (Pfeilhecht)
Karpfen	Meerbrassen	Blaufisch
Lachs	Rotbarsch	Flunder
Lachsforelle	(Goldbarsch)	Flußkrebse
Makrele	Schnappbarsch	Froschschenkel
Regenbogen-	Schwertfisch	Garnelen
forelle	Seebarsch	Heilbutt

sehr bekömmlich	*neutral*	*zu vermeiden*	*zu vermeiden*
Roter Schnapper Sardine Seeteufel (Angler) Weinberg-schnecken Weißfisch (Maräne, Renke, Felchen) Zacken-barsch	Seeohr Stint Stör Weißbarsch Weißer Thun Wolfsbarsch (Loup de mer)	Hering, frisch und mariniert Hummer Jakobsmuscheln (Pilgermuscheln, Kammuscheln) Kalmar (Tinten-fisch) Katzenfisch (Kat-fisch, Steinbeißer, Wels) Kaviar Krabben Krake Meerschnecken	Miesmuscheln Räucherlachs Sardellen (Anchovis) Schellfisch Schildkröten Seehecht (Hecht-dorsch) Seezunge Sonnenfisch Streifenbarsch Venusmuscheln (Sand-, Klaff-muscheln) Weißstör Ziegelfisch

Milchprodukte und Eier

Für Menschen mit der Blutgruppe A sind fermentierte Milchprodukte in kleineren Mengen bekömmlich, doch sollte man alle Vollmilcherzeugnisse meiden und auch den Eierkonsum auf ein gelegentliches Ei aus Freilandhaltung beschränken. Das erfordert ein gewisses Maß an Planung, da die Kost in unserem Kulturkreis auf Eier, Butter und Sahne ausgerichtet ist – Kuchen, Torten, Gebäck und Speiseeis sind die großen Favoriten.
Personen mit der Blutgruppe A sollten sich an Joghurt, Kefir, fettarme Sauermilch und durch Bakterienkulturen gesäuerte Milchprodukte halten. Ziegenrohmilch ist ein guter Ersatz für Vollmilch. Natürlich sind auch Sojamilch und Sojakäse ausgezeichnete Alternativen und für den A-Typ sehr gesund.
Die meisten Milchprodukte sind für A-Typen nicht verdaulich. Das hat einen einfachen Grund: Ihr Blut produziert Antikörper gegen den Grundaufbauzucker in der Vollmilch – D-Galactosamin. Wie Sie aus dem Kapitel 2 erinnern werden, ist D-Galactosamin der essentielle Zucker, der zusammen mit Fucose das B-Typ-Antigen bildet. Da das Immunsystem des A-Typs dazu geschaffen ist, alles B-ähnliche zurückzuweisen, weisen die Antikörper, die es zur Ab-

wehr der B-Antigene erzeugt, auch alle Vollmilchprodukte zurück. Wenn Sie die Blutgruppe A haben und unter Allergien oder unter Atemwegsbeschwerden leiden, sollten Sie darauf achten, daß Milchprodukte die Schleimsekretion stark erhöhen. A-Typen produzieren normalerweise mehr Schleim als die Angehörigen der anderen Blutgruppen, wahrscheinlich weil sie den zusätzlichen Schutz benötigen, den er ihrem ein wenig zu wohlwollenden Immunsystem bietet. Zuviel Schleim kann die Gesundheit beeinträchtigen, da verschiedene Bakterien davon leben. Eine allzu starke Schleimproduktion führt unweigerlich zu allergischen Reaktionen, Infektionen und Atemwegsbeschwerden. Das ist ein weiterer guter Grund, den Konsum von Milchprodukten einzuschränken.

sehr bekömmlich	*neutral*	*zu vermeiden*	*zu vermeiden*
Sojakäse*	Farmerkäse	Blauschimmelkäse	Molke
Sojamilch*	Joghurt, alle Sorten	Brie	Monterey Jack
	Kefir	Butter	Münster
	Mozzarella (fettarm)	Buttermilch	Neufchâtel
	Ricotta (fettarm)	Camembert	Parmesan
	Schafskäse (Feta)	Cheddar	Provolone
	Schmelzkäse	Colby	Sorbet
	Ziegenkäse	Edamer	Speiseeis
	Ziegenmilch	Emmentaler	Vollmilch
		Fettarme Milch (1,5% Fett)	
		Frischkäse	
		Gouda	
		Gruyère	
		Hüttenkäse	
		Jarlsberg	
		Magermilch (0,3% Fett)	

* *gute Alternativen zu Milchprodukten*

Öle und Fette

Menschen mit der Blutgruppe A benötigen sehr wenig Fett, damit sie sich wohl fühlen, aber ein Eßlöffel Olivenöl auf dem Salat oder auf gedünstetem Gemüse fördert die Verdauung und die Ausscheidungsprozesse. Olivenöl enthält viele einfach ungesättigte Fettsäuren und übt dadurch eine positive Wirkung auf das Herz aus und kann sogar den Cholesterinspiegel senken.

Die in Speiseölen wie Maiskeim- und Färberdistelöl vorkommenden Lectine verursachen im Verdauungstrakt des A-Typs Beschwerden – und wirken sich damit ganz entgegengesetzt zu den bekömmlichen Speiseölen aus.
Es gibt nur zwei wirklich bekömmliche Speiseöle, und Olivenöl ist einfach viel wohlschmeckender und zum Kochen besser geeignet als Leinöl.

sehr bekömmlich	***neutral***	***zu vermeiden***
Leinsamenöl	Dorschleberöl	Baumwollsaatöl
Olivenöl	(Lebertran)	Distelöl
	Rapsöl	Erdnußöl
		Maiskeimöl
		Sesamöl

Nüsse und Samen

Kürbis- und Sonnenblumenkerne, Mandeln und Walnüsse können für Menschen mit der Blutgruppe A eine positive Nahrungsergänzung sein. Da diese Personen sehr wenig tierische Proteine zu sich nehmen, bilden Nüsse und Samen wichtige Eiweißbestandteile in ihrer Ernährung. Essen Sie oft Erdnüsse, denn sie enthalten ein Krebs bekämpfendes Lectin. Essen Sie auch die Häute von Erdnüssen – die Häute, nicht die Schalen! Auch Kürbiskerne sind sehr bekömmlich.
Wenn Sie die Blutgruppe A haben und unter Gallenblasenbeschwerden leiden, sollten Sie sich auf kleine Mengen an Nußmusen beschränken, statt ganze Nüsse zu verzehren.

sehr bekömmlich	***neutral***	***zu vermeiden***
Erdnüsse	Eßkastanien (Maronen)	Cashewnüsse
Erdnußbutter	Haselnüsse	Paranüsse
Kürbiskerne	Macadamianüsse	Pistazien
	Mandeln	
	Mandelmus	
	Mohnsamen	
	Pinienkerne	
	Sesampaste (Tahini)	
	Sesamsamen	
	Sonnenblumenkerne	
	Sonnenblumenmus	
	Walnüsse	

Bohnen und andere Hülsenfrüchte

Menschen mit der Blutgruppe A bekommt besonders gut das in Bohnen und anderen Hülsenfrüchten vorkommende Gemüseeiweiß. Neben Ihrer »Freundin«, der Sojabohne und allen ihren verwandten Produkten, sind zahlreiche Bohnen und Hülsenfrüchte eine nahrhafte Quelle für Eiweiß. Bedenken Sie aber, daß nicht alle Bohnen und Hülsenfrüchte gesund für Sie sind. Einige wie Limabohnen, Kidneybohnen und Kichererbsen enthalten ein Lectin, das zu einer verminderten Insulinproduktion führen kann, ein häufiger Faktor bei Fettleibigkeit und Diabetes.

sehr bekömmlich	*neutral*	*zu vermeiden*
Adzukibohnen	Cannellinobohnen	Kichererbsen
Augenbohnen	Dicke Bohnen	Kidneybohnen
Berglinsen	Grüne Erbsen	Limabohnen
Grüne Bohnen	Puffbohnen	Perlbohnen
Grüne Linsen	(Saubohnen)	Rote Bohnen
Pintobohnen	Weiße Bohnen	
Rote Linsen	Zuckerschoten	
Schwarze Bohnen		
Sojabohnen		

Getreideflocken und -zubereitungen

Im allgemeinen bekommen Menschen mit Blutgruppe A Getreideflocken und Getreide gut, so daß Sie diese Nahrungsmittel einmal oder mehrmals täglich essen dürfen. Wählen Sie die Vollkorngetreideprodukte statt der verarbeiteten Getreideflocken in Fertigprodukten. Setzen Sie Hirse, Sojaweizen, Maisschrot und Vollkornhafer auf Ihren Speisezettel.

Angehörige der Blutgruppe A mit einer ausgeprägten Schleimhauterkrankung, die durch Asthma oder häufige Infektionen verursacht wird, sollten den Konsum von Weizen einschränken, da Weizen die Schleimhautproduktion anregt. Sie müssen selber herausfinden, wieviel Weizen Sie essen dürfen.

A-Typen, die Weizen zu sich nehmen, müssen dafür sorgen, daß sie die Zufuhr des säurebildenden Weizens mit basischen Nahrungsmitteln (siehe Obst) ausgleichen. Es geht hier nicht um die Magensäure, sondern um das Säure-Basen-Gleichgewicht im Muskelgewebe. A-Typen bekommt es am besten, wenn das Gewebe leicht alkalisch ist (der direkte Gegensatz zu den 0-Typen). Während der Keimling von Weizengetreide beim 0-Typ basisch reagiert, zeigt er beim A-Typ eine saure Reaktion.

sehr bekömmlich	*neutral*	*zu vermeiden*
Amaranth	Cornflakes	Crunchy
Buchweizen	Dinkel	Mehrkornmischung
	Gerste	Weizenflocken
	Haferkleie	Weizenkeime
	Haferschrot	Weizenkleie
	Kamut (ägypt. Weizen)	Weizenschrot
	Maisschrot	
	Puffhirse	
	Puffreis	
	Reisflocken	
	Reiskleie	

Brot und Gebäck

Die Leitsätze für Menschen mit der Blutgruppe A für den Verzehr von Brot und Gebäck gleichen denen für Getreideflocken und Getreide. Allgemein handelt es sich um empfehlenswerte Lebensmittel, doch wenn Sie übermäßig viel Schleim produzieren oder übergewichtig sind, ist von Vollkorngetreide abzuraten. Soja- und Reismehl sind hier gute Ersatzstoffe. Anmerkung: Zwar ist das Essener Brot (Bezugsquellen s. Anhang S. 415) eine Weizenkeimlings-Brotsorte, doch wird das Gluten-Lectin durch den Keimprozeß zerstört. Denken Sie jedoch daran, daß im Handel erhältliche Keimlings-Weizenbrote häufig nur kleine Mengen Auswuchsweizen enthalten und eigentlich Vollkornweizenbrote sind. Lesen Sie das Herstellungsrezept auf der Verpackung.

sehr bekömmlich	*neutral*	*zu vermeiden*
Essener Brot	Dinkelbrot	Hartweizenbrot
Reiswaffeln	Glutenfreies Brot	Matzen, aus Weizen
Sojabrot	Haferkleie-Muffins	Mehrkornbrot
Weizenkeimbrot	Hirsebrot	Pumpernickel
	Knäckebrot	Weizenkleie-Muffins
	Maismehl-Muffins	Weizenvollkornbrot (Grahambrot)
	Roggenbrot	
	Vollreisbrot (Naturreis)	

Getreide und Teigwaren

Menschen mit der Blutgruppe A können aus einer Vielzahl von schmackhaften Getreideprodukten und Teigwaren auswählen. Diese Nahrungsmittel sind eine ausgezeichnete Quelle von pflanzlichem Eiweiß und können viele der Nährstoffe liefern, die Personen mit der Blutgruppe A nicht mehr aus tierischem Eiweiß beziehen. Meiden Sie verarbeitete Lebensmittel, beispielsweise Tiefkühlgerichte, Nudelfertiggerichte mit beigefügter Sauce oder abgepackte Reis-Gemüsemischungen; machen Sie sich statt dessen die ungeschmälerten Ernährungsvorteile der Vollkornprodukte zunutze. Backen Sie Ihren eigenen Kuchen, stellen Sie Ihre eigenen Teigwaren her oder dünsten Sie Ihren eigenen Reis, wobei Sie nur ganz reine Zutaten verwenden sollten.

sehr bekömmlich	*neutral*	*neutral*	*zu vermeiden*
Buchweizen	Basmatireis	Quinoa	Pasta aus Hartweizengrieß
Hafermehl	Bulgur (vorgekochter Weizenschrot)	Weißer Reis	Spinatpasta
Reismehl	Couscous	Weizenkeimmehl	Weizenauszugsmehl
Roggenmehl	Dinkelmehl	Wilder Reis	Weizenvollkornmehl
Sobanudeln (Buchweizen)	Gerstenmehl		
Topinambur	Glutenhaltiges Mehl		
	Hartweizenmehl		
	Naturreis		
	Pasta aus Dinkelmehl		

Gemüse

Gemüse sind für die Ernährung des Menschen mit der Blutgruppe A von größter Wichtigkeit, weil es Mineralstoffe, Enzyme und Antioxidantien liefert. Essen Sie das Gemüse in möglichst naturbelassenem Zustand (roh oder gedünstet), damit der volle Nährstoffgehalt erhalten bleibt.

Für A-Typen sind die meisten Gemüsesorten gut verträglich, es gibt aber einige Dinge zu beachten: Paprika reizt den empfindlichen Magen des A-Typs, ebenso die Schimmelstoffe in fermentierten Oliven. A-Typen reagieren außerdem sehr empfindlich auf die Lectine in heimischen Kartoffeln, Süßkartoffeln, Yamswurzel und Weißkohl. Meiden Sie Tomaten, da deren Lectine auf den Verdauungstrakt des A-Typs überaus gesundheitsschädlich wirken. Sie gehören zu den sogenannten panhämagglutinierenden Lebensmitteln, das heißt ihre Lectine verklumpen das Blut jedes Bluttyps. 0-Typen produzieren jedoch keine Antikörper gegen Tomaten und dürfen sie somit essen, wie auch AB-Typen. Sehr schädlich sind sie aber für A- und B-Typen.

Brokkoli ist sehr empfehlenswert wegen seiner antioxidativen Wirkung. Antioxidantien stärken das Immunsystem und verhindern eine anormale Zellteilung. Zu den anderen Gemüsesorten, die für A-Typen sehr bekömmlich sind, zählen Möhren, Grünkohl, Kürbis und Spinat.

Verwenden Sie viel Knoblauch. Er ist ein natürliches antibiotisches Mittel zur Stärkung der körpereigenen Abwehr und gesund für das Blut. Der Genuß von Knoblauch ist für jeden Bluttyp vorteilhaft, doch ziehen A-Typen vielleicht den größten Nutzen aus ihm, weil ihr Immunsystem für eine Reihe von Krankheiten anfällig ist, die Knoblauch lindert. Zwiebeln sind ebenfalls sehr gute Mittel zur Stärkung des Immunsystems. Sie enthalten eine Substanz namens Quercetin, ein Antioxidans.

Und natürlich sollte der A-Typ Tofu zum Hauptbestandteil der Ernährung machen. Tofu enthält alle wichtigen Nährstoffe, ist sättigend und preiswert. Viele Menschen in den westlichen Gesellschaften hegen eine unwillkürliche Aversion gegen Tofu. Das wahre Problem liegt meines Erachtens aber darin, wie Tofu in der

Regel in den Supermärkten angeboten wird, nämlich in großen, mit kaltem Wasser gefüllten Plastikbottichen. Versuchen Sie, Tofu in Reformhäusern zu kaufen, wo er wahrscheinlich frischer angeboten wird als im Supermarkt. Tofu hat keinen Eigengeschmack; er nimmt den Geschmack der beim Kochen verwendeten Gemüse und Gewürze an. Am besten brät man Tofu kurz mit Gemüse und Gewürzen wie Knoblauch, Ingwer und Sojasauce an.

sehr bekömmlich	*neutral*	*neutral*	*zu vermeiden*
Alfalfasprossen	Abalonepilze	Oliven, grün	Auberginen
Artischocken	Algen	Pak-choi	Chilischoten
Brokkoli	Austernpilze	(chin. Blätter-	Chinakohl
Chicorée	Avocados	kohl)	Kartoffeln
Eskarol	Bambus-	Radicchio	Oliven,
(Winterendivie)	sprossen	Radieschen	schwarze
Gartenkürbis	Blumenkohl	Rettich	Paprikaschoten,
Gelbe Kohlrüben	Brunnen-	Rettichsprossen	gelbe, grüne,
Gemüsezwiebeln	kresse	Rosenkohl	rote
Grünkohl	Champignons	Rote Rüben	Rotkohl
Kohlrabi	Daikon	Rucola	Süßkartoffeln
Löwenzahn	(japan. Rettich)	Schalotten	(Bataten)
Mangold	Eisbergsalat	Shiitakepilze	Tomaten
Meerrettich	Endivie	Senfkohl-	Weißkohl
Möhren	Enokipilze	blätter	Yamswurzel
Okra	Fenchel	Spargel	
(Gumbofrucht)	Frühlings-	Staudensellerie	
Pastinaken	zwiebeln	Wasser-	
Porree	Gurken	kastanien	
Römischer Salat	Kopfsalat	Zucchini	
Rübengrün	(grüner Salat)		
Spinat	Mais (gelb, weiß)		
Tempeh	Maitakipilze		
Tofu	Melonenkürbis		
Topinambur	Mungbohnen-		
Weiße Rüben	sprossen		
Zwiebeln			

Obst

Menschen mit der Blutgruppe A sollten dreimal täglich ein Stück Obst essen. Die meisten Früchte sind erlaubt. Allerdings sollten Sie den eher alkalischen Früchten, beispielsweise Beeren und

Pflaumen, den Vorzug geben, da diese helfen, die Wirkung der Getreideprodukte auszugleichen, die im Muskelgewebe Säure bilden. Melonen sind ebenfalls basisch, aber ihr hoher Gehalt an Schimmelstoffen bewirkt, daß sie für A-Typen schwer verdaulich sind. Kantalup- und Honigmelonen sollte man ganz meiden, da sie die größte Menge an Schimmelstoffen enthalten. Andere Melonen (als neutral aufgeführt) darf man gelegentlich essen.

Tropische Früchte wie Mangos und Papayas bekommen A-Typen nicht besonders gut. Diese Obstsorten enthalten zwar ein Verdauungsenzym, das für alle Blutgruppen gut ist, doch ist es im Verdauungstrakt des A-Typs unwirksam. Ananas ist dagegen für A-Typen ein ausgezeichnetes verdauungsförderndes Mittel.

Orangen sollten Sie meiden, auch wenn sie vielleicht zu Ihren Lieblingsfrüchten zählen. Orangen reizen den Magen des A-Typs und stören zudem die Resorption wichtiger Mineralien. Ich möchte Sie nicht verwirren, deshalb lassen Sie mich noch einmal wiederholen, daß sich die Säure-Basen-Reaktion auf zweierlei Weise vollzieht – im Magen und in den Muskelgeweben. Wenn ich sage, daß azidische Orangen für Menschen mit der Blutgruppe A eine magenreizende Substanz darstellen, dann meine ich damit die Reizung, die sie im empfindlichen, basischen Magen des A-Typs verursachen können. Obwohl A-Typen normalerweise wenig Magensäure haben und deshalb eine Stärkung gut gebrauchen könnten, reizen Orangen die zarte Magenschleimhaut. Die Grapefruit ist der Orange nahe verwandt und ebenfalls eine saure Frucht, doch besitzt sie positive Wirkungen auf den Magen des A-Typs, da Grapefruits nach der Verdauung basisch wirken. Zitronen sind ebenfalls ausgezeichnet für den A-Typ, da sie die Verdauung fördern und Schleim aus dem Organismus beseitigen.

Da Vitamin C ein wichtiges Antioxidans ist, insbesondere zur Verhütung von Magenkrebs, sollten sie vor allem Vitamin-C-reiches Obst essen, beispielsweise Grapefruit oder Kiwi.

Das Bananen-Lectin stört die Verdauung des A-Typs. Ich empfehle, daß Sie Bananen durch anderes kaliumreiches Obst wie Aprikosen, Feigen und bestimmte Melonen ersetzen.

sehr bekömmlich	*neutral*	*neutral*	*zu vermeiden*
Ananas	Äpfel	Kiwis	Bananen
Aprikosen	Birnen	Kumquats	Honigmelonen
Blaubeeren	Datteln	Limetten	Kantalupmelonen
Boysenbeeren	Erdbeeren	Litschis	Kochbananen
Brombeeren	Granatäpfel	Loganbeeren	Kokosnüsse
Dörrpflaumen	Guaven	Nektarinen	Mandarinen
Feigen, getrocknete und frische	Himbeeren	Persimonen (Kakis)	Mangos
Grapefruits	Holunderbeeren	Pfirsiche	Orangen
Kirschen	Johannisbeeren, schwarze und rote	Rosinen	Papayas
Pflaumen	Kaktusfeigen	Stachelbeeren	Rhabarber
Preiselbeeren		Sternfrucht (Karambola)	
Zitronen		Wassermelonen	
		Weintrauben	
		Wintermelone	

Säfte und Flüssigkeiten

Menschen mit der Blutgruppe A sollten jeden Morgen mit einem kleinen Glas Wasser beginnen, in das sie den Saft einer halben Zitrone gepreßt haben. Dies trägt zur Reduktion der Schleimmenge bei, die sich über Nacht im eher trägen Verdauungstrakt dieser Personen angesammelt hat, und regt die normale Ausscheidung an. Alkalischen Fruchtsäften wie Schwarzkirschensaftkonzentrat mit Wasser verdünnt sollte man den Vorzug geben vor zu stark zuckerhaltigen, stärker säurebildenden Säften.

sehr bekömmlich	*neutral*	*zu vermeiden*
Ananassaft	Apfelmost	Orangensaft
Aprikosensaft	Apfelsaft	Papayasaft
Grapefruitsaft	Gemüsesaft (von bekömmlichen Sorten)	Tomatensaft
Kirschsaft (Schwarzkirschen)	Gurkensaft	
Möhrensaft	Kohlsaft	
Pflaumensaft	Preiselbeersaft	
Selleriesaft	Traubensaft	
Wasser mit Zitrone		

Kräuter, Gewürze und Verdickungsmittel

Menschen mit der Blutgruppe A sollten in Gewürzen mehr als nur Geschmacksverstärker sehen. Durch die richtige Kombination der Gewürze läßt sich das Immunsystem wirksam stärken. So sind beispielsweise auf Soja basierende Würzmittel wie Tamari (ostasiatische Sauce aus fermentiertem Reis), Miso (Sojabohnenpaste) und Sojasauce für A-Typen sehr gesund. Man braucht nicht zu befürchten, mit diesen Produkten zuviel Natrium aufzunehmen, da sie alle auch in natriumarmen Versionen erhältlich sind.
Melasse ist eine sehr gute Quelle von Eisen, ein Mineral, das in der A-Typ-Diät fehlt. Kombualgen sind eine ausgezeichnete Quelle für Jod und viele andere Mineralien. Essig ist zu meiden, weil seine Säuren die Magenschleimhaut reizen.
Zucker ist nur in sehr kleinen Mengen erlaubt – wie Speisewürzen. Der Verzehr von weißem Zucker sollte stark eingeschränkt werden, da neuere Untersuchungen zeigen, daß das Immunsystem auf Zucker mehrere Stunden lang träge reagiert.

sehr bekömmlich	***neutral***	***neutral***	***zu vermeiden***
Gerstenmalz	Agar-Agar	Kurkuma	Apfelessig
Ingwer	Ahornsirup	Lorbeerblätter	Balsamicoessig
Knoblauch	Anis	Maissirup	Cayennepfeffer
Melasse	Basilikum	Maisstärke	Chilis (rot)
Miso	Bergamottöl	Majoran	Gelatine
Sojasauce	Bohnenkraut	Mandelöl	Kapern
Tamari	Carob	Meerrettich	Pfeffer
	Curry	Minze	(schwarz und
	Dill	Muskatnuß	weiß, gemahlen)
	Estragon	Naturreissirup	Pfefferkörner
	Gewürznelke	Nelkenpfeffer	Rotweinessig
	Grüne Minze	Oregano	Weißweinessig
	Honig	Paprikapulver	Wintergrünöl
	Kardamom	Petersilie	
	Kerbel	Pfefferminze	
	Kombualgen	Pfeilwurzmehl	
	Koriander	Piment	
	Kreuzkümmel	Rosmarin	
	Kümmel	Rotalge (Dulse)	

sehr bekömmlich	*neutral*	*neutral*	*zu vermeiden*
	Safran Salbei Salz Schnittlauch Senfpulver Tamarinde Tapioka	Thymian Vanille Weinstein Zimt Zucker, weißer und brauner Zuckerrohrsaft	

Würzmittel und Eingemachtes

Würzmittel und Eingemachtes sind für keine Blutgruppe sonderlich bekömmlich. Allen voran der A-Typ sollte aufgrund seines niedrigen Magensäurespiegels auf Sauerkonserven und essighaltige Nahrungsmittel verzichten.

	neutral	*zu vermeiden*
	Gelees (aus zulässigen Früchten) Konfitüren (aus zulässigen Früchten) Salat-Dressings (fettarm, aus zulässigen Zutaten) Senf	Mayonnaise Mixed Pickles, Relish Tomatenketchup Worcester-Sauce

Kräutertees

Die Reaktion des Menschen mit der Blutgruppe A auf bestimmte Kräutertees bildet den genauen Gegensatz zur Reaktionsweise eines Menschen der Blutgruppe 0. Während der 0-Typ sein Immunsystem beruhigen muß, muß der A-Typ sein Abwehrsystem in Schwung bringen.

Die meisten Ihrer Gesundheitsrisikofaktoren als A-Typ hängen mit ihrem trägen Immunsystem zusammen, so daß bestimmte Kräuter eine starke Wirkung entfalten können. Weißdorn ist zum Beispiel ein Tonikum für das Herz-Kreislauf-System; Aloe, Alfalfa, Große Klette und Sonnenhut (Echinacea) stärken das Immunsystem; grüner Tee hat einen wichtigen antioxidierenden Einfluß auf den Verdauungstrakt und bietet Schutz gegen Krebs.

Für Personen mit Blutgruppe A ist es außerdem wichtig, die Magensaftsekretion zu steigern, da sie meist einen sehr niedrigen Magensäurespiegel haben. Kräuter wie Ingwer und die Rinde der Rotulme steigern die Magensaftsekretion.

A-Typen sollten gerade einige der Kräuter meiden, die 0-Typen besonders gut helfen – etwa die allgemein lindernden Kräuter Rotklee und Mais-Griffel.

Beruhigungsmittel auf Kräuterbasis wie Kamille und Baldrianwurzel sind ideale Mittel gegen Streß. Wenn Sie sich das nächste Mal angespannt fühlen, machen Sie sich eine Kanne gesunden Tees.

sehr bekömmlich	***neutral***	***neutral***	***zu vermeiden***
Alfalfa	Dong quai	Petersilie	Chilis (rot)
Aloe	Enzian	Pfefferminze	Katzenminze
Baldrian	Eisenkraut	Salbei	Krauser Ampfer
Bockshornklee	Erdbeerblatt	Sarsaparille	Maisgriffel
Ginseng	Gelbwurz	Schafgarbe	Rhabarber
Große Klette	Grüne Minze	Sennesblätter	Rotklee
Grüner Tee	Helmkraut	Süßholzwurzel	
Hagebutte	Himbeerblatt	Thymian	
Ingwer	Hirtentäschel	Vogelmiere	
Johanniskraut	Holunder	Weißbirke	
Kamille	Hopfen	Weißeichenrinde	
Kanadisches	Huflattich	Weißer Andorn	
Berufkraut	Königskerze		
Mariendistel	Lindenblüten		
Rotulmenrinde	Löwenzahn		
Sonnenhut	Maulbeere		
(Echinacea)			
Weißdorn			

Diverse Getränke

Rotwein ist für Menschen mit der Blutgruppe A wegen seiner positiven Einwirkung auf das Herz-Kreislauf-System gesund. Man nimmt an, daß der Genuß von einem Glas Rotwein pro Tag das Risiko von Herzerkrankungen bei Männern wie Frauen verringert.

Möglicherweise ist Kaffee für A-Typen tatsächlich gesund. Er steigert die Magensäureproduktion und enthält zudem die gleichen Enzyme, die auch in Soja vorkommen. Trinken Sie abwechselnd Kaffee und grünen Tee, damit Sie in den Genuß der besten Kombination der Vorzüge beiderlei Getränke kommen.

Alle anderen Getränke sind zu meiden. Sie eignen sich nicht für das Verdauungssystem von Menschen mit Blutgruppe A und unterstützen auch nicht ihr Immunsystem.

Reines Wasser soll natürlich uneingeschränkt getrunken werden.

sehr bekömmlich	*neutral*	*zu vermeiden*
Bohnenkaffee	Weißwein	Bier
Bohnenkaffee, entkoffeiniert		Colagetränke
Grüner Tee		Diätlimonade
Rotwein		Limonade
		Mineralwasser
		Schwarzer Tee
		Spirituosen

Menüzusammenstellungen für den A-Typ

Das Sternchen (*) verweist auf das folgende Rezept.

Die folgenden Menü-Vorschläge und Rezepte sollen einen Eindruck davon vermitteln, wie eine typische Diät für einen Menschen mit der Blutgruppe A aussieht.

Diese Menüs enthalten mäßig viele Kalorien und sind auf die Leistungsfähigkeit des Stoffwechsels des A-Typs zugeschnitten. Eine durchschnittlich ernährte, gesunde Person kann dabei mühelos ihr Gewicht halten und sogar abnehmen, wenn sie sich an die

Empfehlungen hält. Es werden jedoch alternative Speisen angegeben, wenn Sie eine leichtere Kost bevorzugen oder die Kalorienzufuhr begrenzen und sich dennoch ausgewogen und schmackhaft ernähren möchten. (Das alternative Lebensmittel wird unmittelbar gegenüber dem aufgeführt, welches es ersetzt.)
Ab und zu werden Sie in einem Rezept eine Zutat finden, die Sie entsprechend unseren Empfehlungen eigentlich vermeiden sollten. Meist handelt es sich dabei um sehr kleine Mengen (z. B. eines Gewürzes), die Sie, wenn Sie gesund sind und sich streng an die Ernährungsempfehlungen halten, vertragen werden.
Nachdem Sie sich mit diesen Empfehlungen vertraut gemacht haben, können Sie selber Menüs zusammenstellen und Ihre Lieblingsrezepte so abwandeln, daß sie für den A-Typ gut verträglich sind.

STANDARD-SPEISEPLAN	ALTERNATIV-VORSCHLÄGE ZUR GEWICHTSKONTROLLE
Tagesplan Nr. 1	
Frühstück	
Wasser mit Zitrone (beim Aufstehen) Haferschrot mit Sojamilch und Ahornsirup oder Melasse Grapefruitsaft Kaffee oder Kräutertee	Cornflakes mit Sojamilch und Blaubeeren
Mittagessen	
Griechischer Salat (kleingeschnittener Kopfsalat, Stangensellerie, Lauchzwiebeln und Gurke, angemacht mit zerkrümeltem Fetakäse, Zitrone und frischer Minze) Apfel 1 Scheibe Weizenkeimbrot Kräutertee	
Nachmittags-Imbiß	
Reiskekse mit Erdnußbutter 2 Pflaumen Grüner Tee oder Wasser	Reiskekse mit Honig
Abendessen	
* Lasagne mit Tofu-Pesto Brokkoli Joghurteiscreme Kaffee oder Kräutertee (Rotwein)	Angebratener Tofu mit grünen Bohnen, Porree, Zuckerschoten und Alfalfasprossen

Tagesplan Nr. 2

Frühstück
Wasser mit Zitrone
(beim Aufstehen)
* Tofu-Omelett
Grapefruitsaft
Kaffee oder Kräutertee

1 weichgekochtes Ei
110 ml Magermilchjoghurt mit kleingeschnittenem Beerenobst

Mittagessen
Misosuppe
Gemischter grüner Salat
1 Scheibe Roggenbrot
Wasser oder Kräutertee

Nachmittags-Imbiß
* Carob-Kekse oder Joghurt mit Obst
Kräutertee

* Tofu-Dip mit rohem Gemüse

Abendessen
* Puten-Tofu-Frikadellen
Gedämpfte Zucchini
* Grüne-Bohnen-Salat
Fettarme Joghurteiscreme
Kaffee oder Kräutertee
(Rotwein)

Tagesplan Nr. 3

Frühstück	
Zitrone mit Wasser (beim Aufstehen)	
* Ahorn-Walnuß-Knuspermüsli mit Sojamilch	Puffreis mit Sojamilch
Backpflaumen-, Möhren- oder Gemüsesaft	
Kaffee oder Kräutertee	
Mittagessen	
*Schwarze-Bohnen-Suppe Gemischter grüner Salat	Kalter Lachs auf gemischtem grünem Salat mit Zitronensaft und Olivenöl
Nachmittags-Imbiß	
* Früchtebrot mit Aprikosen Kaffee oder Kräutertee	110 ml Joghurt mit ein paar Tropfen Honig
Abendessen	
* Arabisches Fischgericht	* Gebackener Fisch
* Spinatsalat	
Gemischtes frisches Obst mit Joghurt	
Kräutertee	
(Rotwein)	

LASAGNE MIT TOFU-PESTO
– für 4 bis 6 Portionen –

500 g weicher Tofu, mit 2 EL Olivenöl zerdrückt
125 g fettarmer Mozzarella oder Ricotta, fein zerkleinert
1 Ei (nach Belieben)
2 Pakete gehackter Tiefkühlspinat oder die entsprechende Menge feingeschnittener frischer Spinat
1 TL Salz
1 TL Oregano
900 ml Pesto-Sauce (Sie können auch weniger verwenden)
9 Reis- oder Dinkel-Lasagneblätter, gekocht
225 ml Wasser

Käse und Tofu mit Ei, Spinat und Gewürzen vermischen. 225 ml Sauce in eine 22,5×32,5 cm große Backform geben. Nacheinander Nudeln, Käsemischung und Sauce hineinschichten. Wiederholen, bis alles aufgebraucht ist. Die oberste Schicht sollte aus Nudeln und Sauce bestehen.
Im vorgeheizten Backofen bei 180°C 30 bis 45 Minuten überbacken, bis der Auflauf gar ist.

CAROB-KEKSE
– für 42 bis 48 Stück –

75 ml Rapsöl
110 ml reiner Ahornsirup
1 TL Vanilleextrakt
1 Ei
210 g Hafer- oder Naturreismehl
1 TL Backnatron
65 g ungesüßte Carobraspeln
1 Prise Piment (nach Belieben)

Zwei Backbleche fetten, und den Backofen auf 190°C vorheizen. In einer Schüssel Öl, Sirup und Vanilleextrakt vermischen. Das Ei schlagen und unter die Ölmischung rühren. Nach und nach Mehl und Natron hinzufügen, bis ein fester Teig entsteht. Die Carobraspeln unterheben, und den Teig teelöffelweise auf die Backbleche tropfen lassen. 10 bis 15 Minuten backen, bis die Kekse hellbraun sind. Aus dem Backofen nehmen und auskühlen lassen.

TOFU-DIP
– für ca. 675 ml –

225 g Tofu, zerdrückt
225 ml fettarmes Joghurt
1 EL Olivenöl
Saft von 1 Zitrone
2 EL gehackter Schnittlauch oder ½ Bund gehackte Frühlingszwiebeln
Knoblauch und Salz nach Geschmack
1 EL Olivenöl

Tofu, Joghurt, Olivenöl und Zitronensaft in einen Mixer geben und auf höchster Stufe glattmixen. Schnittlauch oder Frühlingszwiebeln hinzufügen. In eine Schüssel füllen und kalt stellen. Wenn die Mischung zu fest ist, mit ein paar Tropfen Wasser verdünnen.

Den Dip in einer Glasschüssel servieren. Die Schüssel auf eine Platte stellen und mit frischem Gemüse umgeben.

TOFU-OMELETT
– für 3 bis 4 Portionen –

500 g weicher Tofu, abgetropft und zerdrückt
5 bis 6 Austernpilze, in Scheiben geschnitten
225 g geraspelte Radieschen oder weiße Rettiche
1 TL Mirin (jap. Reiswein) oder Sherry zum Kochen
1 TL Tamari-Sojasauce
1 EL frische Petersilie
1 TL Naturreismehl
4 Eier, leicht geschlagen
1 EL Raps- oder Olivenöl extra vergine

Alle Zutaten bis auf das Öl verrühren. Das Olivenöl in einer großen Bratpfanne erhitzen. Die Hälfte der Mischung hineingeben, und die Pfanne bedecken. Bei schwacher Hitze ungefähr 15 Minuten braten, bis die Eier gar sind. Aus der Pfanne nehmen und warm halten.

Die restliche Mischung ebenso zubereiten.

PUTEN-TOFU-FRIKADELLEN
– für 4 Portionen –

500 g gehacktes Putenfleisch
450 g fester Tofu
60 g Kastanienmehl
180 g Dinkelmehl
1 große Zwiebel, feingehackt
4 EL frische Petersilie, gehackt
2 TL Meersalz
4 EL frischer Knoblauch, zerdrückt
Erlaubte Gewürze nach Geschmack

Alle Zutaten gut vermischen. 1 Stunde kalt stellen. Kleine Frikadellen daraus formen. Sie können sie in Öl braun und knusprig braten oder im vorgeheizten Backofen bei 180°C etwa 1 Stunde backen.

GRÜNE-BOHNEN-SALAT
– für 4 Portionen –

500 g grüne Bohnen
Saft von 1 Zitrone
3 EL Olivenöl
2 Knoblauchzehen, zerdrückt
2-3 TL Salz

Die zarten, frischen grünen Bohnen waschen. Stielansatz und Fäden entfernen. In 5 cm lange Stücke schneiden.
In reichlich sprudelndem Wasser garkochen. Abtropfen lassen. Abgekühlt in eine Salatschüssel geben. Nach Geschmack mit Zitronensaft, Olivenöl, Knoblauch und Salz anmachen.

AHORN-WALNUSS-KNUSPERMÜSLI

300 g kernige Haferflocken
75 g Reiskleie
75 g Sesamsamen
50 g getrocknete Preiselbeeren
50 g Korinthen
120 g gehackte Walnüsse
1 TL Vanilleextrakt
4 EL Rapsöl
170 ml Ahornsirup

Den Backofen auf 125°C vorheizen. In einer großen Schüssel Haferflocken, Reiskleie, Samen, Trockenfrüchte, Nüsse und

Gewürze vermischen. Das Öl hinzufügen und sorgfältig unterheben.
Den Ahornsirup dazugießen. Ebenfalls sorgfältig unterheben, bis alles gleichmäßig befeuchtet ist. Die Mischung sollte krümelig und klebrig sein. Auf einem Backblech ausbreiten und 90 Minuten backen, dabei alle 15 Minuten wenden, damit das Ganze gleichmäßig bäckt und goldbraun und trocken wird.
Vollständig auskühlen lassen und in einem luftdichten Behälter aufbewahren.

SCHWARZE-BOHNEN-SUPPE
– für ca. 8 Portionen –

500 g schwarze Bohnen
2 l Gemüsebrühe
60 g gewürfelte weiße Zwiebel
60 g Frühlingszwiebeln
115 g Stangensellerie
60 g gehackter Porree
7 g Salz
Kreuzkümmel
1 Bund getrocknete Petersilie
30 g Knoblauch
1 Bund frischer Estragon, gehackt
1 Bund frisches Basilikum, gehackt

Die Bohnen über Nacht in Wasser einweichen. Das Wasser abgießen, und die Bohnen abspülen. Mit 3 l Wasser zum Kochen bringen.
Das Kochwasser abgießen, und die Gemüsebrühe hinzufügen. Köcheln lassen.
Knoblauch, Zwiebel, Porree, Sellerie und Gewürze zusammen anbraten. Die Mischung zu den Bohnen geben und weiter garen. 2 EL davon pürieren, um die Suppe damit anzudicken. Zum Schluß mit den Lauchzwiebeln garnieren.

FRÜCHTEBROT MIT APRIKOSEN

280 ml fettarmer Joghurt
1 Ei
225 g Aprikosenkonfitüre
240 g Naturreismehl
1 TL gemahlener Zimt
1 TL gemahlener Piment
1 TL geriebene Muskatnuß
1¼ TL Natron
100 g getrocknete, ungeschwefelte Aprikosen, gehackt
100 g Korinthen

Eine Kastenform fetten, und den Backofen auf 180°C vorheizen. Joghurt, Ei und Konfitüre in einer Schüssel verrühren. 120 g Mehl und die Hälfte der Gewürze sowie das Natron hinzufügen. Umrühren, bis das Ganze gleichmäßig befeuchtet ist.

Restliches Mehl und Gewürze dazugeben. Wenn der Teig sich zu fest anfühlt, können Sie ihn mit ein paar Tropfen kaltem Wasser oder Vanille-Sojamilch verdünnen. Aprikosen und Korinthen unterheben.

Den Teig in die gefettete Kastenform geben und 40 bis 45 Minuten backen, bis das Früchtebrot durchgebacken ist. Aus der Form nehmen und auf einem Drahtrost auskühlen lassen.

ARABISCHES FISCHGERICHT
– für 6 bis 8 Portionen –

1 großer Seebarsch oder Weißfisch (1,5–2 kg)
1 Prise Salz nach Geschmack
4 EL Zitronensaft
2 EL Olivenöl
2 große Zwiebeln, gehackt und in Olivenöl angebraten
450–560 ml Tahini-Sauce (siehe unten)

Den Fisch waschen und gründlich trockentupfen. Mit Salz bestreuen und mit Zitronensaft beträufeln. 30 Minuten stehen lassen. Abtropfen lassen. Mit Öl bestreichen und in eine Bratform legen. Im vorgeheizten Backofen bei 200°C 30 Minuten backen.

Den Fisch mit gebratenen Zwiebeln und Tahini-Sauce bedecken und mit Salz bestreuen. Zurück in den Backofen stellen und so

lange backen, bis der Fisch sich mit einer Gabel leicht zerteilen läßt (30–40 Minuten).
Den Fisch auf einer Platte servieren und mit Petersilie und Zitronenspalten garnieren.

TAHINI-SAUCE
– für ca. 450 ml –

225 ml Tahini (aus dem Reformhaus)
Saft von 3 Zitronen
2 Knoblauchzehen, zerdrückt
2 bis 3 TL Salz
4 EL getrocknete oder feingehackte frische Petersilie

Tahini in einer Schüssel mit Knoblauch, Zitronensaft, Petersilie und Salz vermischen. So viel Wasser hinzufügen, daß eine dicke Sauce entsteht.

GEBACKENER FISCH
– für 4 bis 5 Portionen –

1 großer Weißfisch (1–1,5 kg) oder ein anderer Fisch
Zitronensaft und Salz nach Geschmack
4 EL Olivenöl
½ TL Cayennepfeffer (nach Belieben)
1 TL Pfeffer (nach Belieben)
1 TL Kreuzkümmel (nach Belieben)

Den Fisch waschen. Mit Salz bestreuen und mit Zitronensaft beträufeln. Evtl. Gewürze hinzufügen. 30 Minuten stehenlassen. Abtropfen lassen.
Den Fisch mit Öl bestreichen und in eine Backform legen. Mit leicht gefetteter Alufolie bedecken, damit er nicht austrocknet. Den Fisch im vorgeheizten Backofen bei 180°C 30 bis 40 Minuten backen, bis er gar ist und sich leicht mit einer Gabel zerteilen läßt.

FÜLLUNG (NACH BELIEBEN)

50 g Pinienkerne oder gehobelte Mandeln
2 EL Olivenöl
1 Bund Petersilie, gehackt
3 Knoblauchzehen, zerdrückt
Salz, Pfeffer und Piment nach Geschmack

Die Nüsse in der Butter hellbraun braten. Petersilie und Gewürze hinzufügen und eine Minute weiterbraten. Den rohen Fisch mit der Mischung füllen.

SPINATSALAT
- für 6 Portionen -

2 große Handvoll frischer Spinat
1 Bund Frühlingszwiebeln, gehackt
Saft von 1 Zitrone
¼ EL Olivenöl
Salz und Pfeffer nach Geschmack

Den Spinat gründlich waschen. Abtropfen lassen und hacken. Mit Salz bestreuen. Nach ein paar Minuten überschüssiges Wasser ausdrücken. Lauchzwiebeln, Zitronensaft, Öl, Salz und Pfeffer hinzufügen. Sofort servieren.

Der A-Typ – Empfehlungen für Nährstoffergänzungen

Die Rolle der Nährstoffergänzungen – ob es sich nun um Vitamine, Mineralien oder Kräuter handelt – besteht darin, der Ernährung die fehlenden Nährstoffe hinzuzufügen oder dort einen zusätzlichen Gesundheitsschutz zu bieten, wo man ihn braucht. Bei Menschen mit der Blutgruppe A konzentriert sich die Aufgabe der Nährstoffergänzungen auf:

- die Stärkung des Immunsystems
- die Versorgung mit Krebs bekämpfenden Antioxidantien
- die Vorbeugung gegen Infektionen
- die Stärkung des Herzens

Die folgenden Empfehlungen konzentrieren sich auf die Nährstoffergänzungen, die zur Erreichung dieser Ziele beitragen. Außerdem wird vor den Zusatzstoffen gewarnt, die für die Gesundheit des Menschen der Blutgruppe A abträglich oder gefährlich sind.

Empfehlenswert

Vitamin B

Menschen mit der Blutgruppe A sollten auf Vitamin-B_{12}-Mangel achtgeben. Nicht nur besteht in der A-Typ-Diät eine gewisse Unterversorgung mit diesem Vitamin, das man überwiegend in tierischem Eiweiß findet, sondern A-Typen fällt es in aller Regel auch schwer, das Vitamin B_{12}, das sie aufnehmen, zu resorbieren, weil in ihrem Magen der sogenannte Intrinsic-Faktor fehlt. (Der Intrinsic-Faktor ist ein Stoff, der von der Magenschleimhaut produziert wird, die zur Resorption von Vitamin B_{12} im Blut beiträgt.) Bei älteren Menschen mit Blutgruppe A kann Vitamin-B_{12}-Mangel Altersdemenz und andere neurologische Erkrankungen verursachen.
Die meisten anderen B-Vitamine sind in der A-Typ-Diät in angemessener Menge enthalten. Wenn Sie an Anämie (Blutarmut) leiden, benötigen Sie allerdings möglicherweise eine geringe Folsäure-Ergänzung. Herzpatienten mit der Blutgruppe A sollten ihren Arzt um niedrig dosierte Niacinpräparate bitten, da Niacin (Nicotinsäure) die Eigenschaft hat, den Cholesterinspiegel zu senken.

Die besten Vitamin-B-reichen Nahrungsmittel für den A-Typ: Vollkorngetreide (Niacin), Sojasauce, Miso (Sojabohnenpaste) (B_{12}), Tempeh (B_{12}), Fisch, Eier.

Vitamin C

Menschen mit der Blutgruppe A, die wegen geringer Magensäure eine höhere Magenkrebsrate haben, können aus der Einnahme zusätzlicher Mengen von Vitamin C profitieren. So könnte zum Beispiel Nitrat, eine chemische Verbindung, die beim Räuchern und Pökeln von Fleisch entsteht, für A-Typen ein besonderes Problem darstellen, weil ihre mögliche krebserzeugende Wirkung bei Menschen mit niedrigem Magensäurespiegel erhöht ist. Als Antioxidans ist Vitamin C dafür bekannt, daß es diese Reaktion blockiert (allerdings sollten Sie trotzdem geräucherte und gepökelte Lebensmittel meiden). Verstehen Sie dies aber nicht so, daß sie große Mengen von Vitamin C einnehmen sollen. Ich habe festgestellt, daß A-Typen hochdosiertes Vitamin C (1000 mg und mehr) nicht besonders gut bekommt, weil es Magenverstimmungen hervorruft. Im Laufe des Tages eingenommen, sollten zwei bis vier Kapseln zu je 200 mg, vorzugsweise aus Hagebutte abgeleitet, keine Verdauungsprobleme verursachen.

Die besten Vitamin-C-reichen Nahrungsmittel für den A-Typ: Beeren, Grapefruits, Ananas, Kirschen, Zitronen, Brokkoli.

Vitamin E

Es gibt einige Anhaltspunkte dafür, daß Vitamin E als Schutzstoff sowohl gegen Krebs als auch gegen Herzkrankheiten – also in zwei Bereichen, in denen der A-Typ anfällig ist – dient. Vielleicht sollten Sie täglich ein Vitaminpräparat einnehmen – jedoch nicht mehr als 400 I.E. (Internationale Einheiten).

Die besten Vitamin-E-reichen Nahrungsmittel für den A-Typ: Pflanzenöle, Vollkorngetreide, Erdnüsse, Blattgemüse.

Calcium

Da die Diät für Menschen mit der Blutgruppe A einige Milchprodukte enthält, besteht bei diesen Personen ein geringerer Bedarf an einem Calciumpräparat als bei Menschen der Blutgruppe 0. Dennoch ist ab dem mittleren Lebensalter eine geringe Menge zusätzlichen Calciums (300 bis 600 mg elementares Calcium) anzuraten. Meiner Erfahrung nach bekommt es A-Typen besser, wenn sie bestimmte Calciumpräparate einnehmen. Die schlechteste Quelle von Calcium für A-Typen ist die einfachste und am leichtesten erhältliche: Calciumcarbonat (das oft in Mitteln gegen zuviel Magensäure enthalten ist). Diese Form erfordert für die Resorption im Magen besonders viel Magensäure. Im allgemeinen vertragen A-Typen Calciumgluconat recht gut, Calciumcitrat gut und Calciumlactat sehr gut.

Die besten calciumreichen Nahrungsmittel für den A-Typ: Joghurt, Sojamilch, Eier, Ziegenmilch, Sardinen, Brokkoli, Spinat.

Eisen

Die A-Typ-Diät ist natürlicherweise arm an Eisen, das besonders reichhaltig in rotem Fleisch vorkommt. Frauen mit der Blutgruppe A, vor allem jene mit starken Regelblutungen, sollten besonders darauf achten, nicht unter Eisenmangel zu leiden.
Wenn Sie Eisenpräparate brauchen, sollten Sie sie unter regelmäßiger ärztlicher Kontrolle einnehmen, damit sich anhand von Blutuntersuchungen nachprüfen läßt, ob Sie Fortschritte machen. Im allgemeinen sollten Sie eine möglichst kleine Dosis einnehmen; vermeiden Sie auch, Eisenpräparate über einen längeren Zeitraum einzunehmen. Eisenergänzungen wie Eisensulfat, die den Magen reizen können, sollten Sie meiden. Statt dessen können Sie mildere Präparate verwenden, zum Beispiel Eisencitrat oder Melasse. Floradix, ein flüssiges Eisen- und Kräuter-Ergänzungsmittel, gibt es in den meisten Reformhäusern. Es kann vom A-Typ sehr gut im Körper absorbiert werden.

Die besten eisenreichen Nahrungsmittel für den A-Typ: Vollkorngetreide, Bohnen, Feigen, Melasse.

Zink (mit Vorsicht)

Ich habe festgestellt, daß eine kleine Ergänzungsmenge an Zink (bis zu 3 mg täglich) häufig sehr viel ausrichtet, damit Kinder mit der Blutgruppe A vor entzündlichen Erkrankungen, vor allem Ohrinfektionen, geschützt werden. Die Nahrungsanreicherung mit Zink ist jedoch ein zweischneidiges Schwert. Zwar kann eine geringe, periodisch wiederkehrende Verabreichung den Immunzustand verbessern, doch längere, höhere Dosierungen verringern ihn und können die Resorption anderer Mineralien beeinträchtigen. Gehen Sie behutsam mit Zink um! Es unterliegt keinen gesetzlichen Vorschriften und ist als Nährstoffergänzung überall leicht erhältlich, doch sollten sie es nicht einnehmen, ohne vorher einen Arzt konsultiert zu haben.

Die besten zinkreichen Nahrungsmittel für den A-Typ: Eier, Hülsenfrüchte.

Selen (mit Vorsicht)

Selen kann für Menschen mit der Blutgruppe A die für Krebs anfällig sein können, nützlich sein, da es als Bestandteil der körpereigenen antioxidativen Abwehr zu wirken scheint. Es sind jedoch Fälle von Selenvergiftung bei Personen bekannt, die übertrieben große Mengen eingenommen haben. Fragen Sie Ihren Arzt, ehe Sie ein Selenpräparat einnehmen.

Chrom (mit Vorsicht)

Aufgrund der Anfälligkeit für Diabetes interessiert es Menschen mit der Blutgruppe A, deren Angehörige an dieser Krankheit leiden, vielleicht, daß Chrom die Wirksamkeit des Glucose-Toleranz-Faktors im Körper stärkt, der den Insulinhaushalt reguliert. Wir wissen jedoch sehr wenig über die langfristigen Wirkungen von Chrompräparaten, so daß ich zu diesem Zeitpunkt von der Anwendung abrate. A-Typen können sich selbst am besten vor Komplikationen mit Diabetes schützen, wenn sie sich an die Blutgruppendiät halten.

Kräuter und Phytotherapeutika: Empfehlungen für den A-Typ

Weißdorn *(Crataegus oxyacantha)*

Weißdorn ist ein großartiges Stärkungsmittel für das Herz-Kreislauf-System. Menschen mit der Blutgruppe A sollten es auf jeden Fall auf ihren Ernährungsplan setzen, wenn sie oder Familienangehörige am Herzen erkrankt sind. Dieses Phytotherapeutikum, das außergewöhnlich gute prophylaktische Fähigkeiten aufweist, findet sich im Weißdornbaum. Weißdorn hat viele positive Wirkungen auf das Herz-Kreislauf-System. Er steigert die Elastizität der Arterien und stärkt das Herz, wobei er gleichzeitig den Blutdruck senkt und eine leichte auflösungsähnliche Einwirkung auf die Plaques in den Arterien hat.

Weißdorn ist in Deutschland offiziell für den pharmazeutischen Gebrauch zugelassen. Gleichwohl ist seine Wirkweise in anderen Ländern praktisch unbekannt. Extrakte und Tinkturen sind durch Ärzte mit naturheilkundlicher Zusatzausbildung und in Reformhäusern und Apotheken erhältlich. Ich kann dieses Heilkraut gar nicht hoch genug loben. Wissenschaftliche, von der deutschen Regierung in Auftrag gegebene Studien weisen nach, daß die Pflanze keinerlei Nebenwirkungen erzeugt. Wenn es nach mir ginge, würden Weißdornextrakte zur Anreicherung von Frühstücksflocken verwendet werden, genauso wie man ihnen Vitamine beifügt.

Das Immunsystem stärkende Kräuter

Weil das Immunsystem des Menschen mit der Blutgruppe A zur Anfälligkeit gegen den Immunzustand schwächende Infektionen neigt, können milde, den Abwehrzustand stärkende Kräuter, zum Beispiel Sonnenhut *(Echinacea purpurea)* helfen, Erkältungen oder Schnupfen abzuwehren und die gegen den Krebs gerichtete Überwachung des Immunsystems zu verbessern. Viele Menschen nehmen Echinacea in flüssiger oder Tablettenform ein. Auch das chinesische Heilkraut Huangki *(Astragalus membranaceous)* wird zur Stärkung des Immunsystems eingenommen, aber es ist nur schwer im Handel erhältlich. In beiden Kräutern sind die aktiven Wirkstoffe Zucker. Diese wirken wie Mitogene, die die Ausbreitung der weißen Blutkörperchen anregen und zum Schutz des Immunsystems dienen.

Beruhigende Heilkräuter

Menschen mit der Blutgruppe A tun gut daran, Beruhigungsmittel auf Kräuterbasis wie Kamille oder Baldrianwurzel zu verwenden. Diese Kräuter sind als Tees erhältlich und sollten häufig eingenommen werden. Baldrian hat einen etwas stechenden Geruch, der aber als recht angenehm empfunden wird, wenn man sich an ihn gewöhnt hat.

Quercetin

Quercetin ist ein Bioflavonoid, das in reichem Maße in bestimmten Gemüsesorten, vor allem in Zwiebeln vorkommt. Quercetinergänzungsmittel sind in Reformhäusern erhältlich, normalerweise in Kapseln mit einem Gehalt zwischen 100 und 500 mg. Quercetin ist ein hochwirksames Antioxidans, mehrere hundertmal stärker als Vitamin E. Es kann beim A-Typ eine wirksame Ergänzung bei der Vorsorge gegen Krebs darstellen.

Mariendistel *(Silybum marianum)*

Wie Quercetin ist die Mariendistel ein wirksames Antioxidans mit der zusätzlichen speziellen Eigenschaft, daß sie in der Leber und in den Gallengängen sehr hohe Konzentrationen erlangen kann. Menschen mit der Blutgruppe A können an Erkrankungen der Leber und der Gallenblase leiden. Wenn in Ihrer Familie gehäuft Leber-, Bauchspeicheldrüsen- oder Gallenblasenbeschwerden vorkommen, sollten Sie überlegen, ob Sie Ihre Ernährung mit einem Mariendistelpräparat (es ist in den meisten Reformhäusern leicht erhältlich) anreichern. Krebspatienten, die sich einer Chemotherapie unterziehen, sollten ein Mariendistelpräparat verwenden, um so ihre Leber vor Schaden zu schützen.

Bromelain *(Ananasenzyme)*

Wenn Sie die Blutgruppe A haben und unter Blähungen oder anderen Anzeichen für eine schlechte Eiweißresorption leiden, sollten Sie ein Bromelainpräparat einnehmen. Das Enzym hat eine mittlere Fähigkeit, Ernährungseiweiß aufzuspalten, und hilft dem Verdauungstrakt des A-Typs, Proteine besser zu absorbieren.

Probiotische Nahrungsergänzungen

Wenn die A-Typ-Diät neu für Sie ist, stellen Sie vielleicht fest, daß die Umstellung auf eine vegetarische Ernährung ihr Allgemeinbefinden beeinträchtigt und übermäßiges Darmgas oder Blähungen hervorruft. Ein probiotisches Präparat kann dem entgegenwirken, indem es die »guten« Bakterien liefert, die normalerweise im Verdauungstrakt vorkommen. Suchen Sie nach pro-biotischen Präparaten mit einem hohen »Bifidus-Faktor«, da sich dieser Bakterienstamm am besten für den Organismus des A-Typs eignet.

Nicht empfehlenswert

Beta-Karotin

Mein Vater vermied es stets, seinen Patienten, die die Blutgruppe A hatten, Beta-Karotin (Provitamin A) zu geben, da es, wie er sagte, deren Blutgefäße reize. Ich bezweifle, ob diese Beobachtung zutrifft, da sie bislang noch nirgends in der Fachliteratur dokumentiert ist. Ganz im Gegenteil: Alle Indizien deuten darauf hin, daß Beta-Karotin Gefäßkrankheiten vorbeugen kann. In jüngster Zeit sind jedoch Studien erschienen, die darauf schließen lassen, daß Beta-Karotin in hoher Dosierung als Pro-Oxidans wirkt und Schädigungen in den Geweben beschleunigt, anstatt sie zu stoppen. Vielleicht war die Beobachtung meines Vaters richtig, zumindest was den A-Typ betrifft. Wenn diese Vermutung zutrifft, sollten A-Typen vielleicht auf Beta-Karotin-Ergänzungspräparate verzichten und statt dessen mehr Karotinoide mit der Ernährung aufnehmen.
Ein Einspruch: Mit zunehmendem Alter kann die Fähigkeit zur Absorption von fettlöslichen Vitaminen abnehmen. Älteren Menschen mit der Blutgruppe A kann u. U. eine kleine, ergänzende Dosis Vitamin A (10 000 I.E. täglich) nützen und der Einwirkung des Alterungsprozesses auf das Immunsystem entgegenwirken.

Die besten Beta-Karotin-reichen Nahrungsmittel für den A-Typ: Eier, Kürbis, Möhren, Spinat, Brokkoli.

Zusammenhang von Streß und sportlicher Betätigung beim A-Typ

Diese Blutgruppe hat die Fähigkeit, die negativen Auswirkungen von Streß umzukehren. Wie wir in Kapitel 3 erörtert haben, stellt Streß für sich genommen kein Problem dar. In jeder Blutgruppe gibt es einen spezifischen, genetisch programmierten Instinkt zur Streßbewältigung. Menschen mit der Blutgruppe A reagieren in der ersten Streßphase – der Angst-Phase – mit geistigen Mitteln. Im Gehirn blinken gewissermaßen mit Adrenalin aufgeladene Glühbirnen auf und erzeugen Angst, Reizbarkeit und Hyperaktivität. Während die Streßsignale in ihrem Immunsystem pulsieren, werden sie immer schwächer. Die erhöhte Empfindlichkeit ihres Nervensystems schädigt allmählich die empfindlichen, schützenden Antikörper. Man ist zu müde, um gegen die Infektionen und Bakterien anzukämpfen, die nur darauf warten, in den Körper einzudringen, wie Räuber, die ein alkoholisiertes Opfer verfolgen.

Techniken zur Beruhigung, etwa Yoga oder Meditation, sind sehr nützlich, um den schädigenden Belastungen mittels Konzentration und Entspannung entgegenzuwirken. Menschen mit der Blutgruppe A reagieren nicht gut auf fortdauernde Konfrontationen und müssen daher die Kunst der Stille als beruhigenden Zauber in Erwägung ziehen und ausüben. Wenn der A-Typ in seinem natürlichen, angespannten Zustand verharrt, kann der Streß Herzkrankheiten und diverse Krebserkrankungen hervorrufen. Körperliche Aktivitäten, die für Ruhe und Konzentrationsfähigkeit sorgen, bilden die Heilmittel, die ihn aus dem Klammergriff des Stresses befreien.

Tai Chi Chuan, die zeitlupenartige ritualisierte Form des chinesischen Boxens, sowie Hatha Yoga, zeitlose indische Dehnungsübungen, lassen Sie zu sich selbst finden. Gemäßigte isotonische Übungen, wie beispielsweise Wandern, Schwimmen und Radfahren, werden vom A-Typ bevorzugt. Wenn ich zu beruhigenden Übungen rate, dann heißt das nicht, daß Sie dabei nicht richtig ins Schwitzen kommen dürfen. Das Entscheidende ist vielmehr,

wie stark Sie an der körperlichen Betätigung innerlich beteiligt sind.
So werden beispielsweise anstrengende Wettkampfsportarten und Übungen Ihre Nervenkraft erschöpfen, Sie wieder ganz angespannt machen und Ihr Immunsystem schwächen, so daß Sie unter Umständen erkranken.
Die folgenden Aktivitäten sind für den A-Typ empfehlenswert. Achten Sie besonders darauf, wie lange die einzelnen Übungen dauern. Um eine beständige Lockerung der Anspannung und eine Wiederbelebung der Energie zu erreichen, müssen Sie eine oder mehrere dieser Betätigungen drei oder viermal pro Woche durchführen.

Betätigung	**Dauer**	**Häufigkeit**
Tai Chi	30–45 Min.	3–5× pro Woche
Hatha Yoga	30 Min.	3–5× pro Woche
Golf	60 Min.	2–3× pro Woche
Radfahren	60 Min.	2–3× pro Woche
Schnelles Gehen	20–40 Min.	2–3× pro Woche
Schwimmen	30 Min.	3–4× pro Woche
Tanzen	30–45 Min.	2–3× pro Woche
Aerobic (low impact)	30–45 Min.	2–3× pro Woche

Leitfaden zur sportlichen Betätigung für den A-Typ

Tai Chi Chuan, auch Tai Chi genannt, ist ein Sport, der die Geschmeidigkeit der Körperbewegungen erhöht. Die langsamen, anmutigen, eleganten Gebärden der Bewegungsabläufe im Tai Chi ahmen Angriffs- und Abwehrtechniken mit Händen und Füßen nach, die normalerweise bei voller Geschwindigkeit ausgeführt werden. In China wird Tai Chi täglich von Menschengruppen praktiziert, die sich auf öffentlichen Plätzen versammeln und im Gleichklang die Bewegungen durchführen. Tai Chi kann eine

äußerst wirksame Entspannungstechnik darstellen, auch wenn zu ihrer Beherrschung Konzentration und Geduld erforderlich sind.
Auch Yoga ist eine gute Methode, den typischen Streßverhaltensmustern des A-Typs entgegenzuwirken. Beim Yoga geht innere Aufrichtigkeit mit Atemkontrolle und Körperhaltungen einher, die dazu dienen, eine völlige Konzentration ohne Ablenkung durch weltliche Belange zu erlangen. Das Hatha Yoga stellt die beliebteste der in der westlichen Welt praktizierten Yoga-Arten dar.
Wenn Sie die Grundhaltungen des Yoga erlernen, können Sie eine Alltagsroutine entwickeln, die sich besonders gut für Ihre Lebensweise eignet. Viele A-Typen, die die Entspannungstechniken des Yoga erlernt haben, sagen mir, daß sie erst aus dem Haus gehen, wenn sie ihre Übungen gemacht haben. Auf die Sorge mancher Patienten, die fürchten, die Ausübung der Yogatechniken könne bedeuten, daß sie sich einem fernöstlichen Mystizismus verschrieben haben, antworte ich: »Wenn Sie italienisch essen, macht das denn aus Ihnen einen Italiener?« Es liegt ganz bei Ihnen, was Sie aus Meditation und Yoga machen. Visualisieren Sie und meditieren Sie darüber, was für Sie von Bedeutung ist. Die Körperhaltungen sind neutral; es sind zeitlos gültige, erwiesenermaßen wirksame Übungen.

Einfache Entspannungstechniken des Yoga

Yoga beginnt und endet mit der Entspannung. Ständig ziehen wir die Muskeln zusammen, doch nur selten denken wir daran, das Gegenteil zu tun – loszulassen und zu entspannen. Wir können uns besser fühlen und gesünder sein, wenn wir die Spannungen, die die Belastungen des heutigen Lebens in der Muskulatur zurücklassen, regelmäßig freigeben.
Am besten kann man sich entspannen, wenn man auf dem Rücken liegt. Legen Sie Arme und Beine so hin, daß Sie sich in den Hüften, den Schultern und dem Rücken völlig wohl fühlen. Das Ziel der Tiefenentspannung besteht darin, daß sich Körper und Geist beruhigen und sich eine lindernde Ruhe ausbreitet – so, wie sich das unruhige Wasser in einem Teich glättet.
Beginnen Sie mit der Bauchatmung. Wenn ein Säugling atmet,

bewegt sich der Unterleib, nicht der Brustkorb. Viele von uns haben unbewußt die unnatürliche und wirkungslose Gewohnheit der engen Brustatmung entwickelt. Zu den Zielen des Yoga zählt es, ein Bewußtsein für die wahre Mitte des Atmens zu vermitteln.
Betrachten Sie die Grundmuster Ihrer Atmung. Atmen Sie schnell, flach, unregelmäßig, oder neigen Sie dazu, den Atem anzuhalten? Lassen Sie Ihre Atmung zu einem natürlichen Muster zurückkehren – voll, tief, regelmäßig und ohne ein Gefühl der Enge. Versuchen Sie, ausschließlich die unteren Atmungsmuskeln zu bewegen; prüfen Sie, ob Sie atmen kön nen, ohne den Brustkorb zu bewegen. Atemübungen werden stets fließend und ohne Anstrengung durchgeführt. Legen Sie eine Hand auf den Bauchnabel, und spüren Sie, wie die Atmung den Bauch hebt. Entspannen Sie die Schultern.
Beginnen Sie die Übung, indem Sie vollständig ausatmen. Wenn Sie einatmen, tun Sie so, als läge ein schweres Gewicht, zum Beispiel ein großes Buch, auf dem Bauchnabel, und als wollten Sie durch das Einatmen versuchen, dieses imaginäre Gewicht zur Zimmerdecke emporzuheben.
Wenn Sie dann ausatmen, lassen Sie dieses imaginäre Gewicht den Unterleib hinabdrücken, wodurch Sie leichter ausatmen können. Atmen Sie stärker aus, als Sie es normalerweise tun würden, so, als wollten Sie mehr Luft aus der Lunge »pressen«. Das wirkt wie eine Art Yoga-Stretching für das Zwerchfell und trägt außerdem dazu bei, die Spannung in diesem Muskel zu lösen. Bringen Sie nun unterstützend die Bauchmuskeln ins Spiel. Wenn Sie einatmen, leiten Sie den Atem so tief nach unten, als ob Sie erneut ein imaginäres Gewicht zur Zimmerdecke emporheben wollten. Versuchen Sie, die Bauchatmung völlig zu koordinieren und zu isolieren, ohne daß sich Brust oder Rippen bewegen.
Selbst wenn Sie weitere aerobische Übungen im Laufe der Woche machen, sollten Sie versuchen, die entspannenden, beruhigenden Übungen zur Gewohnheit werden zu lassen, da Sie mit deren Hilfe am besten die für den A-Typ charakteristischen Verhaltensweisen bei Streß überwinden.

6 Empfehlungen für Menschen mit der Blutgruppe B

Der B-Typ: Der Nomade	Ausgeglichen Starkes Immunsystem Tolerantes Verdauungssystem Verträgt die meisten Lebensmittel gut Verzehrt Milchprodukte Reagiert auf Streß am besten mit Kreativität Benötigt einen Ausgleich zwischen körperlicher und geistiger Tätigkeit, um schlank und geistig frisch zu bleiben

Die B-Typ-Diät

Menschen mit der Blutgruppe 0 und Menschen mit der Blutgruppe A scheinen in vielerlei Hinsicht diametrale Gegensätze zu sein. Menschen mit Blutgruppe B dagegen lassen sich am besten als idiosynkratisch charakterisieren, das heißt sie haben ganz einzigartige und bisweilen chamäleonhafte Eigenschaften. In vielerlei Hinsicht ähnelt der B-Typ dem 0-Typ so sehr, daß die beiden verwandt zu sein scheinen. Dann zeigt der B-Typ ein völlig unerwartetes Verhalten, das nur ihm zu eigen ist. Man kann sagen, daß der B-Typ als verfeinerte Ausprägung im Laufe der Evolution entstanden ist – als Bemühung, ganz unterschiedliche Völker und Kulturen zu verbinden.

Im großen und ganzen sind die widerstandsfähigen und geistig frischen Menschen der Blutgruppe B meist in der Lage, viele der schwersten heutzutage verbreiteten Krankheiten wie Herzkrankheiten und Krebs abzuwehren. Selbst wenn sie sich eine dieser Erkrankungen zuziehen, ist ihre Überlebenschance sehr groß. Weil die Menschen der Blutgruppe B ein wenig aus dem Rahmen fal-

len, ist ihr Organismus anfällig für sehr ungewöhnliche Erkrankungen des Immunsystems wie Multiple Sklerose, Lupus oder das Chronische Erschöpfungssyndrom (siehe Kapitel 9).
Meiner Erfahrung nach kann ein Mensch mit der Blutgruppe B, der sich streng an die empfohlene Diät hält, oftmals schwere Krankheiten vermeiden und ein langes und gesundes Leben führen.
Die B-Typ-Diät ist ausgewogen und bekömmlich und enthält durch ihre Kombination von pflanzlichen und tierischen Produkten sehr viele verschiedene Lebensmittel.

Der Faktor Gewichtsabnahme

Für Menschen mit der Blutgruppe B sind die wichtigsten Faktoren hinsichtlich der Gewichtszunahme Mais, Buchweizen, Linsen, Erdnüsse und Sesam. Jedes dieser Nahrungsmittel enthält ein anderes Lectin, aber sie alle beeinflussen den Stoffwechselprozeß, wobei es zu Erschöpfungszuständen, Wasseransammlungen im Körper und Hypoglykämie – das starke Absinken des Blutzuckers nach einer Mahlzeit – führt.
B-Typen ähneln 0-Typen hinsichtlich ihrer Reaktion auf das in Weizenkeimen und Weizenvollkornprodukten vorkommende Gluten. Das Gluten-Lectin vergrößert die Probleme, die durch andere Lebensmittel, die den Stoffwechsel verlangsamen, verursacht werden. Wird die Nahrung nicht reibungslos verdaut und als Brennstoff für den Körper verbrannt, so wird sie als Fett gespeichert.
Das Weizen-Gluten als solches greift Menschen mit der Blutgruppe B nicht so stark an wie Menschen mit der Blutgruppe 0. Wenn man Weizen jedoch der Mischung von Mais, Linsen, Buchweizen und Erdnüssen hinzufügt, ist das Endergebnis ebenso schädigend. Menschen der Blutgruppe B, die abnehmen möchten, sollten Weizen unbedingt meiden.
Wenn B-Typen diese Lebensmittel meiden, neben anderen, die ebenfalls toxische Lectine enthalten, so können sie nach meiner Erfahrung ihr Gewicht erfolgreich kontrollieren. Sie haben, was das Abnehmen betrifft, keine natürlichen physiologischen Barrieren wie beispielsweise Schilddrüsenbeschwerden, die dem 0-Typ

möglicherweise zu schaffen machen. Auch leiden sie nicht an Verdauungsstörungen. Um abzunehmen, müssen sie lediglich weiter Diät halten.

Es mag verwundern, daß es Menschen mit Blutgruppe B nicht schwerer fällt, ihr Gewicht konstant zu halten, da man im Rahmen dieser Kost ja zum Genuß von Milchprodukten rät. Wenn man zu viele kalorienreiche Lebensmittel verzehrt, nimmt man natürlich zu! Doch hilft der mäßige Konsum von Milchprodukten dem B-Typ tatsächlich, eine ausgeglichene Stoffwechsellage zu erzielen. Die wahren Übeltäter sind die Lebensmittel, die die effiziente Verwendung der Energie hemmen und die Speicherung der Kalorien als Fett fördern.

Im folgenden sind die wichtigsten Faktoren für die Gewichtsregulation des B-Typs aufgeführt:

Nahrungsmittel, die die Gewichtszunahme fördern:

Mais	*hemmt die Wirksamkeit des Insulin, mindert die Leistungsfähigkeit des Stoffwechsels, verursacht Hypoglykämie*
Linsen	*hemmen die Nährstoffaufnahme, mindern die Leistungsfähigkeit des Stoffwechsels, verursachen Hypoglykämie*
Erdnüsse	*hemmen die Leistungsfähigkeit des Stoffwechsels, mindern die Wirksamkeit des Stoffwechsels, verursachen Hypoglykämie, hemmen die Leberfunktion*
Sesamsamen	*mindern die Leistungsfähigkeit des Stoffwechsels, verursachen Hypoglykämie*
Buchweizen	*hemmt die Verdauung, mindert die Leistungsfähigkeit des Stoffwechsels, verursacht Hypoglykämie*
Weizen	*verlangsamt die Verdauungs- und Stoffwechselvorgänge, bewirkt, daß die Nahrung als Fett gespeichert und nicht als Energie verbrannt wird, hemmt die Wirksamkeit des Insulin*

Nahrungsmittel, die die Gewichtsabnahme fördern:

Blattgemüse	*unterstützt die Wirksamkeit des Stoffwechsels*
Fleisch	*unterstützt die Leistungsfähigkeit des Stoffwechsels*
Leber	*unterstützt die Leistungsfähigkeit des Stoffwechsels*
Eier/fettarme Milchprodukte	*unterstützen die Leistungsfähigkeit des Stoffwechsels*
Süßholztee	*wirkt Hypoglykämie entgegen*

(Hinweis: Nehmen Sie nie Süßholzpräparate ohne ärztliche Überwachung ein. Gegen Süßholztee ist nichts einzuwenden.)

Empfehlungen zur Nahrungszusammenstellung

Fleisch und Geflügel

Im Organismus des Menschen mit der Blutgruppe B scheint ein enger Zusammenhang zwischen Streß, Erkrankungen des Autoimmunsystems und bestimmten Fleischsorten zu bestehen. Wenn Sie erschöpft sind oder unter einer Abwehrschwäche leiden, sollten Sie rotes Fleisch wie Lamm, Hammel oder Kaninchen mehrmals wöchentlich essen und diesen Lebensmitteln den Vorzug vor Rindfleisch oder Geflügel geben.

Meiner Erfahrung nach zählt zu den schwierigsten Umstellungen, die Menschen mit der Blutgruppe B vorzunehmen haben, der Verzicht auf Hühnerfleisch. Hühnerfleisch enthält im Muskelgewebe ein Lectin, das das B-Blut verklumpt. Wenn Sie gewohnheitsmäßig eher Geflügel als rotes Fleisch verzehren, sollten Sie andere Geflügel wie Pute oder Fasan essen. Obwohl diese Lebensmittel in vielerlei Hinsicht dem Hühnerfleisch sehr ähneln, enthält keines von beiden das gefährliche Lectin.

Das mag für viele problematisch sein, da Hühnerfleisch aus religiösen und anderen Gründen heute zu einem Hauptnahrungsmittel geworden ist. Daß Hühnerfleisch »gesünder« als Rindfleisch sei, ist eine Ernährungsmaxime, die nicht auf die Angehörigen aller Blutgruppen paßt. Hühnerfleisch ist vielleicht magerer als Rindfleisch, aber das ist hier nicht wichtig. Vielmehr geht es um die Fähigkeit eines agglutinierenden Lectins, den Blutkreislauf direkt anzugreifen und möglicherweise zu Schlaganfällen und Störungen des Immunsystems zu führen. Obwohl Hühnerfleisch also ein beliebtes Lebensmittel ist, möchte ich Ihnen dringend empfehlen, nach und nach ganz darauf zu verzichten.

sehr bekömmlich	***neutral***	***zu vermeiden***
Hammel	Büffel	Ente
Kaninchen	Fasan	Gans
Lamm	Kalb	Herz
Wild	Leber	Huhn
	Rind	Rebhuhn
	Rinderhack-fleisch	Schinken
	Truthahn (Pute)	Schwein
		Speck, Frühstücksspeck
		Wachtel

Fisch und Meeresfrüchte

Menschen mit der Blutgruppe B vertragen Fische und Meeresfrüchte sehr gut, vor allem Tiefseefische wie Kabeljau und Lachs, die reich an nahrhaften Ölen sind. Fische mit weißem, magerem Fleisch, wie beispielsweise Flunder, Heilbutt und Seezunge, sind ebenfalls ausgezeichnete Quellen hochwertigen Proteins für den B-Typ.

Meiden Sie alle Schalentiere wie Krebse, Hummer, Garnelen, Muscheln etc. Sie enthalten Lectine, die den Organismus des B-Typs durcheinanderbringen. Es ist interessant, daß viele der ursprünglichen B-Typen jüdischen Volksstämmen angehörten, deren Mitgliedern der Genuß von Schalentieren verboten war. Vielleicht resultierte diese Ernährungsvorschrift aus dem (unbewußten) Wissen, daß Schalentiere vom B-Typ schlecht verdaut werden.

sehr bekömmlich	*neutral*	*zu vermeiden*
Alse (Maifisch)	Barramunda	Aal
Flunder	Blaufisch	Austern
Hecht	Fächerfisch	Barrakuda (Pfeilhecht)
Hechtbarsch	Flußbarsch	Flußkrebse
Heilbutt	Hai	Froschschenkel
Kabeljau (Dorsch)	Hering, frisch und mariniert	Garnelen
Kaviar	Jakobsmuscheln (Kammuscheln)	Gelbschwanz
Lachsforelle	Kalmar (Tintenfisch)	Hummer
Makrele	Karpfen	Krabben
Meerbrassen	Katzenfisch (Katfisch, Steinbeißer, Wels)	Krake
Rotbarsch (Goldbarsch)	Lachs	Meerschnecken
Sardine	Regenbogenforelle	Miesmuscheln
Schellfisch	Roter Schnapper	Räucherlachs
Seehecht (Hechtdorsch)	Schnappbarsch	Sardellen (Anchovis)
Seeteufel (Angler)	Schwertfisch	Schildkröten
Seezunge	Seebarsch	Sonnenfisch
Stör	Seeohr	Streifenbarsch
Zackenbarsch	Stint	Venusmuscheln (Sand-, Klaffmuscheln)
	Weißbarsch	Weinbergschnecken
	Weißer Thun	Weißstör
	Weißfisch (Maräne, Renke, Felchen)	Wolfsbarsch (Loup de mer)
	Ziegelfisch	

Milchprodukte und Eier

Menschen mit der Blutgruppe B sind die einzigen unter den vier Stoffwechseltypen, die eine Vielzahl von Milchprodukten unbeschwert genießen können. Das liegt daran, daß der Grundaufbauzucker beim B-Typ das D-Galactosamin ist, der Zucker, der auch in Milch enthalten ist. Milchprodukte kamen als wichtiger Bestandteil der Ernährung während der Blüte der Entwicklung des B-Typs hinzu, gleichzeitig mit der Haustierhaltung. (Eier enthalten im übrigen nicht das in den Muskelgeweben von Hühnern vorkommende Lectin.)

Es gibt jedoch herkunftsbedingte Besonderheiten, die das Bild verwischen. Wenn Sie asiatischer Herkunft sind, fällt es Ihnen möglicherweise schwer, sich auf Milchprodukte umzustellen –

und zwar nicht, weil sich Ihr Organismus gegen diese Lebensmittel wehrt, sondern weil Ihre Kultur sie ablehnt. Milchprodukte wurden in die asiatischen Gesellschaften mit dem Eindringen der mongolischen Horden eingeführt. Im Denken der Asiaten waren Milchprodukte die Nahrung von »Barbaren« und somit für den Verzehr ungeeignet. Dieses Stigma besteht noch heute, obwohl es zahlreiche B-Typen gibt, deren auf Sojaerzeugnissen basierende Ernährung dem Organismus schadet.

B-Typen mit afrikanischer Herkunft könnten ebenfalls Schwierigkeiten haben, sich auf Milchprodukte umzustellen. In Afrika gibt es kaum Menschen mit der Blutgruppe B, und außerdem vertragen viele Afrikaner keinen Milchzucker.

Derartige Unverträglichkeiten sollten aber nicht mit Allergien verwechselt werden. Eine Allergie ist eine Reaktion des Immunsystems, die bewirkt, daß das Blut einen Antikörper gegen das Nahrungsmittel produziert. Eine Unverträglichkeit bedeutet, daß man Probleme mit der Verdauung bestimmter Nahrungsmittel hat. Unverträglichkeiten werden durch Wanderungsbewegungen, kulturelle Assimilation sowie andere Umstände verursacht – zum Beispiel, als Menschen mit der Blutgruppe B nach Afrika zogen, wo Milchprodukte in der Ernährung keine große Rolle spielten.

Wie können Sie sich helfen? Wenn Sie unter einer Lactose-Intoleranz leiden, nehmen Sie ein Lactase-Enzym-Präparat ein, das die Verdauung von Milchprodukten ermöglicht. Nachdem Sie mehrere Wochen lang die B-Typ-Diät gehalten haben, führen Sie allmählich Milchprodukte in Ihre Ernährung ein, wobei Sie mit Sauermilchprodukten beginnen, die durch Bakterienkulturen gesäuert sind, zum Beispiel Joghurt und Kefir, die möglicherweise besser als Frischmilchprodukte wie Speiseeis, Vollmilch und Frischkäse vertragen werden. Ich habe festgestellt, daß B-Typen, die keinen Milchzucker vertragen, oftmals imstande sind, Milchprodukte zu verarbeiten, nachdem sie ihre allgemeinen diätetischen Probleme korrigiert haben.

Sojaerzeugnisse werden häufig als alternatives Lebensmittel für Milchprodukte empfohlen. Zwar dürfen Sie Sojaerzeugnisse essen, doch weisen sie für den B-Typ nicht die mannigfaltigen gesundheitlichen Vorzüge auf, die sie für den A-Typ haben. Der Grund, warum ich zögere, B-Typen Soja zu empfehlen, liegt teilweise in der Gefahr, daß sie es oft als Hauptmahlzeit zu sich nehmen, anstatt das Fleisch, die Fische und die Milcherzeugnisse zu essen, die der B-Typ für eine optimale Gesundheit tatsächlich benötigt.

sehr bekömmlich	***neutral***	***neutral***	***zu vermeiden***
Farmerkäse	Brie	Monterey Jack	Blauschimmelkäse
Fettarme Milch (1,5% Fett)	Butter	Münster	Schmelzkäse
Hüttenkäse	Buttermilch	Neufchâtel	Speiseeis
Joghurt, alle Sorten	Camembert	Parmesan	
Kefir	Cheddar	Provolone	
Magermilch (0,3% Fett)	Colby	Sojakäse*	
Mozzarella	Edamer	Sojamilch*	
Ricotta	Emmentaler	Sorbet	
Schafskäse (Feta)	Frischkäse	Vollmilch	
Ziegenkäse	Gouda		
Ziegenmilch	Gruyère		
	Jarlsberg		
	Molke		

* *gute Alternativen zu Milchprodukten*

Öle und Fette

Setzen Sie Olivenöl auf den Speisezettel. Es fördert die Verdauung und die gesunde Ausscheidung. Verwenden Sie mindestens alle zwei Tage 1 Eßlöffel. Auch Ghee, ein indisches Erzeugnis aus abgeklärter Butter, läßt sich zum Kochen verwenden. Meiden Sie Sesam-, Sonnenblumen- und Maisöl. Diese Speiseöle enthalten Lectine, die den Verdauungstrakt des B-Typs schädigen.

sehr bekömmlich	***neutral***	***zu vermeiden***
Olivenöl	Dorschleberöl (Lebertran)	Baumwollsaatöl
	Leinsamenöl	Distelöl
		Erdnußöl
		Maiskeimöl
		Rapsöl
		Sesamöl
		Sonnenblumenöl

Nüsse und Samen

Menschen mit der Blutgruppe B ist vom Verzehr der meisten Nüsse und Samen abzuraten. Erdnüsse, Sesam und Sonnenblumenkerne enthalten unter anderem Lectine, die die Insulinproduktion bei diesen Personen beeinträchtigen.
Asiaten mit der Blutgruppe B fällt es vielleicht schwer, auf Sesam und Sesamerzeugnisse zu verzichten, in diesem Fall gebührt der Blutgruppe jedoch der Vorrang vor den in der Kultur herrschenden Ernährungsgewohnheiten.

neutral	*zu vermeiden*
Eßkastanien (Maronen)	Cashewnüsse
Macadamianüsse	Erdnüsse
Mandelmus	Erdnußbutter
Mandeln	Haselnüsse
Paranüsse	Kürbiskerne
Pekannüsse	Mohnsamen
Walnüsse	Pinienkerne
	Pistazien
	Sesampaste (Tahini)
	Sesamsamen
	Sonnenblumenkerne
	Sonnenblumenmus

Bohnen und andere Hülsenfrüchte

Menschen mit Blutgruppe B dürfen manche Bohnen und andere Hülsenfrüchte essen, doch enthalten zahlreiche Hülsenfrüchte wie Linsen, Kichererbsen, Pintobohnen und Augenbohnen Lectine, die die Insulinproduktion beeinträchtigen.
Im allgemeinen vertragen asiatische B-Typen Bohnen und Hülsenfrüchte besser als andere B-Typen, weil sie durch die in ihrer Kultur herrschenden Ernährungsgewohnheiten an diese Lebensmittel gewöhnt sind. Doch selbst Asiaten sollten den Genuß dieser Lebensmittel auf die sehr bekömmlichen Sorten beschränken und sie in sparsamer Menge verzehren.

sehr bekömmlich	*neutral*	*zu vermeiden*
Kidneybohnen	Cannellinobohnen	Adzukibohnen
Limabohnen	Dicke Bohnen	Augenbohnen
Perlbohnen	Grüne Bohnen	Berglinsen
	Grüne Erbsen	Grüne Linsen
	Puffbohnen (Saubohnen)	Kichererbsen
	Rote Bohnen	Pintobohnen
	Sojabohnen	Rote Linsen
	Weiße Bohnen	Schwarze Bohnen
	Zuckerschoten	

Getreideflocken und -zubereitungen

Menschen mit der Blutgruppe B, die gesund sind und sich an die empfohlenen Nahrungsmittel halten, dürften Weizen gut vertragen. Das Weizengluten enthält ein Lectin, das sich in den Muskelgeweben einlagert, wodurch die Kalorien nicht wirksam verbrannt werden, und die Geschwindigkeit des Stoffwechsels sinkt. Dies wiederum führt zu verminderter Wirksamkeit von Insulin und verhindert die Fettverbrennung, d. h. Weizen kann beim B-Typ eine Gewichtszunahme zur Folge haben.

Ebenfalls sollten B-Typen Roggen meiden, da er ein Lectin enthält, das sich im Gefäßsystem festsetzt und dadurch Bluterkrankungen und möglicherweise Schlaganfälle bedingt. (Interessanterweise zählen zu den Hauptopfern von Gefäßsystemserkrankungen, die manchmal als Antoniusfeuer oder Mutterkornvergiftung bezeichnet werden, die osteuropäischen Juden, die überwiegend die Blutgruppe B haben. Roggenbrot spielt in ihrer kulturellen Tradition eine bedeutende Rolle.)

Mais und Buchweizen sind wichtige Faktoren bei der Gewichtszunahme des B-Typs. Mehr als jedes andere Lebensmittel tragen diese Getreidearten zu einem trägen Stoffwechsel, zu Unregel-

mäßigkeiten im Insulinhaushalt, zu Wasseransammlungen im Körper und Müdigkeit bei.
Auch hier gilt: Für den B-Typ ist das Entscheidende eine ausgewogene Ernährung. Essen Sie die verschiedensten Getreide und Getreideflocken. Mit Reis und Hafer treffen Sie eine ausgezeichnete Wahl. Dinkel ist für B-Typen sehr bekömmlich.

sehr bekömmlich	*neutral*	*zu vermeiden*
Dinkel	Crunchy	Amaranth
Haferkleie	Reisflocken	Buchweizen
Haferschrot		Cornflakes
Hirse		Gerste
Puffreis		Kamut (ägypt. Weizen)
Reiskleie		Maisschrot
		Mehrkornmischung
		Roggen
		Weizenflocken
		Weizenkeime
		Weizenkleie
		Weizenschrot

Brot und Gebäck

Die hier gegebenen Empfehlungen ähneln denjenigen für Getreideflocken. Meiden Sie Weizen, Mais, Buchweizen und Roggen. Es bleiben noch zahlreiche Brotsorten übrig, aus denen Sie wählen können. Probieren Sie einmal Essener Brot (Bezugsquellen s. Anhang, S. 415). Diese Brotsorte ist sehr nährstoffreich. Es handelt sich zwar um ein Brot aus gekeimten Weizenkörnern, doch wird der problematische Kern beim Keimungsprozeß zerstört, so daß es für Sie ausgesprochen zuträglich ist.

sehr bekömmlich	*neutral*	*zu vermeiden*
Essener Brot	Dinkelbrot	Bagels (Hefegebäck aus Weizen)
Hirsebrot	Glutenfreies Brot	Hartweizenbrot
Reiswaffeln	Haferkleie-Muffins	Knäckebrot
Vollreisbrot (Brot aus Naturreis)	Sojabrot	Maismehl-Muffins
		Mehrkornbrot
		Pumpernickel
		Roggenbrot
		Weizenkleie-Muffins
		Weizenvollkornbrot (Grahambrot)

Getreide und Teigwaren

Die Auswahl der bekömmlichsten Getreidearten und Teigwaren für den B-Typ stimmt völlig überein mit den Empfehlungen für die Getreideflocken und Brotsorten. Allerdings sollte er Teigwaren und Reis nur in Maßen essen. Man wird nicht viele der darin enthaltenen Nährstoffe benötigen, wenn man die empfohlenen Fleisch-, Fisch- und Milchprodukte ißt.

sehr bekömmlich	*neutral*	*zu vermeiden*
Hafermehl	Basmatireis	Buchweizen
Reismehl	Dinkelmehl	Bulgur
	Naturreis	Couscous
	Pasta aus Hartweizengrieß	Gerstenmehl
	Quinoa	Glutenhaltiges Mehl
	Spinatpasta	Hartweizenmehl
	Weißer Reis	Roggenmehl
	Weizenauszugsmehl	Sobanudeln (Buchweizennudeln)
	Weizenkeimmehl	Topinambur
		Weizenvollkornmehl
		Wilder Reis

Gemüse

Es gibt viele hochwertige, nährstoffreiche Gemüse, die für Menschen mit der Blutgruppe B bekömmlich sind. Nutzen Sie das also voll aus, und essen Sie täglich drei bis fünf Portionen. Es gibt nur eine Handvoll Gemüsesorten, die B-Typen meiden sollten. Nehmen Sie sich die hier genannten Richtlinien zu Herzen.

Streichen Sie Tomaten vollständig vom Speisezettel. Die Tomate ist ein ganz besonderes Gemüse, das als Panhämagglutinin bezeichnet wird. Das heißt es enthält Lectine, die das Blut aller Gruppen verklumpen. Das Tomatenlectin entfaltet jedoch nur eine geringe Wirkung auf den 0- bzw. AB-Typ, während der Organismus des B- und des A-Typs stark reagiert, meist in Form von Reizungen der Magenschleimhaut.
Auch Mais sollte man vom Speiseplan streichen, da er die bereits erwähnten Lectine enthält, die die Insulinfreisetzung und den Stoffwechsel aus dem Gleichgewicht bringen. Meiden Sie außerdem Oliven, da die darin enthaltenen Schimmelstoffe allergische Reaktionen auslösen können.
Da B-Typen in der Regel besonders anfällig für Virus- und Autoimmunerkrankungen sind, sollte man viel grünes Blattgemüse essen, das Magnesium enthält, einen wichtigen antiviralen Wirkstoff. Magnesium hilft darüber hinaus Kindern mit Blutgruppe B, die an Ekzemen leiden.
In den meisten Fällen können Sie sich aus dem Pflanzenreich großzügig bedienen. Im Gegensatz zu den anderen Blut-Typen dürfen Sie nach Herzenslust Kartoffeln und Bataten, Kohlsorten und Pilze essen – und viele andere wohlschmeckende Lebensmittel aus dem reichhaltigen Angebot der Natur.

sehr bekömmlich	***neutral***	***zu vermeiden***
Auberginen	Abalonepilze	Artischocken
Blumenkohl	Alfalfasprossen	Avocados
Brokkoli	Algen	Gartenkürbis
Chilischoten	Austernpilze	Mais (gelb, weiß)
Chinakohl	Bambussprossen	Mungbohnensprossen
Grünkohl	Brunnenkresse	Oliven, schwarze und grüne
Möhren	Champignons	Radieschen
Paprikaschoten, grüne, rote, gelbe	Chicorée	Rettich
Pastinaken	Daikon (japan. Rettich)	Rettichsprossen
Rosenkohl	Eisbergsalat	Tempeh
Rote Rüben	Endivie	Tofu
Rotkohl	Enokipilze	Tomaten
Rübengrün	Eskarol (Winterendivie)	Topinambur

sehr bekömmlich	*neutral*	*neutral*
Senfkohlblätter	Fenchel	Porree
Shiitakepilze	Frühlingszwiebeln	Radicchio
Süßkartoffeln (Bataten)	Gelbe Kohlrübe	Römischer Salat
Weißkohl	Gemüsezwiebeln	Rucola
Yamswurzel	Gurken	Schalotten
	Kartoffeln	Spargel
	Kohlrabi	Spinat
	Kopfsalat	Staudensellerie
	Löwenzahn	Wasserkastanien
	Mangold	Weiße Rüben
	Meerrettich	Zucchini
	Melonenkürbis	Zwiebeln
	Okra (Gumbofrucht)	
	Pak-choi (chin. Blätterkohl)	

Obst

Ihnen wird auffallen, daß es kaum Obst gibt, das ein Mensch mit Blutgruppe B meiden muß. Und wenn, sind es nur recht unbekannte Obstsorten. Die meisten Menschen der Blutgruppe B werden Persimonen, Granatäpfel oder indische Feigen auf ihrem Speisezettel wohl kaum sehr vermissen.

Ananas kann für B-Typen, die zu Blähungen neigen, besonders gesund sein – vor allem, wenn sie die Milch- und Fleischprodukte, die zu ihrer Diät gehören, nicht gewohnt sind. Mit Hilfe von Bromelain, einem Enzym in der Ananasfrucht, lassen sich diese Lebensmittel leichter verdauen.

Im großen und ganzen kann man die Früchte aus der folgenden Liste frei wählen. B-Typen haben in der Regel ein sehr ausgewogenes Verdauungssystem mit einem gesunden Säure-Basen-Haushalt, so daß sie einige der Früchte essen dürfen, die für die anderen Blut-Typen zu säurebildend sind.

Versuchen Sie, wenigstens ein oder zwei Früchte von der Liste der sehr bekömmlichen Lebensmittel in Ihren täglichen Speiseplan aufzunehmen, damit Sie aus ihren wohltuenden Eigenschaften Nutzen ziehen können.

sehr bekömmlich	*neutral*	*neutral*	*zu vermeiden*
Ananas	Äpfel	Kantalupmelonen	Granatäpfel
Bananen	Aprikosen	Kirschen	Kaktusfeigen
Papayas	Birnen	Kiwis	Kokosnüsse
Pflaumen	Blaubeeren	Kochbananen	Persimonen (Kakis)
Preiselbeeren	Boysenbeeren	Kumquats	Rhabarber
Weintrauben	Brombeeren	Limetten	Sternfrucht (Karambola)
	Datteln	Litschis	
	Dörrpflaumen	Loganbeeren	
	Erdbeeren	Mandarinen	
	Feigen, getrocknete und frische	Mangos	
	Grapefruits	Nektarinen	
	Guaven	Orangen	
	Himbeeren	Pfirsiche	
	Holunderbeeren	Rosinen	
	Honigmelonen	Stachelbeeren	
	Johannisbeeren, schwarze und rote	Wassermelonen	
		Wintermelonen	
		Zitronen	

Säfte und Flüssigkeiten

Die meisten Obst- und Gemüsesäfte sind für Menschen mit der Blutgruppe B verträglich. Wenn man einen Saft mit einem auf den B-Typ abgestimmten Stärkungsmittel für das Immun- und Nervensystem trinken möchte, sollte man das folgende Getränk jeden Tag gleich nach dem Aufstehen trinken. Ich nenne es den »Membran-Verflüssiger-Cocktail«. Ich versichere Ihnen, daß er viel besser schmeckt, als der Name vermuten läßt.

1 Eßlöffel Leinsaatöl, 1 Eßlöffel hochwertiges Lecithin-Granulat und 180 bis 240 ml Obstsaft verrühren. Schütteln und trinken.

Lecithin ist ein in Tieren und Pflanzen vorkommendes Lipid, das den Stoffwechsel und das Immunsystem stärkende Eigenschaften hat. Lecithin-Granulat ist in Reformhäusern erhältlich.

Der »Membran-Verflüssiger-Cocktail« hat einen hohen Gehalt an Cholin, Serin und Äthanolamin, sogenannten Phospholipiden. Vielleicht wundern Sie sich, daß der Cocktail recht wohlschmeckend ist. Der Grund: Das Lecithin emulgiert das Öl, so daß es sich mit dem Saft vermischt.

sehr bekömmlich	*neutral*	*neutral*	*zu vermeiden*
Ananassaft	Apfelmost	Kirschsaft (Schwarzkirschen)	Tomatensaft
Kohlsaft	Apfelsaft	Möhrensaft	
Papayasaft	Aprikosensaft	Orangensaft	
Preiselbeersaft	Gemüsesaft (von bekömmlichen Sorten)	Pflaumensaft	
Traubensaft	Grapefruitsaft	Selleriesaft	
	Gurkensaft	Wasser (mit Zitrone)	

Kräuter, Gewürze und Verdickungsmittel

Den Menschen mit der Blutgruppe B bekommen am besten wärmende Gewürze – beispielsweise Ingwer, Meerrettich, Curry und Cayennepfeffer. Die Ausnahmen bilden weißer und schwarzer Pfeffer, die problematische Lectine enthalten. Umgekehrt neigen süßliche Gewürze dazu, den Magen zu reizen. Meiden Sie also Süßungsmittel aus Gerstenmalz, Maissirup, Maisstärke und Zimt. Die Ausnahmen hier sind weißer und brauner Zucker, Honig und Melasse, die auf den Magen-Darm-Trakt des B-Typs neutral reagieren. Diese Zucker darf man in Maßen verzehren. Sie dürfen auch Schokolade in kleinen Mengen essen, aber versuchen Sie sie nicht als Hauptgericht zu betrachten!

sehr bekömmlich	*neutral*	*neutral*	*zu vermeiden*
Cayennepfeffer	Agar-Agar	Gewürznelken	Gelatine
Curry	Ahornsirup	Grüne Minze	Gerstenmalz
Ingwer	Anis	Honig	Maissirup
Meerrettich	Apfelessig	Kapern	Maisstärke
Petersilie	Balsamico-Essig	Kardamom	Mandelöl
	Basilikum	Kerbel	Nelkenpfeffer
	Bergamottöl	Knoblauch	Pfeffer, schwarzer und weißer (gemahlen)
	Bohnenkraut	Kombualgen	Tapioka
	Carob	Koriander	Zimt
	Chilis (rot)	Kreuzkümmel	
	Dill	Kümmel	
	Estragon	Kurkuma	

sehr bekömmlich	*neutral*	*neutral*	*zu vermeiden*
	Lorbeerblätter	Safran	
	Majoran	Salbei	
	Melasse	Salz	
	Minze	Schnittlauch	
	Miso	Senfpulver	
	Muskat	Sojasauce	
	Naturreissirup	Tamari	
	Oregano	Tamarinde	
	Paprikapulver	Thymian	
	Pfefferkörner	Vanille	
	Pfefferminze	Weinstein	
	Pfeilwurzmehl	Weißweinessig	
	Piment	Wintergrünöl	
	Rosmarin	Zucker, weißer und brauner	
	Rotalge (Dulse)		
	Rotweinessig		

Würzmittel und Eingemachtes

Würzmittel entfalten im wesentlichen entweder eine neutrale oder ungesunde Wirkung auf die Angehörigen aller Blutgruppen. B-Typen vertragen nahezu jedes gebräuchliche Würzmittel bis auf Tomatenketchup (mit seinen gefährlichen Tomatenlectinen), aber der gesunde Menschenverstand in Ernährungsfragen rät einem, daß man den Verzehr von Lebensmitteln einschränken sollte, die keinen wirklichen Nutzen haben.

neutral	*neutral*	*zu vermeiden*
Gelees (aus zulässigen Früchten)	Mixed Pickles, Süße	Tomatenketchup
Konfitüren (aus zulässigen Früchten)	Relish	
Mayonnaise	Salat-Dressings (fettarm, hergestellt mit zulässigen Zutaten)	
Mixed Pickles, Saure	Senf	
	Worcester-Sauce	

Kräutertees

Menschen mit Blutgruppe B beziehen aus den meisten Kräutertees keinen besonders großen Nutzen. Allerdings sind auch nur wenige Teesorten gesundheitsschädigend. Insgesamt gleichen sich die Vor- und Nachteile aus. Ihr Organismus bleibt im Gleichgewicht, wenn Sie die erprobten Teesorten trinken – Ingwertee, um sich zu wärmen, Pfefferminze, um den Verdauungstrakt zu beruhigen usw. Ginseng ist für B-Typen sehr empfehlenswert, weil er sich positiv auf das Nervensystem auswirkt. Achten Sie jedoch darauf, daß Gingsengtee allgemein anregend wirken kann, trinken Sie ihn also früh am Tag.
Süßholztee ist für den B-Typ besonders gesund. Er besitzt antivirale Eigenschaften und verringert so die Anfälligkeit für Autoimmunkrankheiten. Bei vielen B-Typen kommt es zudem nach dem Essen zu einem Absinken des Blutzuckers (Hypoglykämie), und Süßholz trägt zur Regulation des Blutzuckerspiegels bei.
In letzter Zeit habe ich festgestellt, daß Süßholztee ein recht wirksames Getränk für Menschen ist, die am Chronischen Müdigkeits-Syndrom leiden (siehe Kapitel 9).

sehr bekömmlich	***neutral***	***neutral***	***zu vermeiden***
Ginseng	Alfalfa	Löwenzahn	Aloe
Hagebutte	Baldrian	Maulbeere	Bockshornklee
Himbeerblatt	Chilis (rot)	Rotulmenrinde	Enzian
Ingwer	Dong quai	Sarsaparille	Gelbwurz
Petersilie	Eisenkraut	Schafgarbe	Helmkraut
Pfefferminze	Erdbeerblatt	Sonnenhut	Hirtentäschel
Salbei	Große Klette	(Echinacea)	Hopfen
Süßholzwurzel	Grüne Minze	Thymian	Huflattich
(nach Rück-	Grüner Tee	Vogelmiere	Königskerze
sprache mit	Holunder	Weißbirke	Lindenblüten
dem Arzt)	Johanniskraut	Weißdorn	Maisgriffel
	Kamille	Weißeichenrinde	Rhabarber
	Katzenminze	Weißer Andorn	Rotklee
	Krauser Ampfer		Sennesblätter

Diverse Getränke

Für Menschen mit der Blutgruppe B ist es am gesündesten, wenn sie ausschließlich Kräuter- und grüne Tees, Wasser und Säfte trinken. Getränke wie Kaffee, schwarzer Tee und Wein sind zwar nicht wirklich schädlich, doch besteht das Ziel der Blutgruppendiät darin, die allgemeine Leistungsfähigkeit zu steigern – nicht darin, sie auf neutralem Niveau zu halten. Wenn Sie regelmäßig koffeinhaltigen Kaffee oder Tee trinken, sollten Sie versuchen, diese Getränke durch grünen Tee zu ersetzen, der zwar Thein (= Koffein) enthält, aber auch einige antioxidative Vorzüge aufweist.

sehr bekömmlich	*neutral*	*zu vermeiden*
Grüner Tee	Bier Bohnenkaffee Bohnenkaffee, entkoffeiniert Rotwein schwarzer Tee Weißwein	Colagetränke Diätlimonade Limonade Mineralwasser Spirituosen

Menüzusammenstellungen für den B-Typ

Das Sternchen (*) verweist auf das folgende Rezept.

Die folgenden Menü-Vorschläge und Rezepte sollen einen Eindruck davon vermitteln, wie eine typische Diät für Menschen mit der Blutgruppe B aussieht.

Die Menüs enthalten mäßig viel Kalorien und sind auf die Leistungsfähigkeit des Stoffwechsels des B-Typs zugeschnitten. Eine durchschnittlich ernährte, gesunde Person kann dabei mühelos ihr Gewicht halten und sogar abnehmen, wenn sie sich an die Empfehlungen hält. Es werden jedoch alternative Speisen angegeben, wenn Sie eine leichtere Kost bevorzugen oder die Kalorienzufuhr beschränken und sich dennoch ausgewogen und schmackhaft ernähren möchten. (Das alternative Lebensmittel wird direkt gegenüber dem aufgeführt, welches es ersetzt.)

Ab und zu werden Sie in einem Rezept eine Zutat finden, die Sie entsprechend unseren Empfehlungen eigentlich vermeiden sollten. Meist handelt es sich dabei um sehr kleine Mengen (z. B. eines Gewürzes), die Sie, wenn Sie gesund sind und sich streng an die Ernährungsempfehlungen halten, vertragen werden.

Nachdem Sie sich mit diesen Empfehlungen vertraut gemacht haben, können Sie selber Menüs zusammenstellen und Lieblingsrezepte so abwandeln, daß Sie für den B-Typ gut verträglich sind.

STANDARD-SPEISEPLAN	ALTERNATIV-VORSCHLÄGE ZUR GEWICHTSKONTROLLE
Tagesplan Nr. 1	
Frühstück	
»Membran-Verflüssiger-Cocktail« (nach Belieben)	
2 Scheiben Essenerbrot mit	1 Scheibe Essenerbrot
* Joghurt-Kräuterkäse	
Weichgekochtes Ei	
Grüner Tee	
Mittagessen	
Griechischer Salat (Kopfsalat, Gurke, Frühlingszwiebeln, Stangensellerie, Fetakäse, Öl und Zitrone)	
Banane	
Eisgekühlter Kräutertee	
Nachmittags-Imbiß	
* Quinoa-Apfelkuchen	1 Portion fettarmer Hüttenkäse mit Birnenscheiben
Kräutertee	
Abendessen	
* Lammragout mit Spargel	Gegrilltes Lammkotelett
* Naturreis mit Safran	Spargel
Gedämpftes Gemüse (Brokkoli, Chinakohl usw.)	
Joghurteiscreme	
(Wein)	

Tagesplan Nr. 2

Frühstück
»Membran-Verflüssiger-Cocktail« (nach Belieben)
Reiskleiemüsli mit Banane und Magermilch
Traubensaft
Kaffee

Mittagessen
1 dünne Scheibe Käse (Schweizer Käse oder Münsterkäse)
1 dünne Scheibe Putenbrust
2 Scheiben Dinkelbrot
Senf oder Mayonnaise
Grüner Salat
Kräutertee

2 Scheiben Putenbrust
1 Scheibe Dinkelbrot
nur Senf

Nachmittags-Imbiß
Joghurt, mit Fruchtsaft gesüßt
Kräutertee

Abendessen
* Gegrillter Fisch
Gedämpftes Gemüse
* Gebackene Yamswurzeln mit Rosmarin
Gemischtes frisches Obst
Kräutertee oder Kaffee
(Rot- oder Weißwein)

Tagesplan Nr. 3

Frühstück

»Membran-Verflüssiger-Cocktail« (nach Belieben)	Puffreis mit Ziegenmilch
* Ahorn-Walnuß-Knuspermüsli mit Ziegenmilch	
1 weichgekochtes Ei	
Grapefruitsaft	
Grüner Tee	

Mittagessen

* Spinatsalat	
100 g Thunfisch in Wasser mit Mayonnaise	50 g Thunfisch ohne Mayonnaise
2 Reiskekse	1 Scheibe Essenerbrot
Kräutertee	

Nachmittags-Imbiß

* Früchtebrot mit Aprikosen	Magermilchjoghurt mit Rosinen
Apfel	
Kaffee oder Tee	

Abendessen

* Superleckere Fettuccine »Alfredo«
Grüner Salat
Joghurteiscreme
Kräutertee
(Rot- oder Weißwein)

JOGHURT-KRÄUTERKÄSE

950 g Magermilchjoghurt
2 gehackte Knoblauchzehen
1 TL Thymian
1 TL Basilikum
1 TL Oregano
Salz nach Geschmack
1 EL Olivenöl

Den Joghurt in einen alten Kissenbezug oder ein Mulltuch füllen. Das Tuch mit Schnur zubinden, und den Joghurt 4½ bis 5 Stunden über dem Küchenausguß oder der Badewanne abtropfen lassen.
Den Joghurt aus dem Tuch in eine Schüssel geben und mit allen Gewürzen und dem Öl vermischen. Bedecken und vor dem Servieren 1 bis 2 Stunden kalt stellen. Schmeckt vorzüglich zu rohem Gemüse.

QUINOA-APFELKUCHEN

240 g Quinoamehl
90 g Korinthen oder andere erlaubte Trockenfrüchte
60 g gehackte Pekannüsse
½ TL Natron
½ TL Weinsteinbackpulver
½ TL Salz
½ TL gemahlene Nelken
450 g ungesüßtes Apfelmus
1 großes Ei
240 g Ursüße oder Ahornzucker
120 g Butter

Den Backofen auf 180°C vorheizen. Korinthen und Nüsse mit 30 g Mehl bestäuben und beiseite stellen. Natron, Weinsteinbackpulver, Salz und Nelken mit dem restlichen Quinoamehl vermischen.
Apfelmus und Ei hinzufügen und gründlich vermischen. Dann die Korinthen-Nuß-Mischung unterheben.
In eine gefettete, 20 × 20 cm große Backform geben und 40 bis 45 Minuten backen, bis ein in die Mitte gestecktes Stäbchen sauber wieder herauskommt.

LAMMRAGOUT MIT SPARGEL
– für 2 Portionen –

500 g frischer grüner Spargel
250 g Lammfleisch, in Würfel geschnitten
1 mittelgroße Zwiebel, gehackt
45 g Butter
225 ml Wasser
Salz und Pfeffer nach Geschmack
Saft von 1 Zitrone

Die Spargelstangen in 5 cm lange Stücke schneiden, waschen und abtropfen lassen. Die Butter in einer Pfanne zerlassen. Fleisch und Zwiebeln darin hellbraun braten. Wasser, Salz und Pfeffer hinzufügen. Garkochen. Den Spargel dazugeben. Weitere 15 Minuten köcheln, bis der Spargel weich ist. Mit Zitronensaft abschmecken.

NATURREIS MIT SAFRAN
– für 4 Portionen –

3 EL Olivenöl extra vergine
1 große Gemüsezwiebel oder rote Zwiebel
1 TL gemahlener Koriander
1 TL Muskatnuß
2 Kardamomkapseln (nur die Samen)
1 TL Safranfäden
2 EL Rosenwasser (aus der Apotheke)
360 g Natur-Basmatireis
900 ml gefiltertes Wasser (kochend)

Das Öl erhitzen. Die Zwiebel und alle Gewürze darin 10 Minuten bei schwacher Hitze braten. In einer Schüssel den Safran in dem Rosenwasser auflösen. 1 EL Rosenwasser zur Zwiebelmischung geben. Weitere 15 Minuten köcheln lassen, dann Reis und kochendes Wasser hinzufügen. Nochmals 35 bis 40 Minuten garen. Kurz vor dem Servieren auch den Rest des Rosenwassers dazugeben.

GEGRILLTER FISCH
– für 4 Portionen –

* Rezept von Cheryl Miller
90 g Butter, Ghee oder Öl
1 TL scharfe Chilisauce
2 Knoblauchzehen, durchgepreßt
4 Scheiben Ihres Lieblings-Fischfilets
75 g Puffreis, zerdrückt
2 EL gehackte frische Petersilie

* Meine Patientin und Freundin Cheryl Miller ist eine wunderbare Köchin. Sie gab mir dieses Rezept, das einfach köstlich schmeckt.

Die Butter zerlassen, Chilisauce und Knoblauch hinzufügen. 4 EL davon in eine rechteckige Backform aus Glas geben. Fischfilets hineinlegen und mit dem zerdrückten Puffreis bestreuen. Die restliche Buttermischung obenauf geben.
10 bis 15 Minuten grillen. Mit Petersilie bestreuen und sofort servieren.

GEBACKENE YAMSWURZELN MIT ROSMARIN
– für 4 Portionen –

5 bis 6 mittelgroße Yamswurzeln, in Viertel geschnitten
4 EL Olivenöl extra
1 EL frischer oder 2 TL getrockneter Rosmarin
1 Prise Cayennepfeffer

Alle Zutaten vermischen und in eine gläserne Backform geben. Im vorgeheizten Backofen bei 180 bis 190 °C 1 Stunde backen. Yamswurzeln sind eine ausgezeichnete Beilage zu grünem Salat oder gebackenem Gemüse.

AHORN-WALNUSS-KNUSPERMÜSLI

300 g Haferflocken
75 g Reiskleie
45 g getrocknete Preiselbeeren
45 g Korinthen
120 g gehackte Walnüsse
1 TL Vanilleextrakt
4 EL Rapsöl
170 ml Ahornsirup

Den Backofen auf 125 °C vorheizen. In einer großen Schüssel Haferflocken, Reiskleie, Samen, Trockenfrüchte, Nüsse und Vanille vermischen. Das Öl hinzufügen und sorgfältig unterheben.
Dann den Ahornsirup dazugießen und ebenfalls sorgfältig einrühren, bis alles gleichmäßig befeuchtet ist. Die Mischung sollte krümelig und klebrig sein. Auf einem Backblech ausbreiten und 90 Minuten backen, dabei alle 15 Minuten umrühren, damit das Ganze gleichmäßig bäckt und goldbraun und trocken wird.
Vollständig auskühlen lassen und in einem luftdichten Behälter aufbewahren.

SPINATSALAT
– für 6 Portionen –

2 große Handvoll frischer Spinat
1 Prise Salz nach Geschmack
1 Bund Frühlingszwiebeln, gehackt
Saft von 1 Zitrone
¼ EL Olivenöl
Pfeffer nach Geschmack

Den Spinat gründlich waschen. Abtropfen lassen und hacken. Mit Salz bestreuen. Nach ein paar Minuten überschüssiges Wasser ausdrücken. Frühlingszwiebeln, Zitronensaft, Öl, Salz und Pfeffer hinzufügen. Sofort servieren.

FRÜCHTEBROT MIT APRIKOSEN
– für ca. 8 Portionen –

280 ml Magerjoghurt
1 Ei
110 g Aprikosenkonfitüre (mit Fruchtsaft gesüßt)
240 g Naturreismehl
1 TL gemahlene Muskatnuß
1¼ TL Backnatron
150 g getrocknete ungeschwefelte Aprikosen (oder andere Trockenfrüchte), gehackt
50 g Korinthen

Eine Kastenform fetten und den Backofen auf 180 °C vorheizen. Joghurt, Ei und Konfitüre in einer Schüssel verrühren. 120 g Mehl und die Hälfte der Gewürze sowie das Natron hinzufügen. Umrühren, bis das Ganze gleichmäßig befeuchtet ist. Restliches Mehl und Gewürze dazugeben. Wenn der Teig sich zu fest anfühlt, können Sie ihn mit ein paar Tropfen kalten Wassers verdünnen. Aprikosen und Korinthen unterheben.
Den Teig in die gefettete Kastenform füllen und 40 bis 45 Minuten backen, bis das Früchtebrot durchgebacken ist.
Aus der Form nehmen und auf einem Drahtrost auskühlen lassen.

SUPERLECKERE FETTUCCINE »ALFREDO«
– für 4 Beilagenportionen –

225 g breite oder schmale Reis- oder Dinkel-Bandnudeln
1 EL Olivenöl extra vergine
170 ml Buttermilch
25 g plus 2 EL Parmesan, gerieben
60 g Frühlingszwiebeln, in Scheiben geschnitten
2 EL gehacktes frisches Basilikum oder 1 TL getrocknetes
¼ TL granulierter oder frischgepreßter Knoblauch
¼ TL fein abgeriebene Zitronenschale

Die Nudeln nach der Anleitung auf der Packung bißfest garen. Abgießen und sofort wieder in den Topf geben. Olivenöl hinzufügen. Die Nudeln darin wenden.
Buttermilch, 25 g Parmesan, Lauchzwiebeln, Basilikum und Knoblauch in den Topf zu den Nudeln geben. Das Ganze unter ständigem Umrühren auf mittlerem Feuer zum Kochen bringen, bis die Sauce brodelt.
Mit den 2 EL Parmesan und frischem Basilikum garnieren. Zitrone dazu servieren.

Der B-Typ – Empfehlungen für Nährstoffergänzungen

Die Rolle der Nährstoffergänzungen – ob es sich nun um Vitamine, Mineralien oder Kräuter handelt – besteht darin, der Ernährung die fehlenden Nährstoffe hinzuzufügen oder dort einen zusätzlichen Gesundheitsschutz zu bieten, wo man ihn braucht. Bei Menschen mit der Blutgruppe B konzentriert sich die Aufgabe der Nährstoffergänzungen auf:

- die Verfeinerung einer bereits ausgewogenen Kost
- die Verbesserung der Wirksamkeit von Insulin
- die Stärkung der Abwehrkräfte gegen Virusinfektionen
- die Förderung geistiger Klarheit und Konzentrationsfähigkeit

B-Typen sind ein Fall für sich. (Man könnte sagen, ein glücklicher Fall.) Meistens können sie ernsthafte Erkrankungen vermeiden, sofern sie sich an die entsprechende Blutgruppendiät halten. Weil ihre Kost so reich an Vitamin A, Vitamin B, Vitamin E, Vitamin C, Calcium und Eisen ist, ist keine zusätzliche Einnahme dieser Vitamine und Mineralien erforderlich. Genießen Sie also diesen einzigartigen Status – aber halten Sie sich an die Diät!
Im folgenden sind die wenigen Ergänzungspräparate aufgeführt, die dem B-Typ guttun.

Empfehlenswert

Magnesium

Während die Angehörigen der anderen Blutgruppen Calciummangel riskieren, laufen Menschen mit der Blutgruppe B Gefahr, an Magnesiummangel zu leiden. Der Grund: Sie absorbieren Calcium so gut, daß ein Ungleichgewicht zwischen dem Calcium- und dem Magnesiumspiegel entstehen kann. Sollte das geschehen, steigt die Anfälligkeit für Viruserkrankungen (oder eine ansonsten verminderte Immunabwehr), Müdigkeit, Depressionen und – möglicherweise – Nervenerkrankungen. In diesen Fällen sollte man vielleicht die Einnahme eines Magnesiumpräparats (300 bis 500 mg) erwägen. Auch viele B-Typ-Kinder werden von Ekzemen geplagt, so daß eine Nahrungsergänzung mit Magnesium häufig vorteilhaft sein kann.
Alle Verabreichungsformen von Magnesium sind empfehlenswert. Allerdings berichten Patienten häufiger von einer abführenden Wirkung bei Magnesiumcitrat als bei den anderen Verabreichungsformen. Eine übermäßig große Magnesiummenge bringt – jedenfalls theoretisch – den Calciumspiegel des Körpers aus dem Gleichgewicht. Stellen Sie also sicher, daß Sie calciumreiche Lebensmittel zu sich nehmen, etwa Sauermilchprodukte. Das Wichtigste ist die Ausgewogenheit!

Die besten magnesiumreichen Nahrungsmittel für den B-Typ: alle empfohlenen Arten von Blattgemüse, Getreide und Hülsenfrüchte.

Kräuter und Phytotherapeutika: Empfehlungen für den B-Typ

Süßholz (Glycyrrhiza glabra)
Süßholz ist eine Pflanze, die von Kräuterheilkundigen auf der ganzen Welt viel verwendet wird. Sie nützt auf mindestens vier Gebieten – als Mittel zur Behandlung von Magengeschwüren, als antiviraler Wirkstoff gegen das Herpesvirus, zur Behandlung des Chronischen Müdigkeitssyndroms und zur Bekämpfung von Hypoglykämie.
Süßholz ist eine Pflanze, die mit Vorsicht zu genießen ist: In hoher Dosierung eingenommen, kann sie bei manchen Personen zu einer Natriumansammlung im Körper und einem erhöhten Blutdruck führen. Wenn Sie die Blutgruppe B haben und unter Hypoglykämie leiden, ein Leiden, bei dem die Blutzuckermenge nach dem Essen absinkt, trinken Sie nach den Mahlzeiten ein bis zwei Tassen Süßholztee. Wenn Sie unter dem Chronischen Müdigkeitssyndrom leiden, empfehle ich die Verwendung von Süßholzpräparaten – bis auf DGL und Süßholztee – nur unter ärztlicher Anleitung. Unkontrolliert angewandt, kann Süßholz in Form eines Ergänzungspräparats als Gift wirken.

Verdauungsenzyme
Wenn Sie die Blutgruppe B haben und es nicht gewohnt sind, Fleisch- oder Milchprodukte zu essen, könnten Sie anfänglich Schwierigkeiten haben, sich auf die neue Ernährungsweise umzustellen. Wenn Sie eine Zeitlang ein Verdauungsenzym zu den Mahlzeiten einnehmen, kann sich der Organismus leichter auf die konzentrierten Proteine einstellen. Bromelain, ein in der Ananas vorkommendes Enzym, ist in vielen Reformhäusern in Form eines Ergänzungspräparats erhältlich, normalerweise in der vierfachen Stärke.

Adaptogenische Kräuter

Adaptogenische Kräuter steigern die Konzentrationsfähigkeit und das Erinnerungsvermögen, zwei Bereiche, in denen B-Typen mit Nerven- und Viruserkrankungen Schwierigkeiten haben. Die besten Kräuter sind die Taigawurzel (oder Russischer Ginseng) (*Eleutherococcus senticosus*) und Ginkgo (*Ginkgo biloba*). Beide sind in Apotheken und Reformhäusern erhältlich. Ginkgo ist derzeit die am häufigsten verschriebene Arznei überhaupt in Deutschland, wo über 5 Millionen Menschen sie täglich einnehmen. Älteren Menschen wird sie verordnet, weil sie die Durchblutung zum Gehirn steigert. Derzeit wird für Ginkgo als Mittel zum »Gehirn-Jogging« geworben.

Lecithin

Lecithin, ein hauptsächlich in Soja vorkommender Wirkstoff zur Blutbildung, erlaubt den B-Antigenen an der Zelloberfläche, sich freier umherzubewegen und das Abwehrsystem besser zu schützen. Menschen mit der Blutgruppe B sollten diesen Nutzen aus Lecithin-Granulat ziehen, nicht aus Soja selbst, da Soja nicht dieselbe konzentrierte Wirkung hat. Es ist eine gute Angewohnheit, regelmäßig den im Rahmen der B-Typ-Diät erwähnten »Membran-Verflüssiger-Cocktail« zu trinken, da das Immunsystem dadurch auf ausgezeichnete und recht angenehme Weise angeregt wird.

Zusammenhang von Streß und sportlicher Betätigung beim B-Typ

Die Reaktion des Menschen mit der Blutgruppe B auf Streß stellt einen Ausgleich zwischen der nervösen geistigen Aktivität des Menschen der Blutgruppe A und den eher körperlichen, aggressiven Reaktionen des Menschen mit Blutgruppe 0 dar. Bei B-Typen ist jede dieser Eigenschaften abgemildert. Auf diese Weise reagieren sie mit Harmonie und Ausgeglichenheit und machen sich so

die besten Eigenschaften der Angehörigen der anderen Blutgruppen zunutze.
Die Reaktion des B-Typs auf Streß stellt eine im Zuge der Evolution entstandene Verfeinerung dar, die eine vielgestaltige Umwelt erforderte. Die Menschen brauchten sowohl die körperliche Ausdauer, die zur Eroberung neuer Gebiete erforderlich war, als auch die Fähigkeit und die Geduld, diese Gebiete zu erschließen.
Als B-Typ wird man mit Streß in den meisten Fällen gut fertig, weil man sich unbekannten Situationen recht gut anpassen kann. B-Typen sind weniger auf Konfrontation bedacht als 0-Typen, jedoch mit mehr körperlicher Energie ausgestattet als A-Typen.
Dem B-Typ bekommen körperliche Betätigungen gut, die weder in aerobischer Hinsicht allzu stark beanspruchend sind noch ausschließlich auf geistige Entspannung abzielen. Das ideale Gleichgewicht für viele B-Typen sind mäßig anstrengende Aktivitäten im Kreise anderer – beispielsweise Gruppenwandern, Radtouren, die weniger aggressiven Kampfsportarten, Tennis und Aerobickurse. Stark wettbewerbsorientierte Sportarten – z. B. Squash, Fußball oder Basketball – sind weniger gesund.
Ein besonders wirksames Trainingsprogramm für B-Typen sollte wöchentlich drei Tage mit einer eher anstrengenden sportlichen Betätigung und wöchentlich zwei Tage mit Entspannungsübungen umfassen.

Betätigung	**Dauer**	**Häufigkeit**
Aerobic	45–60 Min.	3× pro Woche
Tennis	45–60 Min.	3× pro Woche
Kampfsportarten	30–60 Min.	3× pro Woche
Gymnastik	30–45 Min.	3× pro Woche
Wandern	30–60 Min.	3× pro Woche
Radfahren	45–60 Min.	3× pro Woche
Schwimmen	30–45 Min.	3× pro Woche
Schnelles Gehen	30–60 Min.	3× pro Woche
Jogging	30–45 Min.	3× pro Woche
Gewichtstraining	30–45 Min.	3× pro Woche
Golf	60 Min.	2× pro Woche
Tai Chi	45 Min.	2× pro Woche

Leitfaden zur sportlichen Betätigung für den B-Typ

Intensive Bewegungsformen

Die drei Bestandteile jedes stark beanspruchenden Trainingsprogramms umfassen die Aufwärmphase, die aerobische Trainingsphase sowie die Abkühlungsphase. Die Aufwärmphase ist sehr wichtig, um Verletzungen zu vermeiden, da in dieser Zeit vermehrt Blut in die Muskeln gelangt, die dadurch auf die Betätigung – ob nun beim Gehen, Laufen, Radfahren, Schwimmen oder einer Spielsportart – vorbereitet werden. Zur Aufwärmphase sollen Dehn- und Flexibilitätsübungen gehören, um so Muskel- und Sehnenzerrungen vorzubeugen.

Die Bewegungsformen lassen sich in zwei Grundtypen einteilen: in isometrische Übungen, bei denen in den stationären Muskeln Spannung erzeugt wird, und in isotonische Übungen wie Gymnastik, Laufen oder Schwimmen, die eine Muskelspannung durch ein breites Bewegungsspektrum erzeugen. Isometrische Übungen lassen sich dazu verwenden, spezielle Muskelgruppen zu kräftigen, die sich dann weiter durch aktive isotonische Übungen stärken lassen. Isometrische Übungen lassen sich durchführen, indem man gegen einen festen Gegenstand drückt oder daran zieht oder durch Kontraktion oder Anspannung von gegenüberliegenden Muskeln.

Damit man aus aerobischen Übungen den größten Nutzen für das Herz-Kreislauf-System zieht, muß sich der Pulsschlag bis auf ungefähr 70 Prozent der maximalen Herzfrequenz erhöhen. Sobald diese Frequenz während des Trainings erreicht ist, bewegen Sie sich weiter, damit die Frequenz 30 Minuten lang aufrechterhalten bleibt. Diese regelmäßigen Übungen sollten mindestens dreimal wiederholt werden.

Zur Errechnung der maximalen Herzfrequenz müssen Sie:

1. Ihr Lebensalter von 220 subtrahieren.
2. Die verbleibende Summe mit 70 multiplizieren und durch 100 dividieren (×0,7).

Wenn Sie älter als 60 Jahre alt oder in schlechter körperlicher Verfassung sind, rechnen Sie statt mit 70 mit 60 (×0,6).

3. Den Restbetrag mit 50 multiplizieren und durch 100 dividieren (×0,5).

Zum Beispiel würde eine 50 Jahre alte Frau 50 von 220 subtrahieren, was einem maximalen Pulsschlag von 170 entspricht. Die Multiplikation 170 × 0,7 ergibt dann 119 Schläge pro Minute; das ist die höchste Frequenz, die man anstreben sollte. Die Multiplikation 170 × 0,5 ergibt 85 Schläge pro Minute, den niedrigsten Wert in dem Frequenzspektrum.

Entspannungsübungen
Tai Chi und Yoga stellen ideale Möglichkeiten dar, wie man einen Ausgleich zu den eher körperlichen Aktivitäten in der Woche herstellen kann.
Tai Chi Chuan, auch Tai Chi genannt, ist ein Sport, der die Geschmeidigkeit der Körperbewegungen erhöht. Die langsamen, anmutigen, eleganten Gebärden der Bewegungsabläufe im Tai Chi ahmen Angriffs- und Abwehrtechniken mit Händen und Füßen nach, die normalerweise bei voller Geschwindigkeit ausgeführt werden. In China wird Tai Chi täglich von Menschengruppen praktiziert, die sich auf öffentlichen Plätzen zusammenfinden und die Bewegungen synchron durchführen. Tai Chi kann eine äußerst wirksame Entspannungstechnik darstellen, auch wenn zu ihrer Beherrschung Konzentration und Geduld erforderlich sind.
Beim Yoga geht innere Aufrichtigkeit mit Atemkontrolle und Körperhaltungen einher, die dazu dienen, eine völlige Konzentration ohne Ablenkung durch weltliche Belange zu erlangen. Das Hatha Yoga stellt die beliebteste der in der westlichen Welt praktizierten Yoga-Arten dar.
Wenn Sie die Grundhaltung des Yoga erlernen, können Sie eine Routine entwickeln, die sich besonders gut für Ihre Lebensweise eignet. Auf die Sorge mancher Patienten, die Ausübung der Yogatechniken könne bedeuten, daß sie sich einem fernöstlichen Mystizismus verschrieben haben, antworte ich: »Wenn Sie italienisch essen, macht das aus Ihnen einen Italiener?« Es liegt ganz bei Ihnen, was Sie aus Meditation und Yoga machen. Visualisieren Sie und meditieren Sie darüber, was für Sie von Bedeutung ist. Die

Körperhaltungen sind neutral; es sind einfach zeitlos gültige, erwiesenermaßen wirksame Übungen.

Einfache Entspannungstechniken des Yoga
Yoga beginnt und endet mit der Entspannung. Ständig ziehen wir die Muskeln zusammen, denken jedoch nur selten daran, das Gegenteil zu tun – loszulassen und zu entspannen. Wir können uns besser fühlen und gesünder sein, wenn wir die Spannungen, die die Belastungen des heutigen Lebens in der Muskulatur zurücklassen, regelmäßig freigeben.
Am besten kann man sich entspannen, wenn man auf dem Rücken liegt. Legen Sie Arme und Beine so hin, daß Sie sich in den Hüften, den Schultern und dem Rücken völlig wohl fühlen. Das Ziel der Tiefenentspannung besteht darin, daß sich Körper und Geist beruhigen und sich eine lindernde Ruhe ausbreitet – so, wie sich das unruhige Wasser in einem Teich glättet.
Beginnen Sie mit der Bauchatmung. Wenn ein Säugling atmet, bewegt sich der Unterleib, nicht der Brustkorb. Viele von uns haben unbewußt die unnatürliche und wirkungslose Gewohnheit der Brustatmung entwickelt. Zu den Zielen des Yoga zählt es, ein Bewußtsein für die wahre Mitte des Atmens zu vermitteln. Beobachten Sie die Grundmuster Ihrer Atmung. Atmen Sie schnell, flach, unregelmäßig, oder neigen Sie dazu, die Luft anzuhalten? Lassen Sie Ihre Atmung zu einem natürlichen Muster zurückkehren – voll, tief, regelmäßig und ohne ein Gefühl der Enge. Versuchen Sie, ausschließlich die unteren Atemmuskeln zu bewegen; prüfen Sie, ob Sie atmen können, ohne den Brustkorb zu bewegen. Atemübungen werden stets fließend und ohne Anstrengung durchgeführt. Legen Sie eine Hand auf den Bauchnabel, und spüren Sie, wie die Atmung den Bauch hebt. Entspannen Sie die Schultern.
Beginnen Sie die Übung, indem Sie vollständig ausatmen. Wenn Sie einatmen, tun Sie so, als läge ein schweres Gewicht, zum Beispiel ein großes Buch, auf dem Bauchnabel, und als wollten Sie durch das Einatmen dieses imaginäre Gewicht zur Zimmerdecke emporheben.
Wenn Sie dann ausatmen, lassen Sie dieses imaginäre Gewicht den

Unterleib hinabdrücken, wodurch Sie leichter ausatmen können. Atmen Sie stärker aus, als Sie es normalerweise tun würden – so, als wollten Sie mehr Luft aus den Lungen »pressen«. Das wirkt wie eine Art Yoga-Stretching für das Zwerchfell und trägt außerdem dazu bei, die Spannung in diesem Muskel zu lösen. Setzen Sie nun unterstützend die Bauchmuskeln ein. Wenn Sie einatmen, leiten Sie den Atem so tief nach unten, als ob Sie erneut ein imaginäres Gewicht zur Zimmerdecke emporheben wollten. Versuchen Sie, die Bauchatmung völlig zu koordinieren und zu isolieren, ohne daß sich Brust oder Rippen bewegen.

7 Empfehlungen für Menschen mit der Blutgruppe AB

Der AB-Typ: Der Rätselhafte	Moderne Verschmelzung des A- und B-Typs Chamäleonhafte Reaktion auf Veränderungen der Umwelt- und Ernährungsbedingungen Empfindlicher Verdauungstrakt Übermäßig tolerantes Immunsystem Reagiert am besten auf Streß seelisch-geistig, mit körperlichem Schwung und schöpferischer Energie

Die AB-Typ-Diät

Der Mensch mit der Blutgruppe AB ist weniger als tausend Jahre alt, selten (zwei bis fünf Prozent der Bevölkerung) und in biologischer Hinsicht vielfältig. Er paßt nicht problemlos in irgendeine der anderen Kategorien. Verschiedene Antigene machen Menschen mit der Blutgruppe AB manchmal A-ähnlich, manchmal B-ähnlich und manchmal zur Verbindung von beiden.

Diese mannigfaltigen Eigenschaften können je nach den Umständen eine positive oder negative Bedeutung entfalten. Die AB-Typ-Diät erfordert daher, daß man sich die Liste mit den Nahrungsmitteln sehr sorgfältig durchliest und sich sowohl mit der Ernährungsweise für den A-Typ als auch der des B-Typs vertraut macht, damit man die Grundlagen der eigenen Diät besser versteht.

Im wesentlichen sind die meisten Nahrungsmittel, die entweder für den A-Typ oder den B-Typ kontraindiziert sind, vermutlich auch ungesund für AB-Typen; es gibt allerdings einige Ausnahmen. Panhämagglutinine, also Lectine, die das Blut aller Bluttypen verklumpen können, werden offenbar von Menschen mit der Blutgruppe AB besser vertragen, vielleicht weil die Reaktion des Lectins durch die Antikörper von A und B herabgesetzt wird. Tomaten sind hierfür ein hervorragendes Beispiel. Personen mit der Blutgruppe A und Personen mit der Blutgruppe B können die Lectine nicht vertragen, während die der Gruppe AB Angehörenden Tomaten anscheinend ohne Schaden essen können.

Der Faktor Gewichtsabnahme

Was die Gewichtszunahme betrifft, spiegelt sich in Menschen der Gruppe AB das gemischte Erbe ihrer A- und B-Gene. Bisweilen führt das zu speziellen Problemen. So weist man als AB-Typ die niedrige Magensäuremenge des A-Typs und gleichzeitig die Anpassung an Fleisch des B-Typs auf. Zwar ist man damit genetisch für den Verzehr von Fleisch programmiert, doch reicht die Magensäure nicht aus, um es wirksam im Stoffwechsel verarbeiten zu können – außerdem wird das Fleisch meist als Fett gespeichert. Um abzunehmen, sollte man den Fleischkonsum einschränken und nur kleine Mengen essen, die man mit Gemüse und Tofu ergänzen kann.

Ihre B-Typ-Anlagen verursachen dieselbe Insulinreaktion, wenn Sie Kidney- oder Limabohnen, Mais, Buchweizen oder Sesam verzehren (allerdings bewirkt Ihre A-Typ-Seite, daß Ihnen Linsen und Erdnüsse gut bekommen). Eine verminderte Insulinproduktion verursacht Hypoglykämie, eine Reduzierung der Blutzuckermenge nach der Nahrungsaufnahme, und führt zu einer weniger wirksamen Umwandlung der Nahrungsmittel im Körper.

Menschen mit der Blutgruppe AB reagieren nicht in dem Maße auf Weizengluten wie 0- und B-Typen. Wieder einmal gilt: Wenn Sie abnehmen möchten, sollten Sie Weizen meiden, der in der Regel im Muskelgewebe eher azidisch wirkt. AB-Typen nutzen Kalorien besonders wirksam aus, wenn das Gewebe ein wenig alkalisch ist.

Nahrungsmittel, die die Gewichtszunahme fördern:

Rotes Fleisch	*wird schlecht verdaut, als Fett gespeichert, reichert Giftstoffe im Darm an*
Kidneybohnen	*hemmen die Wirksamkeit von Insulin, verursachen Hypoglykämie, verlangsamen den Stoffwechsel*
Limabohnen	*hemmen die Wirksamkeit von Insulin, verursachen Hypoglykämie, verlangsamen den Stoffwechsel*
Samen	*verursachen Hypoglykämie*
Mais	*hemmt die Wirksamkeit von Insulin*
Buchweizen	*verursacht Hypoglykämie*
Weizen	*senkt den Stoffwechsel, ineffektive Kalorienausnutzung, hemmt die Wirksamkeit von Insulin*

Nahrungsmittel, die die Gewichtsabnahme fördern:

Tofu	*fördert die Leistungsfähigkeit des Stoffwechsels*
Fisch und Meeresfrüchte	*fördern die Leistungsfähigkeit des Stoffwechsels*
Milchprodukte	*steigern die Insulinproduktion*
Grünes Gemüse	*verbessert die Leistungsfähigkeit des Stoffwechsels*
Kombualgen	*steigern die Insulinproduktion*
Ananas	*unterstützt und beschleunigt die Verdauung*

Empfehlungen zur Nahrungszusammenstellung

Fleisch und Geflügel

Was den Genuß von Fleisch und Geflügel angeht, entlehnen Menschen mit der Blutgruppe AB Eigenschaften sowohl vom A-Typ als auch vom B-Typ. Ähnlich dem A-Typ produzieren sie nicht genügend Magensäure, um allzu viel tierisches Protein wirksam verdauen zu können. Das wichtigste ist aber die Größe der einzel-

nen Portionen und die Häufigkeit, mit der man Fleisch und Geflügel ißt. Menschen mit der Blutgruppe AB sind auf eine gewisse Menge von tierischem Eiweiß angewiesen, vor allem auf die Fleischsorten, die ihr B-ähnliches Erbe repräsentieren – Lamm, Hammel, Kaninchen und Pute anstatt Rindfleisch. Das Lectin, das das Blut und den Verdauungstrakt des B-Typs reizt, wirkt sich bei Ihnen genauso aus. Verzichten Sie also auf Hühnerfleisch.
Meiden Sie auch alle geräucherten oder gepökelten Fleischsorten. Bei einem Menschen mit niedrigem Magensäurespiegel – dem Merkmal, das Sie mit dem A-Typ gemeinsam haben – können diese Lebensmittel Magenkrebs verursachen.

sehr bekömmlich	*neutral*	*zu vermeiden*	*zu vermeiden*
Hammel	Fasan	Büffel	Rinderhackfleisch
Kaninchen	Leber	Ente	Schinken
Lamm		Gans	Schwein
Truthahn (Pute)		Herz	Speck,
		Huhn	Frühstücksspeck
		Kalb	Wachtel
		Rebhuhn	Wild
		Rind	

Fisch und Meeresfrüchte

Menschen mit der Blutgruppe AB stehen zahlreiche Sorten von Fisch und Meeresfrüchten zur Verfügung, die eine ausgezeichnete Eiweißquelle darstellen. Wie die Menschen mit Blutgruppe A haben auch sie Schwierigkeiten, die in Seezunge und Flunder vorkommenden Lectine zu verdauen. Außerdem haben sie mit dem 0-Typ eine Anfälligkeit für Brustkrebs gemeinsam. Wenn in der Familie Brustkrebserkrankungen aufgetreten sind, sollte man Schnecken auf den Speisezettel setzen. Die Weinbergschnecke, *Helix pomatia,* enthält ein stark wirkendes Lectin, das speziell mutierte A-ähnliche Zellen bei zwei der am weitesten verbreiteten Brustkrebsarten verklumpt (siehe Kapitel 10). Hierbei handelt es sich um eine positive Form der Agglutination, da das Schnecken-Lectin kranke Zellen beseitigt.

sehr bekömmlich	*neutral*	*zu vermeiden*
Alse (Maifisch)	Barramunda	Aal
Fächerfisch	Blaufisch	Austern
Hecht	Flußbarsch	Barracuda (Pfeilhecht)
Hechtbarsch	Hai	Flunder
Kabeljau (Dorsch)	Hering, frisch	Flußkrebse
Lachsforelle	Jakobsmuscheln (Pilgermuscheln, Kammuscheln)	Froschschenkel
Makrele	Kalmar (Tintenfisch)	Garnelen
Meerbrassen	Karpfen	Gelbschwanz
Regenbogenforelle	Katzenfisch (Katfisch, Steinbeißer, Wels)	Heilbutt
Rotbarsch (Goldbarsch)	Kaviar	Hering, mariniert
Roter Schnapper	Lachs	Hummer
Sardine	Miesmuscheln	Krabben
Seehecht (Hechtdorsch)	Schnappbarsch	Krake
Seeteufel (Angler)	Schwertfisch	Meerschnecken
Stör	Seebarsch	Räucherlachs
Weißer Thun	Seeohr	Sardellen (Anchovis)
Weinbergschnecken	Stint	Schellfisch
Zackenbarsch	Weißbarsch	Schildkröten
	Weißfisch (Maräne, Renke, Felchen)	Seezunge
	Ziegelfisch	Sonnenfisch
		Streifenbarsch
		Venusmuscheln (Sand-, Klaffmuscheln)
		Weißstör
		Wolfsbarsch (Loup de mer)

Milchprodukte und Eier

Bei Milchprodukten können Menschen mit der Blutgruppe AB sich an die Richtlinien für den B-Typ halten. Milcherzeugnisse, die durch Bakterien gesäuert sind, sind gesund für sie – Buttermilch, Joghurt, Kefir und fettarme saure Sahne –, da sie leichter verdaulich sind.

Der wichtigste Umstand, auf den man achten muß, ist eine überhöhte Schleimproduktion. Wie der A-Typ produzieren auch Sie bereits viel Schleim, und Sie brauchen nicht mehr. Achten Sie auf Anzeichen für Atemwegsbeschwerden, Nebenhöhlenkatarrhe oder Ohrinfektionen. Diese deuten vielleicht darauf hin, daß Sie den Konsum von Milchprodukten einschränken sollten.

Eier sind für AB-Typen eine bedeutende Quelle von Eiweiß. Eier sind zwar sehr reich an Cholesterin, und bei AB-Typen (wie auch bei den A-Typen) besteht eine gewisse Anfälligkeit für Herzleiden, doch haben Forschungen gezeigt, daß die wahren Übeltäter nicht die cholesterinhaltigen Lebensmittel sind, sondern vielmehr die gesättigten Fette.
Wenn man Eier ißt, kann man jedoch die Eiweißzufuhr steigern und die Aufnahme von Cholesterin senken: Verwenden Sie auf jedes Eigelb zwei Eiweiß. (Anmerkung: Das im Muskelfleisch von Hühnern vorkommende Lectin ist in Eiern nicht enthalten.)

sehr bekömmlich	*neutral*	*neutral*	*zu vermeiden*
Farmerkäse	Cheddar	Magermilch (0,3% Fett)	Blauschimmelkäse
Hüttenkäse	Colby	Molke	Brie
Joghurt	Edamer	Monterey Jack	Butter
Kefir	Emmentaler	Münster	Buttermilch
Mozzarella	Fettarme Milch (1,5% Fett)	Neufchâtel	Camembert
Ricotta	Frischkäse	Schmelzkäse	Parmesan
saure Sahne (10% Fett)	Gouda	Sojakäse*	Provolone
Schafskäse (Feta)	Gruyère	Sojamilch*	Sorbet
Ziegenkäse	Jarlsberg		Speiseeis
Ziegenmilch			Vollmilch

* *gute Alternativen zu Milchprodukten*

Öle und Fette

Menschen mit der Blutgruppe AB sollten eher Olivenöl als tierische Fette, hydrierte Pflanzenfette oder andere Pflanzenöle verwenden. Olivenöl ist ein einfach ungesättigtes Fett, von dem man annimmt, daß es zur Senkung des Blutcholesterins beiträgt. Man kann zum Kochen auch kleine Mengen Ghee verwenden, eine halbflüssige, abgeklärte Butter, die in Indien beliebt ist.

sehr bekömmlich	*neutral*	*zu vermeiden*
Olivenöl	Dorschleberöl (Lebertran)	Baumwollsaatöl
	Erdnußöl	Distelöl
	Leinsamenöl	Maiskeimöl
	Rapsöl	Sesamöl
		Sonnenblumenöl

Nüsse und Samen

Nüsse und Samen haben für Menschen mit der Blutgruppe AB sowohl Vor- als auch Nachteile. Essen Sie sie in kleinen Mengen und mit Vorsicht. Zwar können sie eine gute Quelle für ergänzendes Eiweiß darstellen, doch enthalten alle Samen insulinhemmende Lectine, die sie für B-Typen zum Problem machen.
Andererseits teilen Sie die Vorliebe des A-Typs für Erdnüsse, die sehr wirksame Stärkungsmittel für das Immunsystem darstellen.
Da der A-Typ außerdem zu Gallenblasenbeschwerden neigt, sind Nußmuse ganzen Nüssen vorzuziehen.

sehr bekömmlich	*neutral*	*zu vermeiden*
Erdnüsse	Cashewnüsse	Haselnüsse
Erdnußbutter	Macadamianüsse	Kürbiskerne
Eßkastanien (Maronen)	Mandelmus	Mohnsamen
Walnüsse	Mandeln	Sesampaste (Tahini)
	Paranüsse	Sesamsamen
	Pinienkerne	Sonnenblumenkerne
	Pistazien	Sonnenblumenmus

Bohnen und andere Hülsenfrüchte

Auch bei Bohnen und Hülsenfrüchten bietet sich Menschen mit der Blutgruppe AB ein etwas verworrenes Bild. Linsen sind hochwertige Lebensmittel für den AB-Typ. Für den B-Typ sind Sie allerdings nicht zu empfehlen.
Insbesondere von Linsen weiß man, daß sie krebsbekämpfende Antioxidantien enthalten. Andererseits haben Kidney- und Limabohnen, die beim A-Typ die Insulinproduktion verlangsamen, beim AB-Typ die gleiche Wirkung.

sehr bekömmlich	*neutral*	*neutral*	*zu vermeiden*
Grüne Linsen	Berglinsen	Rote Linsen	Adzukibohnen
Perlbohnen	Cannellino-bohnen	Weiße Bohnen	Augenbohnen
Pintobohnen	Grüne Bohnen	Zuckerschoten	Dicke Bohnen
Rote Bohnen	Grüne Erbsen		Kichererbsen
Sojabohnen	Puffbohnen (Saubohnen)		Kidneybohnen
			Limabohnen
			Schwarze Bohnen

Getreideflocken und -zubereitungen

Die Ernährungsempfehlungen für Menschen mit der Blutgruppe AB gleichen denen, die für Menschen mit der Blutgruppe A und B gelten. Allgemein bekommt Ihnen Getreide, sogar Weizen, gut, doch sollten Sie den Verzehr von Weizen einschränken, weil der innere Kern des Weizenkorns beim AB-Typ stark säurebildend ist. Es geht in diesem Zusammenhang nicht um die Magensäure, sondern um den Säure-Basen-Haushalt in den Muskelgeweben. AB-Typen fühlen sich besonders wohl, wenn die Gewebe leicht basisch sind. Der Keim des Getreidekorns wirkt bei 0- und B-Typen basisch, während er bei A- und AB-Typen sauer wirkt. Begrenzen Sie den Konsum von Weizenkeimen und Weizenkleie auf einmal pro Woche. Haferschrot, Sojaflocken, Hirse, Reiskleie und Sojagranulat sind für den AB-Typ eine gesunde Frühstückskost, doch gilt es, Buchweizen und Mais zu meiden.

Menschen mit der Blutgruppe AB mit einem ausgeprägten Schleimhautleiden, das durch Asthma oder häufige Erkältungen bedingt wird, sollten ihren Weizenkonsum einschränken, da Weizen zur Produktion von Schleim führt. Sie müssen für sich herausfinden, welche Menge an Weizenprodukten Sie vertragen.

sehr bekömmlich	*neutral*	*zu vermeiden*
Dinkel	Amaranth	Buchweizen
Haferkleie	Crunchy	Cornflakes
Haferschrot	Gerste	Kamut
Hirse	Mehrkornmischung	(ägypt. Weizen)
Puffreis	Reisflocken	Maisschrot
Reiskleie	Sojaflocken	
Roggenschrot	Sojagranulat	
	Weizenflocken	
	Weizenkeime	
	Weizenkleie	
	Weizenschrot	

Brot und Gebäck

Die Richtlinien für Menschen mit der Blutgruppe AB hinsichtlich des Verzehrs von Brot und Gebäck gleichen denen für Getreideflocken und -zubereitungen sowie Getreide. Es handelt sich generell um vorteilhafte Lebensmittel, doch wenn man zuviel Schleim produziert oder übergewichtig ist, ist aufgrund dieser Leiden von Vollkornweizen abzuraten. Soja- und Reismehl sind hier gute Alternativen. Bedenken Sie, daß es sich beim Essener Brot (Bezugsquellen s. Anhang, S. 415) um eine Keimlingsbrotsorte handelt, bei der das Gluten-Lectin beim Keimungsprozeß zerstört wird. Achten Sie jedoch darauf, daß die im Handel erhältlichen Keimlingsbrotsorten häufig kleine Mengen Auswuchsweizen enthalten und im Grunde Weizenbrote sind. Lesen Sie die Angaben auf der Verpackung. Meiden Sie Gebäck mit Maismehl und Maisbrot.

sehr bekömmlich	*neutral*	*zu vermeiden*
Essener Brot	Bagels (Hefegebäck aus Weizen)	Maismehl-Muffins
Hirsebrot	Dinkelbrot	
Knäckebrot	Glutenfreies Brot	
Reiswaffeln	Haferkleie-Muffins	
Roggenbrot	Hartweizenbrot	
Sojabrot	Matzen, aus Weizen	
Vollreisbrot (Brot aus Naturreis)	Mehrkornbrot	
Weizenkeimbrot	Pumpernickel	
	Weizenkleie-Muffins	
	Weizenvollkornbrot (Grahambrot)	

Getreide und Teigwaren

Menschen mit der Blutgruppe AB sollten eher mehr Reis als Teigwaren konsumieren, auch wenn man einmal oder zweimal pro Woche Teigwaren aus Weizenvollkorngrieß oder mit Spinat essen darf. Nochmals: Meiden Sie aber Mais und Buchweizen zugunsten von Hafer und Roggen. Begrenzen Sie den Verzehr von Weizenkleie und Weizenkeimen auf einmal wöchentlich.

sehr bekömmlich	*neutral*	*zu vermeiden*
Basmatireis	Bulgur	Buchweizen
Hafermehl	Couscous	Gerstenmehl
Naturreis	Dinkelmehl	Sobanudeln (Buchweizennudeln)
Reismehl	Glutenhaltiges Mehl	Topinambur
Roggenmehl	Hartweizenmehl	
Weißer Reis	Pasta aus Hartweizengrieß	
Weizenkeimmehl	Quinoa	
Wilder Reis	Spinatpasta	
	Weizenauszugsmehl	
	Weizenvollkornmehl	

Gemüse

Frisches Gemüse ist eine wichtige Quelle für Phytotherapeutika, die natürlichen Nahrungsbestandteile, die bei der Vorbeugung gegen Krebs und Herzkrankheiten – Erkrankungen, die sich Menschen mit der Blutgruppe A und B infolge eines schwächeren Immunsystems häufiger zuziehen – stärkend wirken. Gemüse sollte man mehrmals täglich essen. AB-Typen können aus einer großen Vielfalt auswählen – fast alle Gemüse, die entweder für den A-Typ oder den B-Typ verträglich sind, bekommen auch ihnen.

Die einzige Ausnahme bildet das Panhämagglutinin in Tomaten, das das Blut aller Bluttypen angreift. Da AB-Typen so viele blutgruppenspezifische Substanzen aufweisen und das Lectin nicht spezifisch wirkt, scheinen sie die gefährlichen Wirkungen vermeiden zu können. Ich habe Menschen mit der Blutgruppe AB, die viel Tomaten aßen, untersucht, und ihr Wert auf der Indikan-Skala lag im vertretbaren Bereich.

AB-Typen sollten Tofu, kombiniert mit kleinen Mengen Fleisch

und Milchprodukten, zum Hauptnahrungsmittel machen. Tofu kann außerdem bei der Krebsvorbeugung hilfreich sein.
Wie die B-Typen müssen auch sie frischen Mais und alle Maiserzeugnisse meiden.

sehr bekömmlich	***neutral***	***neutral***	***zu vermeiden***
Alfalfasprossen	Abalonepilze	Möhren	Artischocken
Auberginen	Algen	Okra (Gumbofrucht)	Avocados
Blumenkohl	Austernpilze	Oliven, grüne	Chilischoten
Brokkoli	Bambussprossen	Pak-choi (chin. Blätterkohl)	Mais (gelb, weiß)
Grünkohl	Brunnenkresse	Porree	Mungbohnensprossen
Gurken	Champignons	Radicchio	Oliven, schwarze
Löwenzahn	Chicorée	Römischer Salat	Paprikaschoten, gelbe, grüne und rote
Maitakepilze	Chinakohl	Rosenkohl	Radieschen
Pastinaken	Daikon (japan. Rettich)	Rotkohl	Rettich
Rote Rüben	Eisbergsalat	Rucola	Rettichsprossen
Rübengrün	Endivie	Schalotten	Topinambur
Senfkohlblätter	Enokipilze	Shiitakepilze	
Staudensellerie	Eskarol	Spargel	
Süßkartoffeln (Bataten)	Fenchel	Spinat	
Tempeh	Frühlingszwiebeln	Tomaten	
Tofu	Gartenkürbis	Wasserkastanien	
Yamswurzel	Gemüsezwiebeln	Weiße Rüben	
	Gelbe Kohlrübe	Weißkohl	
	Kartoffeln	Zucchini	
	Kohlrabi	Zwiebeln	
	Kopfsalat	Zwiebeln, rot	
	Mangold		
	Meerrettich		
	Melonenkürbis		

Obst

Menschen mit der Blutgruppe AB erben meist die Unverträglichkeit und auch die Vorliebe für bestimmte Früchte, die auch Menschen mit der Blutgruppe A haben. Konzentrieren Sie sich auf das leicht alkalische Obst wie Weintrauben, Pflaumen und Beeren. Sie können ein Ausgleich zu den Getreideprodukten sein, die in den Muskelgeweben säurebildend wirken. Die Ananas dagegen ist für AB-Typen eine hervorragende Verdauungshilfe.

Wie für A-Typen sind bestimmte tropische Obstsorten wie Mangos und Guaven auch für B-Typen nicht bekömmlich.
Orangen sollten Sie ebenfalls nicht essen, auch wenn sie möglicherweise zu Ihren Lieblingsfrüchten zählen. Orangen reizen den Magen des AB-Typs und stören darüber hinaus die Resorption wichtiger Mineralstoffe und Spurenelemente. Damit Sie nicht verwirrt werden: Lassen Sie mich nochmals wiederholen, daß sich die Säure-Basen-Reaktion auf zweierlei Weise vollzieht – in den Geweben des Magens und der Muskeln. Wenn ich sage, daß azidische Orangen den Magen des B-Typs reizen, dann meine ich damit die Reizung, die sie im empfindlichen, alkalischen Magen des AB-Typs bewirken. Zwar haben AB-Typen im allgemeinen einen niedrigen Magensäurespiegel, doch reizt die in Orangen enthaltene Säure die empfindliche Magenschleimhaut. Die Grapefruit ist mit der Orange nahe verwandt und ebenfalls eine azidische Frucht, doch hat sie positive Wirkungen auf den Magen des AB-Typs, da sie alkalische Neigungen nach der Verdauung zeigt. Auch Zitronen sind für AB-Typen sehr bekömmlich; sie helfen, die Verdauung zu fördern und Schleim aus dem Organismus zu beseitigen.
Da Vitamin C ein wichtiges Antioxidans ist, insbesondere zur Vorbeugung gegen Magenkrebs, sollten Sie vor allem Vitamin-C-reiche Früchte wie Grapefruit oder Kiwi essen.
Das Bananen-Lectin stört die Verdauung des AB-Typs. Ich empfehle, Bananen durch andere kaliumreiche Früchte wie Aprikosen, Feigen und bestimmte Melonen zu ersetzen.

sehr bekömmlich	***neutral***	***neutral***	***zu vermeiden***
Ananas	Äpfel	Holunderbeeren	Bananen
Feigen, frisch und getrocknet	Aprikosen	Honigmelonen	Granatäpfel
	Birnen	Johannisbeeren, schwarze und rote	Guaven
Grapefruits	Blaubeeren		Kaktusfeigen
Kirschen	Boysenbeeren	Kantalupmelonen	Kokosnüsse
Kiwis	Brombeeren	Kochbananen	Mangos
Loganbeeren	Datteln	Kumquats	Orangen
Pflaumen	Dörrpflaumen	Limetten	Persimonen (Kakis)
Preiselbeeren	Erdbeeren	Litschis	
Stachelbeeren	Himbeeren	Mandarinen	Rhabarber

sehr bekömmlich	*neutral*	*neutral*	*zu vermeiden*
Weintrauben	Nektarinen	Rosinen	Sternfrucht
Zitronen	Papayas	Wassermelonen	(Karambola)
	Pfirsiche	Wintermelonen	

Säfte und Flüssigkeiten

Menschen mit der Blutgruppe AB sollten den Tag mit einem Glas warmem Wasser beginnen, in das sie den Saft einer halben Zitrone ausdrücken, damit der Organismus von dem Schleim, der sich während des Schlafs angesammelt hat, gereinigt wird. Das Zitronenwasser hilft außerdem bei der Ausscheidung. Trinken Sie danach ein Glas Grapefruit- oder Papayasaft.
Trinken Sie bevorzugt stark alkalische Fruchtsäfte wie Schwarzkirsche, Preiselbeere oder Traube.

sehr bekömmlich	*neutral*	*zu vermeiden*
Kirschsaft	Ananassaft	Orangensaft
(Schwarzkirschen)	Apfelmost	
Kohlsaft	Apfelsaft	
Möhrensaft	Aprikosensaft	
Papayasaft	Gemüsesaft	
Preiselbeersaft	(von bekömmlichen	
Selleriesaft	Sorten)	
Traubensaft	Grapefruitsaft	
	Gurkensaft	
	Pflaumensaft	
	Wasser (mit Zitrone)	

Kräuter, Gewürze und Verdickungsmittel

Anstelle von normalem Speisesalz sollte man Meersalz und Kombualgen verwenden. Ihr Natriumgehalt ist niedrig – das ist wichtig für Menschen mit der Blutgruppe AB –, und Kombualgen wirken außerordentlich positiv auf das Herz und das Immunsystem. Es ist außerdem sehr nützlich für die Gewichtsregulation. Das aus Soja hergestellte Miso ist für AB-Typen sehr gesund und ergibt eine wohlschmeckende Suppe oder Sauce.

Vermeiden Sie jeglichen Pfeffer sowie Essig, weil beide säurebildend sind. Verwenden Sie für Saucen zu Salat und Gemüse statt Essig Zitronensaft, gemischt mit Öl und Kräutern.
Und haben Sie keine Angst, reichlich Knoblauch zu konsumieren. Er ist ein starkes Tonikum und natürliches Antibiotikum, vor allem für den AB-Typ.
Zucker und Schokolade sind in kleinen Mengen erlaubt. Verwenden Sie beides wie Speisewürzen.

sehr bekömmlich	***neutral***	***neutral***	***zu vermeiden***
Curry	Agar-Agar	Muskatnuß	Anis
Knoblauch	Ahornsirup	Naturreissirup	Cayennepfeffer
Meerrettich	Apfelessig	Paprikapulver	Chilis (rot)
Miso	Balsamico-Essig	Pfefferminze	Gelatine
Petersilie	Basilikum	Pfeilwurzmehl	Gerstenmalz
	Bergamottöl	Piment	Kapern
	Bohnenkraut	Reissirup	Maissirup
	Carob	Rosmarin	Maisstärke
	Dill	Rotalge (Dulse)	Mandelöl
	Estragon	Rotweinessig	Nelkenpfeffer
	Gewürznelke	Safran	Pfeffer (schwarz und weiß)
	Grüne Minze	Salbei	Pfefferkörner
	Honig	Salz	Tapioka
	Kardamom	Schnittlauch	Weißweinessig
	Kerbel	Senfpulver	
	Kombualgen	Sojasauce	
	Koriander	Tamari	
	Kreuzkümmel	Tamarinde	
	Kurkuma	Thymian	
	Lorbeerblatt	Vanille	
	Majoran	Weinstein	
	Melasse	Wintergrünöl	
	Minze	Zimt	
		Zucker, brauner und weißer	

Würzmittel und Eingemachtes

Achten Sie darauf, alle Mixed Pickles zu meiden, weil sie möglicherweise zur Entstehung von Magenkrebs beitragen. Vermeiden Sie auch Tomatenketchup, der Essig enthält.

neutral	*zu vermeiden*
Gelees (aus zulässigen Früchten)	Mixed Pickles, Saure
Konfitüren (aus zulässigen Früchten)	Mixed Pickles, Süße
Mayonnaise	Relish
Salat-Dressings (fettarm, aus zulässigen Zutaten)	Tomatenketchup
Senf	Worcester-Sauce

Kräutertees

Als AB-Typ sollten Sie Heilkräutertees zu sich nehmen, um das Immunsystem in Schwung zu bringen und den Schutz gegen Herz-Kreislauf-Krankheiten und Krebs zu steigern. Alfalfa, Große Klette, Kamille und Sonnenhut (Echinacea) sind Stärkungsmittel für das Immunsystem. Weißdorn und Süßholz sind sehr empfehlenswert zur Aufrechterhaltung der Gesundheit des Herz-Kreislauf-Systems. Grüner Tee wirkt außerordentlich positiv auf das Immunsystem. Löwenzahn-, Große Klette- und Erdbeerblatt-Tees unterstützen die Eisenresorption und beugen Blutarmut vor.

sehr bekömmlich	*neutral*	*neutral*	*zu vermeiden*
Alfalfa	Baldrian	Krauser Ampfer	Aloe
Erdbeerblatt	Chilis (rot)	Löwenzahn	Bockshornklee
Ginseng	Dong quai	Maulbeere	Enzian
Große Klette	Eisenkraut	Petersilie	Helmkraut
Grüner Tee	Gelbwurz	Pfefferminze	Hirtentäschel
Hagebutte	Grüne Minze	Rotulmenrinde	Hopfen
Ingwer	Himbeerblatt	Salbei	Huflattich
Kamille	Holunder	Sarsaparille	Königskerze
Sonnenhut (Echinacea)	Johanniskraut	Schafgarbe	Lindenblüten
	Katzenminze	Thymian	Maisgriffel

sehr bekömmlich	*neutral*	*zu vermeiden*
Süßholzwurzel (nach Rücksprache mit dem Arzt) Weißdorn	Vogelmiere Weißbirke Weißeichenrinde Weißer Andorn	Rhabarber Rotklee Sennesblätter

Diverse Getränke

Rotwein ist aufgrund seiner positiven Wirkungen auf das Herz-Kreislauf-System für Menschen mit der Blutgruppe AB gesund. Man nimmt an, daß ein Glas Rotwein pro Tag bei Frauen und Männern das Risiko von Herzkrankheiten verringert.

Der Genuß von ein bis zwei Tassen normalen oder entkoffeinierten Kaffees erhöht die Magensäuremenge. Außerdem enthält Kaffee die gleichen Enzyme, die man in Soja findet. Trinken Sie abwechselnd Kaffee und grünen Tee, damit Sie aus beiden Getränken den größten Nutzen ziehen können.

sehr bekömmlich	*neutral*	*zu vermeiden*
Bohnenkaffee Bohnenkaffee, entkoffeiniert Grüner Tee	Bier Mineralwasser Rotwein Weißwein	Colagetränke Diätlimonaden Limonaden Schwarzer Tee Spirituosen

Typische Menüzusammenstellungen für den AB-Typ

(Das Sternchen (*) verweist auf das folgende Rezept.

Die folgenden Menü-Vorschläge und Rezepte sollen einen Eindruck davon vermitteln, wie eine typische Diät für einen Menschen mit der Blutgruppe AB aussieht.
Die Menüs enthalten mäßig viel Kalorien und sind auf die Leistungsfähigkeit des Stoffwechsels des AB-Typs zugeschnitten. Eine durchschnittlich ernährte, gesunde Person kann dabei mühelos ihr Gewicht halten und sogar abnehmen, wenn sie sich an die Empfehlungen hält. Es werden jedoch alternative Speisen angegeben, wenn Sie eine leichtere Kost bevorzugen oder die Kalorienaufnahme beschränken und sich dennoch schmackhaft ernähren möchten. (Das alternative Lebensmittel wird unmittelbar gegenüber dem aufgeführt, welches es ersetzt.)
Ab und zu werden Sie in einem Rezept eine Zutat finden, die Sie entsprechend unseren Empfehlungen eigentlich vermeiden sollten. Meist handelt es sich dabei um sehr kleine Mengen (z. B. eines Gewürzes), die Sie, wenn Sie gesund sind und sich streng an die Ernährungsempfehlungen halten, vertragen werden.
Wenn Sie sich mit diesen Empfehlungen vertraut gemacht haben, können Sie selber Menüs zusammenstellen und Lieblingsrezepte so abwandeln, daß sie für den AB-Typ gut verträglich sind.

STANDARD-SPEISEPLAN	ALTERNATIV-VORSCHLÄGE ZUR GEWICHTSKONTROLLE
Tagesplan Nr. 1	
Frühstück	
Wasser mit Zitrone (beim Aufstehen)	
225 ml verdünnter Grapefruitsaft	
2 Scheiben Essenerbrot	1 Scheibe Essenerbrot
* Joghurt-Kräuterkäse	1 weichgekochtes Ei
Kaffee	
Mittagessen	
115 g Putenbrust in Scheiben	
2 Scheiben Roggenbrot	1 Scheibe Roggenbrot oder zwei Roggenknäcke
Grüner Salat	
2 Pflaumen	
Kräutertee	
Nachmittags-Imbiß	
* Tofu-Käsekuchen	110 ml fettarmer Joghurt mit Früchten
Eisgekühlter Kräutertee	
Abendessen	
* Tofu-Omelett	
Angebratenes Gemüse	
Gemischter Obstsalat	
Entkoffeinierter Kaffee	
(Rotwein)	

Tagesplan Nr. 2

Frühstück
Wasser mit Zitrone (beim Aufstehen)
Verdünnter Grapefruitsaft
* Ahorn-Walnuß-Knuspermüsli mit Sojamilch
Kaffee

Mittagessen
* Tabbouleh (Syrischer Salat)
Weintrauben oder Apfel
Eisgekühlter Kräutertee

Nachmittags-Imbiß
* Carob-Kekse
Kaffee oder Kräutertee

Honigmelone mit einer Portion Hüttenkäse

Abendessen
* Gegrilltes Kaninchen
* Grüne-Bohnen-Salat
Basmati-Reis
Joghurteiscreme
Entkoffeinierter Kaffee
(Rotwein)

Gedämpfter Brokkoli und Blumenkohl

Tagesplan Nr. 3

Frühstück

Wasser mit Zitrone (beim Aufstehen)
Verdünnter Grapefruitsaft
1 weichgekochtes Ei
2 Scheiben Essenerbrot mit Mandelmus
Kaffee

1 Scheibe Essenerbrot mit zuckerreduzierter Konfitüre

Mittagessen

* Lasagne mit Tofu-Pesto
oder
* Tofu-Sardinen-Frikadellen
Gemischter grüner Salat
2 Pflaumen
Kräutertee

Angebratener Tofu mit Gemüse

Nachmittags-Imbiß

Joghurt, mit Fruchtsaft gesüßt

Abendessen

Gegrillter Lachs mit frischem Dill und Zitrone
* Naturreis mit Safran
* Spinatsalat
Entkoffeinierter Kaffee
(Rotwein)

Spargel

JOGHURT-KRÄUTERKÄSE

950 g Magerjoghurt
2 gehackte Knoblauchzehen
1 TL Thymian
1 TL Basilikum
1 TL Oregano
1 EL Olivenöl

Den Joghurt in einen alten Kissenbezug oder ein Mulltuch geben. Das Tuch zubinden, und den Joghurt 4½ bis 5 Stunden abtropfen lassen.
Den abgetropften Joghurt aus dem Tuch nehmen und in einer Schüssel mit allen Gewürzen und dem Öl verrühren. Vor dem Servieren 1 bis 2 Stunden bedeckt kalt stellen. Schmeckt vorzüglich zu rohem Gemüse.

TOFU-KÄSEKUCHEN (GEBACKEN)
(Ein Rezept von Yvonne Chapman)

750 g gepreßter Tofu
150 ml Sojamilch
¼ TL Salz (nach Belieben)
2 TL frischer Zitronensaft
Abgeriebene Schale von 1 Zitrone
1 TL Vanilleextrakt

Alle Zutaten miteinander vermischen.

Teigboden

90 g Vollkornweizenmehl (oder Roggenmehl)
40 g Haferflocken
½ TL Salz
110 ml Öl
2 EL kaltes Wasser

Die trockenen Zutaten vermischen, erst Öl, dann Wasser darunterrühren, bis die Mischung zusammenhält. Auf Boden und Rand einer runden Kuchenform mit einem Durchmesser von 20 cm drücken. Den Boden mehrmals mit einer Gabel einstechen. Mit der Tofumischung füllen und im vorgeheizten Backofen bei 150 °C 30 bis 45 Minuten backen.

TOFU-OMELETT
– für 3 bis 4 Portionen –

450 g weicher Tofu, abgetropft und zerdrückt
5–6 Champignons in Scheiben geschnitten
225 g feingeschnittene Frühlingszwiebeln
1 TL Mirin (jap. Reiswein) oder Sherry zum Kochen
1 TL weizenfreie Tamari-Sojasauce
1 EL frische Petersilie, gehackt
1 TL Naturreismehl
4 Eier, leicht geschlagen
erlaubte Gewürze nach Geschmack
2 TL Olivenöl extra vergine

Alle Zutaten bis auf das Öl vermischen. Das Öl in einer großen Bratpfanne erhitzen. Die Hälfte der Mischung hineingeben und die Pfanne bedecken. Bei schwacher Hitze etwa 15 Minuten braten, bis die Eier gar sind. Aus der Pfanne nehmen und warm stellen.
Die restliche Mischung ebenso zubereiten.

AHORN-WALNUSS-KNUSPERMÜSLI

300 g Haferflocken
75 g Reiskleie
50 g Korinthen
50 g getrocknete Preiselbeeren
120 g gehackte Walnüsse oder Mandeln
4 EL Rapsöl
170 ml Ahornsirup
1 TL Vanilleextrakt

Den Backofen auf 125 °C vorheizen. In einer großen Schüssel Haferflocken, Reiskleie, Samen, Trockenfrüchte, Nüsse und Gewürze vermischen. Das Öl hinzufügen und sorgfältig vermischen. Dann den Ahornsirup dazugießen und ebenfalls sorgfältig verrühren, bis alles gleichmäßig befeuchtet ist. Die Mischung sollte krümelig und klebrig sein. Auf einem Backblech ausbreiten und 90 Minuten backen, dabei alle 15 Minuten umrühren, damit das Ganze gleichmäßig bäckt und goldbraun und trocken wird.
Vollständig auskühlen lassen und in einem luftdichten Behälter aufbewahren.

TABBOULEH (SYRISCHER SALAT)

175 g Hirse, gekocht
1 Bund Frühlingszwiebeln, gehackt
4 Bund Petersilie, gehackt
1 Bund Minze, gehackt, oder 2 EL getrocknete Minze
1 große Gurke, geschält und gehackt (nach Belieben)
75 ml Olivenöl
Saft von 3 Zitronen
1 EL Salz

Die Hirse in eine große Schüssel geben. Alle gehackten Kräuter und Gemüse hinzufügen und gut vermischen. Öl, Zitronensaft und Salz dazugeben. Auf frischem grünem Salat servieren. In Salatblätter oder zarte Weinblätter einrollen oder mit einer Gabel essen. Ergibt eine erfrischende Vorspeise oder einen Picknicksalat.

CAROB-KEKSE
– für 42 bis 48 Stück –

75 ml Rapsöl
110 ml reiner Ahornsirup
1 TL Vanilleextrakt
1 Ei
1 TL Backnatron
210 g Hafer- oder Naturreismehl
75 g ungesüßte Carobraspeln

Zwei Backbleche fetten und den Backofen auf 190 °C vorheizen. In einer mittelgroßen Schüssel Öl, Sirup und Vanilleextrakt vermischen. Das Ei schlagen und unter die Ölmischung rühren. Nach und nach Mehl und Natron hinzufügen, bis ein fester Teig entsteht. Die Carobraspeln unterheben, und den Teig teelöffelweise auf die Backbleche tropfen lassen. 10 bis 15 Minuten backen, bis die Kekse hellbraun sind. Aus dem Backofen nehmen und auskühlen lassen.

GEBRATENES KANINCHEN
– für 4 bis 6 Portionen –

2 Kaninchen
225 ml Apfelessig
1 kleine Zwiebel, gehackt
2 TL Salz
4 EL Wasser
120 g Reismehl oder Semmelbrösel (nicht aus Weizenmehl)
¼ TL Pfeffer
1 Prise Zimt
80 g Margarine

Die bratfertigen Kaninchen säubern und in Stücke schneiden. Das Fleisch vor dem Zubereiten ein paar Stunden in Essig, Zwiebel und Salzwasser marinieren. Abtropfen lassen.
Mehl, Salz und Gewürze auf einem Teller vermischen. Die Kaninchenstücke zuerst in zerlassener Margarine und dann in der Mehl- oder Semmelbröselmischung wenden, bis sie rundum bedeckt sind.
Im vorgeheizten Backofen bei 190 °C 30 bis 40 Minuten braten.

GRÜNE-BOHNEN-SALAT
– für 4 Portionen –

500 g grüne Bohnen
Saft von 1 Zitrone
3 EL Olivenöl
2 Knoblauchzehen, zerdrückt
2–3 TL Salz

Die zarten, frischen grünen Bohnen waschen. Stielansatz und Fäden entfernen. In 5 cm lange Stücke schneiden.
In reichlich sprudelndem Wasser gar kochen. Abtropfen lassen. Abgekühlt in eine Salatschüssel geben. Nach Geschmack mit Zitronensaft, Olivenöl, Knoblauch und Salz anmachen.

TOFU-SARDINEN-FRIKADELLEN
– für 2 Portionen –
(Ein Rezept von Yvonne Chapman)

1 Dose grätenlose Sardinen
2 Scheiben mittelfester oder fester Tofu (je 2,5 cm dick)
1 TL Tafelmeerrettich
1 Spritzer Apfelessig
Olivenöl

Die Sardinen mit einer Gabel fein zerdrücken. Den Tofu zu den Sardinen geben und alles zerdrücken. Den Meerrettich und einen Spritzer Apfelessig hinzufügen. Alle Zutaten sorgfältig vermischen.
Kleine Frikadellen aus der Mischung formen. Ein wenig Olivenöl in einer schweren Pfanne erhitzen. Die Frikadellen auf beiden Seiten braun braten. Man kann sie auch unter dem Backofengrill bräunen. Diese Frikadellen passen gut zu Salat.

LASAGNE MIT TOFU-PESTO
– für 8 Portionen –

500 g weicher Tofu, mit 2 EL Olivenöl zerdrückt
125 g fettarmer Mozzarella oder Ricotta, fein zerkleinert
1 Ei (nach Belieben)
2 Pakete gehackter Tiefkühlspinat oder die entsprechende Menge feingeschnittener frischer Spinat
225 ml Wasser
1 TL Salz
1 TL Oregano
900 ml Pesto-Sauce (Sie können auch weniger verwenden)
500 g Reis- oder Dinkel-Lasagneblätter, gekocht

Käse und Tofu mit Ei, Spinat, Wasser und Gewürzen vermischen. 225 ml Sauce in eine 22,5×32,5 cm große Backform geben. Nacheinander Nudeln, Käsemischung und Sauce hineingeben, bis alles aufgebraucht ist. Die oberste Schicht sollte aus Nudeln und Sauce bestehen.
Im vorgeheizten Backofen bei 180 °C 30 bis 40 Minuten überbacken, bis der Auflauf gar ist.

NATURREIS MIT SAFRAN
– für 4 Portionen –

3 EL Olivenöl extra vergine
1 große Gemüsezwiebel oder rote Zwiebel
1 TL gemahlener Koriander
1 TL Muskatnuß
2 Kardamomkapseln (verwenden Sie nur die Samen)
1 TL Safranfäden
2 EL Rosenwasser (aus der Apotheke)
360 g Basmati-Naturreis
900 ml gefiltertes Wasser (kochend)

Das Öl erhitzen und Zwiebel und Gemüse darin bei schwacher Hitze 10 Minuten braten. In einer zweiten Schüssel den Safran zerstoßen und mit dem Rosenwasser vermischen.
1 EL Rosenwasser zu der Zwiebelmischung geben. Weitere 15 Minuten köcheln, dann den Reis und das kochende Wasser hinzufügen. 35 bis 40 Minuten weitergaren. Unmittelbar vor dem Servieren das restliche Rosenwasser dazugeben.

SPINATSALAT
– für 6 Portionen –

2 große Handvoll frischer Spinat
1 Bund Frühlingszwiebeln, gehackt
Saft von 1 Zitrone
¼ TL Olivenöl oder Leinsamenöl
Salz und Pfeffer nach Geschmack
Cayennepfeffer (nach Belieben)

Den Spinat gründlich waschen. Abtropfen lassen und hacken. Mit Salz bestreuen. Nach ein paar Minuten überschüssiges Wasser ausdrücken. Frühlingszwiebeln, Zitronensaft, Salz und Pfeffer hinzufügen. Sofort servieren.

Der AB-Typ – Empfehlungen für Nährstoffergänzungen

Die Rolle der Nährstoffergänzungen – ob es sich nun um Vitamine, Mineralstoffe oder Kräuter handelt – besteht darin, der Ernährung die fehlenden Nährstoffe hinzuzufügen oder dort einen zusätzlichen Gesundheitsschutz zu bieten, wo man ihn braucht. Bei Menschen mit der Blutgruppe AB konzentriert sich die Aufgabe der Ergänzungsstoffe auf:
– die Stärkung des Immunsystems
– die Versorgung mit krebsbekämpfenden Antioxidantien
– die Stärkung des Herzens.
Was die Nährstoffergänzungen betrifft, bieten die Menschen mit der Blutgruppe AB ein etwas gemischtes Bild. Zwar haben sie mit den A-Typen das gleiche verletzliche Immunsystem und die Anfäl-

ligkeit gegen dieselben Krankheiten gemein, doch bietet die AB-Diät glücklicherweise eine ganze Reihe verschiedener Nährstoffe an, mit denen man Krankheiten bekämpfen kann.
So nehmen Menschen der Blutgruppe AB mit ihrer Kost sehr viel Vitamin A, Vitamin B_{12}, Niacin und Vitamin E auf, die einen ernährungsbedingten Schutz vor Krebs und Herzkrankheiten bieten. Allerdings ist eine weitergehende Nahrungsergänzung anzuraten, sollte sich ein AB-Typ aus irgendeinem Grund nicht an die Diät halten. Selbst Eisen, an dem in der vegetarischen Ernährung des A-Typs ein gravierender Mangel besteht, steht dem AB-Typ in seinen Lebensmitteln leicht zur Verfügung. Es gibt jedoch einige Nährstoffe, die AB-Typen nützen können.

Vitamin C

Menschen mit der Blutgruppe AB, die wegen ihrer geringen Magensäure vermehrt an Magenkrebs erkranken, können aus der ergänzenden Einnahme von Vitamin-C-Präparaten Nutzen ziehen. So können beispielsweise Nitrate, chemische Verbindungen, die beim Räuchern und Pökeln von Fleisch entstehen, für AB-Typen ein besonderes Problem darstellen, weil bei Menschen mit einem niedrigen Magensäurespiegel das krebserregende Potential erhöht ist. Vitamin C ist bekannt als Antioxidans, da es diese Reaktion blockiert (allerdings sollte man trotzdem geräucherte und gepökelte Lebensmittel meiden). Verstehen Sie dies aber bitte nicht so, daß Sie hochdosiert Vitamin C einnehmen sollen. Ich habe festgestellt, daß Menschen mit der Blutgruppe AB Vitamin C in hoher Dosierung (1000 mg und mehr) nicht gut bekommt, weil es in der Regel ihren Magen reizt. Nimmt man das Vitamin über den Tag verteilt ein, mit zwei bis vier Kapseln eines vorzugsweise aus Hagebutte abgeleiteten 250-g-Präparats sollten keine Verdauungsbeschwerden entstehen.

Die besten Vitamin-C-reichen Nahrungsmittel für den AB-Typ: Beeren, Grapefruits, Ananas, Kirschen, Zitronen, Brokkoli.

Zink (mit Vorsicht)

Ich habe festgestellt, daß ein kleiner Zusatz von Zink (bis zu 3 mg täglich) häufig sehr viel ausrichtet, um Kinder mit der Blutgruppe AB gegen Infektionen, vor allem Ohrenentzündungen, zu schützen. Die zusätzliche Einnahme von Zink ist jedoch ein zweischneidiges Schwert. Zwar kann eine geringe, periodische Verabreichung den Immunzustand verbessern, doch längere, höhere Dosierungen setzen ihn herab und können die Resorption anderer Mineralien beeinträchtigen. Gehen Sie behutsam mit Zink um! Es unterliegt zwar keinen gesetzlichen Vorschriften und ist als Ergänzungsmittel überall leicht erhältlich, doch sollten Sie es nicht einnehmen, ohne vorher einen Arzt konsultiert zu haben.

Die besten zinkreichen Nahrungsmittel für den AB-Typ: empfohlenes Fleisch (besonders dunkles Geflügel), Eier, Hülsenfrüchte.

Selen (mit Vorsicht)

Selen kann für Menschen mit der Blutgruppe AB von Nutzen sein, da es offenbar als Bestandteil der körpereigenen antioxidativen Abwehrkräfte wirkt. Es sind jedoch Fälle von Selenvergiftung bei Menschen bekannt, die übertrieben große Mengen an Selenpräparaten eingenommen haben. Fragen Sie Ihren Arzt, ehe Sie dieses Spurenelement verwenden.

Kräuter und Phytotherapeutika: Empfehlungen für den AB-Typ

Weißdorn *(Crataegus oxyacantha)*

Da Menschen mit der Blutgruppe AB zu Herzerkrankungen neigen, sollten sie sich ernsthaft Gedanken um den Schutz ihres Herz-Kreislauf-Systems machen. Wenn Sie sich an die AB-Diät halten, wird sich diese Wirkung einstellen, aber wenn es in Ihrer Familie Fälle von Herzkrankheiten oder Arterienverkalkung gibt, sollte Ihr Vorsorgeprogramm einen Schritt weitergehen. Ein Phytotherapeutikum, das außergewöhnlich gute vorbeugende Eigenschaften aufweist, findet sich im Weißdornbaum. Weißdorn hat zahlreiche positive Wirkungen auf das Herz-Kreislauf-System. Er steigert die Elastizität der Arterien und stärkt das Herz, wobei er gleichzeitig den Blutdruck senkt und eine leichte, auflösungsartige Wirkung auf die Plaques in den Arterien entfaltet.

Weißdorn ist in Deutschland offiziell für den pharmazeutischen Gebrauch zugelassen. Gleichwohl ist seine Wirkung in anderen Ländern praktisch unbekannt. Extrakte und Tinkturen sind durch Naturheilmediziner und in Reformhäusern und Apotheken erhältlich. Ich kann dieses Heilmittel gar nicht hoch genug loben. Wissenschaftliche, von der deutschen Regierung in Auftrag gegebene Studien weisen nach, daß es keinerlei Nebenwirkungen erzeugt. Wenn es nach mir ginge, würde man Extrakte von Weißdorn zur Anreicherung von Frühstücksflocken verwenden, so wie man ihnen Vitamine beifügt.

Den Immunzustand stärkende Kräuter

Weil das Immunsystem der Menschen mit Blutgruppe AB zur Anfälligkeit für Infektionen neigt, können milde, den Abwehrzustand stärkende Kräuter, zum Beispiel Sonnenhut (*Echinacea purpurea*) helfen, Erkältungen oder Schnupfen abzuwehren und die gegen den Krebs gerichtete Überwachung des Immunsystems zu verbessern. Viele Menschen nehmen Echinacea in flüssiger oder Tablettenform ein. Auch das chinesische Heilkraut Huangki (*Astragalus membranaceous*) wird zur Stärkung des Immunsystems eingenommen, aber es ist nur schwer im Handel erhältlich. In beiden Kräutern sind die aktiven Wirkstoffe Zucker. Diese wirken wie Mitogene, die die Verbreitung der weißen Blutkörperchen anregen. (Die weißen Blutkörperchen schützen, wie Sie sich erinnern werden, das Immunsystem.)

Beruhigende Heilkräuter

Menschen mit der Blutgruppe AB tun gut daran, Beruhigungsmittel auf Kräuterbasis wie Kamille oder Baldrianwurzel zu verwenden. Diese Kräuter sind als Tees erhältlich und sollten häufig eingenommen werden. Baldrian hat einen etwas stechenden Geruch, der aber als recht angenehm empfunden wird, wenn man sich an ihn gewöhnt hat.

Quercetin

Quercetin ist ein Bioflavonoid, das sich in reichem Maße in bestimmten Gemüsesorten, vor allem in Zwiebeln findet. Quercetin-Ergänzungspräparate sind in Reformhäusern erhältlich, normalerweise in Kapseln mit einem Gehalt zwischen 100 und 500 mg. Quercetin ist ein hochwirksames Antioxidans, mehrere hundertmal stärker als Vitamin E. Es kann beim AB-Typ eine wirksame Ergänzung bei der Krebsvorsorge sein.

Mariendistel *(Silybum marianum)*

Wie Quercetin ist die Mariendistel ein wirksames Antioxidans mit der zusätzlichen besonderen Eigenschaft, daß es in der Leber und in den Gallengängen sehr hohe Konzentrationen erlangen kann. Menschen mit der Blutgruppe AB neigen zu Verdauungsstörungen, vor allem der Leber und Gallenblase. Wenn in Ihrer Familie gehäuft Beschwerden der Leber, der Bauchspeicheldrüse oder der Gallenblase vorkommen, sollten Sie überlegen, ob Sie Ihre Ernährung mit einem Mariendistelpräparat (es ist in den meisten Reformhäusern leicht erhältlich) anreichern. Krebspatienten, die sich einer Chemotherapie unterziehen, sollten ein Mariendistelpräparat verwenden, um sich vor Schädigungen der Leber zu schützen.

Bromelain (Ananasenzyme)

Wenn Sie die Blutgruppe AB haben und unter Blähungen oder anderen Krankheitszeichen für eine schlechte Eiweißresorption leiden, sollten Sie ein Bromelainpräparat einnehmen. Dieses Enzym hat eine mittlere Fähigkeit, Ernährungseiweiß aufzuspalten, und hilft dem Verdauungstrakt des AB-Typs, Proteine besser zu absorbieren.

Zusammenhang von Streß und sportlicher Betätigung beim AB-Typ

Ihre Blutgruppe hat die Fähigkeit, die negativen Auswirkungen von Streß umzukehren. Wie wir in Kapitel 3 erörtert haben, stellt Streß für sich genommen kein Problem dar. Entscheidend ist vielmehr, wie man auf Streß reagiert. Der AB-Typ reagiert auf Streß genauso wie der A-Typ. In dieser Hinsicht ähneln Sie dem B-Typ überhaupt nicht.

Menschen mit der Blutgruppe AB reagieren in der ersten Streßphase – der Angstphase – mit geistigen Mitteln. Im Gehirn blinken gewissermaßen mit Adrenalin aufgeladene Glühbirnen auf und erzeugen Angst, Reizbarkeit und Hyperaktivität. Während die Streßsignale in Ihrem Immunsystem pulsieren, werden Sie immer schwächer. Die erhöhte Empfindlichkeit Ihres Nervensystems schädigt allmählich die empfindlichen, schützenden Antikörper. Sie sind zu müde, um gegen die Infektionen und Bakterien anzukämpfen, die nur darauf warten, in den Körper einzudringen, wie Räuber, die ein alkoholisiertes Opfer verfolgen.

Techniken zur Beruhigung, etwa Yoga oder Meditation, sind sehr nützlich, um den schädigenden Belastungen mittels Konzentration und Entspannung entgegenzuwirken. Menschen mit der Blutgruppe AB reagieren nicht gut auf fortdauernde Konfrontationen und müssen daher die Kunst der Stille als beruhigenden Zauber in Erwägung ziehen und ausüben. Wenn der AB-Typ in seinem natürlichen, angespannten Zustand verharrt, kann der Streß Herzkrankheiten und diverse Krebserkrankungen hervorrufen. Körperliche Aktivitäten, die für Ruhe und Konzentrationsfähigkeit sorgen, bilden die Heilmittel, die ihn aus dem Klammergriff des Stresses befreien.

Tai Chi Chuan, die zeitlupenartige ritualisierte Form des chinesischen Boxens, sowie Hatha Yoga, zeitlose indische Dehnübungen, lassen Sie zu sich selbst finden. Gemäßigte isotonische Übungen, wie beispielsweise Wandern, Schwimmen und Radfahren, werden vom AB-Typ bevorzugt. Wenn ich zu beruhigenden Übungen rate, dann heißt das nicht, daß Sie dabei nicht richtig »ins Schwitzen«

kommen dürfen. Das Entscheidende ist vielmehr, wie stark Sie an der körperlichen Betätigung innerlich beteiligt sind.
So werden beispielsweise anstrengende Wettkampfsportarten und Übungen Ihre Nervenkraft erschöpfen, Sie wieder ganz angespannt machen und Ihr Immunsystem schwächen, so daß Sie unter Umständen erkranken.
Die folgenden Aktivitäten sind für den AB-Typ empfehlenswert. Achten Sie besonders darauf, wie lange die einzelnen Übungen dauern. Um eine beständige Lockerung der Anspannung und eine Wiederbelebung der Energie zu erreichen, müssen Sie eine oder mehrere dieser Betätigungen drei- oder viermal pro Woche durchführen.

Betätigung	**Dauer**	**Häufigkeit**
Tai Chi	30–45 Min.	3–5× pro Woche
Hatha Yoga	30 Min.	3–5× pro Woche
Aikido	60 Min.	2–3× pro Woche
Golf	60 Min.	2–3× pro Woche
Radfahren	60 Min.	2–3× pro Woche
Schnelles Gehen	20–40 Min.	2–3× pro Woche
Schwimmen	30 Min.	3–4× pro Woche
Tanzen	30–45 Min.	2–3× pro Woche
Aerobic (low impact)	30–45 Min.	2–3× pro Woche
Wandern	45–60 Min.	2–3× pro Woche
Stretching	15 Min.	jedesmal, wenn Sie sich körperlich betätigen

Leitfaden zur sportlichen Betätigung für den AB-Typ

Tai Chi Chuan, auch Tai Chi genannt, ist ein Sport, der die Geschmeidigkeit der Körperbewegungen erhöht. Die langsamen, anmutigen, eleganten Gebärden der Bewegungsabläufe im Tai Chi Chuan ahmen Angriffs- und Abwehrtechniken mit Händen und Füßen nach, die normalerweise bei voller Geschwindigkeit ausgeführt werden. In China wird Tai Chi täglich von Menschengruppen praktiziert, die sich auf öffentlichen Plätzen versammeln und im Gleichklang die Bewegungen durchführen. Tai Chi kann eine äußerst wirksame Entspannungstechnik darstellen, auch wenn zu ihrer Beherrschung Konzentration und Geduld erforderlich sind.

Auch Yoga ist eine gute Methode, den typischen Streßverhaltensmustern des AB-Typs entgegenzuwirken. Beim Yoga geht innere Aufrichtigkeit mit Atemkontrolle und Körperhaltungen einher, die dazu dienen, eine völlige Konzentration ohne Ablenkung durch weltliche Belange zu erlangen. Das Hatha Yoga stellt die beliebteste der in der westlichen Welt praktizierten Formen des Yoga dar.

Wenn Sie die Grundhaltungen des Yoga erlernen, können Sie eine Alltagsroutine entwickeln, die sich am besten für Ihre Lebensweise eignet. Viele AB-Typen, die die Entspannungstechniken des Yoga erlernt haben, sagen mir, daß sie erst aus dem Haus gehen, wenn sie ihre Übungen gemacht haben. Auf die Sorge mancher Patienten, die Ausübung der Yogatechniken könnte bedeuten, daß sie sich einem fernöstlichen Mystizismus verschrieben haben, antworte ich: »Wenn Sie italienisch essen, macht das denn aus Ihnen gleich einen Italiener?« Es liegt ganz bei Ihnen, was Sie aus Meditation und Yoga machen. Visualisieren Sie und meditieren Sie darüber, was für Sie von Bedeutung ist. Die Körperhaltungen sind neutral; es sind zeitlos gültige, erwiesenermaßen wirksame Übungen.

Einfache Entspannungstechniken des Yoga

Yoga beginnt und endet mit der Entspannung. Ständig ziehen wir die Muskeln zusammen, doch nur selten denken wir daran, das Gegenteil zu tun – loszulassen und zu entspannen. Wir können uns besser fühlen und gesünder sein, wenn wir die Spannungen, die die Belastungen des heutigen Lebens in der Muskulatur zurücklassen, regelmäßig freigeben.

Am besten kann man sich entspannen, wenn man auf dem Rücken liegt. Legen Sie Arme und Beine, daß Sie sich in den Hüften, den

Schultern und dem Rücken völlig wohl fühlen. Das Ziel der Tiefenentspannung besteht darin, daß sich Körper und Geist beruhigen und sich eine lindernde Ruhe ausbreitet – so, wie sich das unruhige Wasser in einem Teich schließlich glättet.

Beginnen Sie mit der Bauchatmung. Wenn ein Säugling atmet, bewegt sich der Unterleib, nicht der Brustkorb. Viele von uns haben unbewußt die unnatürliche und wirkungslose Gewohnheit der engen Brustatmung entwickelt. Zu den Zielen des Yoga zählt es, Ihnen ein Bewußtsein für die wahre Mitte des Atmens zu vermitteln. Beobachten Sie die Grundmuster Ihrer Atmung. Atmen Sie schnell, flach, unregelmäßig, oder neigen Sie dazu, den Atem anzuhalten? Lassen Sie Ihre Atmung zu einem natürlichen Muster zurückkehren – voll, tief, regelmäßig und ohne ein Gefühl der Enge. Versuchen Sie, ausschließlich die unteren Atmungsmuskeln zu bewegen; prüfen Sie, ob Sie atmen können, ohne den Brustkorb zu bewegen. Atemübungen werden stets fließend und ohne Anstrengung durchgeführt. Legen Sie eine Hand auf den Bauchnabel, und spüren Sie, wie die Atmung den Brustkorb hebt. Entspannen Sie die Schultern.

Beginnen Sie die Übung, indem Sie vollständig ausatmen. Wenn Sie einatmen, tun Sie so, als läge ein schweres Gewicht, zum Beispiel ein großes Buch, auf dem Bauchnabel, und als wollten Sie durch das Einatmen versuchen, dieses imaginäre Gewicht zur Zimmerdecke emporzuheben.

Wenn Sie dann ausatmen, lassen Sie dieses imaginäre Gewicht den Unterleib hinunterdrücken, wodurch Sie leichter ausatmen können. Atmen Sie stärker aus, als Sie es normalerweise tun würden, so, als wollten Sie mehr Luft aus der Lunge »pressen«. Das wirkt wie eine Art Yoga-Stretching für das Zwerchfell und trägt außerdem dazu bei, die Spannung in diesem Muskel zu lösen. Bringen Sie hier unterstützend die Bauchmuskeln ein. Wenn Sie einatmen, leiten Sie den Atem so tief nach unten, als ob Sie erneut ein imaginäres Gewicht zur Zimmerdecke emporheben wollten. Versuchen Sie, die Bauchatmung völlig zu koordinieren und zu isolieren, ohne daß sich Brust oder Rippen bewegen.

Selbst wenn Sie weitere aerobische Übungen im Laufe der

Woche machen, sollten Sie versuchen, die entsprechenden, beruhigenden Routinen aufzunehmen, mit deren Hilfe Sie am besten Ihre für den AB-Typ charakteristischen Verhaltensweisen bei Streß überwinden.

Anhang zu Teil II: Rezepte, die für alle Blutgruppen geeignet sind

Einführung

Im folgenden finden Sie eine Auswahl von Rezepten für Gerichte, die in ihrer wohldurchdachten Zusammenstellung auf Ihre Blutgruppe ausgerichtet und damit Ihrer Gesundheit förderlich sind. Wer befürchtet, Blutgruppendiät schmälere die pure Freude am Essen, wird angesichts dieser Rezepte derlei Bedenken rasch verlieren. Zusammengestellt wurden sie von den Chefköchinnen Martine Lloyd Warner und Gabrielle Sindorf.

Betrachten Sie die Rezepte als Anregungen, und wandeln Sie sie nach Lust und Laune ab. Das Angebot ist breitgefächert, und jeder wird für sich das Richtige finden.

Menschen, die sich zum Essen um den Familientisch scharen, gehören zumeist unterschiedlichen Blutgruppen an. Mit Hilfe der folgenden Rezepte lassen sich Mahlzeiten zusammenstellen, die allen bekömmlich sind, so daß sich die getrennte Zubereitung einzelner Gerichte erübrigt.

Inhalt

Suppen

GEMÜSEBRÜHE
– für 4 bis 6 Portionen –

Um ihr volles Aroma zu entwickeln, benötigt Gemüsebrühe nur 40 Minuten. Sie besitzt einen »lieblichen«, unverfälschten Geschmack und ist reich an Nährstoffen. Verwenden Sie aber keine Kreuzblütlergemüse wie Brokkoli, Rosenkohl oder Blumenkohl, weil diese Sorten zu stark vorschmecken.

1 große gelbe Zwiebel, geviertelt
2 Möhren, gewaschen, geputzt und in große Stücke geschnitten
2 Stangen Staudensellerie, gewaschen und geschnitten
Petersilienstengel
Knoblauchschalen
Apfelschalen und -kerngehäuse
Pilzstiele (soweit erlaubt)
Pastinaken
Porree

Einen 5- bis 6-Liter-Topf zu Dreivierteln mit Wasser füllen und dieses zum Kochen bringen. Sämtliche Gemüse und Kräuter hineingeben und 40 Minuten köcheln lassen. Die Brühe nach dem Auskühlen durchseihen und im Kühlschrank aufbewahren oder einfrieren.

KÜRBIS-INGWER-SUPPE
– für 4 bis 6 Portionen –

Verwenden können Sie für diese pikante Suppe Gartenkürbis oder jeden anderen Winterkürbis. Die Farbskala dieser Sorten reicht von Blaßgelb bis zu dunklem Orange.

1 großer Kürbis
1 Knoblauchzehe, geschält
1 Stück (2–3 cm) frische Ingwerwurzel, gehackt
1 TL Salz
¾ l Wasser

Die meisten Kürbissorten besitzen eine ziemlich harte Schale, deshalb ist beim Schälen und Schneiden etwas Vorsicht geboten. Den Kürbis halbieren und mit einem Löffel die Kerne herauskratzen. Die Kürbiskerne kann man aufheben und später rösten; sie schmecken köstlich und sind zudem wertvolle Zinklieferanten. Die Kürbishälften in handliche Stücke schneiden, mit einem scharfen, kleinen Gemüsemesser schälen und würfeln. Das gewürfelte Fruchtfleisch in einen Topf mit schwerem Boden geben. Knoblauch, Ingwer und Salz hinzufügen, soviel Wasser zugießen, daß der Kürbis damit bedeckt ist und zum Kochen bringen. Die Wärmezufuhr drosseln und den Kürbis so lange köcheln lassen, bis er sich beim Einstechen mit einer Messerspitze weich anfühlt. Die Mischung in eine Küchenmaschine oder einen Mixer füllen und zu einer sämigen Suppe pürieren.

MISO-SUPPE
– für 4 bis 6 Portionen –

Miso ist eine vergorene Sojabohnenpaste und aus der japanischen Küche nicht wegzudenken. Die Farbskala reicht von Elfenbein bis zu dunklem Bernstein, und der Geschmack von mild bis sehr salzig. Das Angebot ist überaus vielfältig. Am besten tun Sie daran, die Angaben auf der Verpackung zu lesen – manche Sorten enthalten Reis, Gerste oder Weizen – und verschiedene Produkte auszuprobieren. Misopaste dient unter anderem auch als Grundlage für Suppen und Salat-Dressings. Vorausgesetzt, Sie haben Brühe vorrätig, können Sie in wenigen Minuten eine leichte, wohlschmeckende Suppe zubereiten. Traditionsgemäß wird Misosuppe mit Bonitofisch und Kombualgen zubereitet. Getrockneter Bonito ist nicht immer ohne weiteres erhältlich, aber Algen kann man in der Regel im Reformhaus kaufen. Das folgende Rezept ist insofern nicht ganz authentisch, als auf den getrockneten Bonitofisch verzichtet wird, doch es wäre ein Jammer, diese köstliche Suppe nicht auszuprobieren, nur weil eine einzige Zutat fehlt. Eine weitere traditionelle Zutat ist Shiso, ein mit der Petersilie verwandtes und dem Basilikum ähnliches Würzkraut. Shiso ist nicht ohne weiteres erhältlich; als Ersatz können Sie es mit sehr fein geschnittenen Sellerie- oder Petersilienblättchen probieren, oder mit jedem anderen fein-aromatischen Würzkraut, das Ihnen zusagt.

1 Stück (20–25 cm) Kombualgen, mit einem feuchten Tuch abgewischt
1 l Wasser
4 EL Miso-Paste
½ Block Tofu, in ca. 1 cm große Stücke gewürfelt
dazu verschiedene erlaubte Gemüse wie Frühlingszwiebeln, dünn aufgeschnittene Pilze, zarte Löwenzahnblättchen, Sellerieblätter, junge Spinatblätter und getrockneter Seetang.

Die Algen in eine große, mit Wasser gefüllte Schüssel geben und über Nacht stehenlassen. Am nächsten Morgen die Algen herausfischen, die Flüssigkeit in einen Topf füllen und zum Sieden bringen. Die Misopaste in einem Schälchen mit einigen EL Algenbrühe glattrühren, in die Brühe geben und diese erneut zum Sieden bringen. Tofu und Gemüse hinzufügen, die Suppe kurz sieden lassen und mit Reis und gesalzenen Gurkenscheiben servieren.
Algenbrühe läßt sich auch rascher zubereiten, aber dafür ist etwas Fingerspitzengefühl vonnöten: Algen und Wasser in den Topf füllen und *langsam* bis zum Siedepunkt erhitzen. Das Wasser darf *nicht* kochen, sonst ist die Brühe verdorben. Die Kombualgen herausfischen; sind sie weich, ist die Brühe fertig. Sind sie hingegen noch zu hart, die Algen nochmals in die Flüssigkeit geben, die

Brühe weitere 1 bis 2 Minuten sieden, aber *nicht* kochen lassen und bei Bedarf einige EL kaltes Wasser zugießen. Anschließend die Suppe wie zuvor beschrieben fertig zubereiten.

HERZHAFTE FISCHSUPPE
– für 4 Portionen –

Fischsuppe ist ein wohlschmeckendes, nicht alltägliches Gericht, und jeder Blutgruppentyp sollte sich zumindest für eine Fischsorte der Kategorie »sehr bekömmlich« entscheiden. Seeteufel beispielsweise eignet sich für alle Typen und damit für den Speisezettel einer Familie mit Mitgliedern unterschiedlicher Blutgruppen. Nicht weniger herzhaft schmeckt auch eine Suppe aus mehreren Fischsorten. Kabeljau, Schnapper, Rotbarsch und Seehecht zum Beispiel sind ausgezeichnete Suppenfische.

2 EL Olivenöl
1 kleine Stange Porree, in dünne Röllchen geschnitten
2 Knoblauchzehen, zerdrückt und geschält
1¾ bis 2 l Wasser
½ große Pastinake, klein gewürfelt
1 mittelgroße gelbe Paprikaschote, klein gewürfelt (nur 0- und B-Typ)
450 bis 700 g Fisch, in ca. 1,5 cm große Stücke geschnitten
50 bis 100 g zarte, junge Blätter von Staudensellerie oder anderen erlaubten Blattgemüsen, in feine Streifen geschnitten
1 gelbe Tomate, gehackt (nur 0- und AB-Typ)
1 Bund Petersilie, gehackt
Salz

Das Öl in einem großen Suppentopf bei mittlerer Temperatur erhitzen, den Porree hineingeben und einige Minuten anbraten. Den Knoblauch hinzufügen, 1 bis 2 Minuten anschwitzen, aber nicht bräunen, weil er sonst bitterlich schmeckt. Das Wasser zugießen und zum Kochen bringen. Pastinaken hineingeben, 5 Minuten köcheln lassen, dann die Paprikaschote hinzufügen und weitere 5 bis 8 Minuten köchelnd garen. Den Fisch hineingeben, die Suppe erneut zum Kochen bringen und die Wärmezufuhr sofort drosseln. Blattgemüse und Tomate hinzufügen und die Suppe 5 bis 8 Minuten köcheln lassen, bis der Fisch gar ist. Petersilie unterrühren, mit Salz abschmecken und die Suppe sofort servieren.

MÖHRENSUPPE MIT CURRY
– für 10 bis 12 Portionen –

Diese Suppe erfreut Auge und Gaumen gleichermaßen. Das Currypulver verleiht dem leicht süßlichen Geschmack der Möhren einen pikant-würzigen Akzent.

3 EL Olivenöl
1 große Zwiebel, geschält und gewürfelt
1 Stück (ca. 5 cm) frische Ingwerwurzel, geschält und gerieben
1 EL Currypulver
2 Knoblauchzehen, geschält und zerdrückt
900 g Möhren, gewaschen und geputzt
250 ml trockener Weißwein (nach Belieben)
1¾ l Gemüsebrühe
1 Süßkartoffel, geschält (nur 0-, B- und AB-Typ)
Salz und Pfeffer

Das Öl in einem großen Topf bei niedriger Temperatur erhitzen. Zwiebel, Ingwer, Curry und Knoblauch hineingeben und die Zwiebel glasig anschwitzen. Die Möhren grob schneiden und zusammen mit der Süßkartoffel in den Topf geben. Den Wein angießen und 1 Minute beziehungsweise so lange brodeln lassen, bis der Alkohol verdunstet ist. Die Gemüsebrühe zugießen, das Ganze 45 Minuten köcheln und anschließend etwas abkühlen lassen. Die Suppe portionsweise pürieren, wieder in den Topf füllen und mit Salz und Pfeffer abschmecken. Ist sie zu dünnflüssig, die Suppe nochmals 10 Minuten lang beziehungsweise bis zum Erreichen der gewünschten Konsistenz köcheln lassen.

PUTENFLEISCH-BURGER
– für 5 bis 6 Portionen –

Putenfleisch ist in der Regel ziemlich mager. Durch Zugabe von Eiern, Zwiebeln und Brot lassen sich jedoch daraus saftige, leichtverdauliche Frikadellen zubereiten. Sie schmecken köstlich und sind bei Kindern sehr begehrt.

450 g gehacktes Putenfleisch
2 Scheiben Dinkelbrot oder Essener Brot
1 EL Olivenöl
1 mittelgroße Zwiebel, fein gehackt
2 Eier
1 Handvoll frische Petersilie, gehackt
1 Prise Salz
Olivenöl zum Braten

Das Putenhackfleisch in eine große Schüssel geben und das Brot darüberbröckeln. Das Öl in einer Kasserolle bei mittlerer Temperatur erhitzen, die Zwiebel darin blaßgelb anschwitzen und zum Hackfleisch geben. Die Eier in einem Schälchen leicht verschlagen und zusammen mit der Petersilie und Salz gleichfalls hinzufügen. Die Zutaten von Hand behutsam so miteinander vermengen, daß sie nicht zusammengepreßt werden und die Mischung locker bleibt. Aus der Fleischmasse 5 bis 6 »Burger« formen und diese bei Mittelhitze in Olivenöl von beiden Seiten jeweils etwa 5 Minuten braten. Sobald sie braun sind, den Deckel auflegen, die Temperatur drosseln und die Puten-Burger einen Augenblick dämpfen, bis der Fleischsaft klar bleibt. Auf diese Weise bleiben sie auch saftig.

PUTENSCHNITZEL
– für 4 Portionen –

Die Zubereitung von Putenschnitzeln erfordert nur wenige Minuten. Besonders gut eignen sie sich für kleine Familien oder Singles, vor allem dann, wenn es beim Kochen einmal schnell gehen muß. Übriggebliebene Putenschnitzel geben einen leckeren Sandwichbelag ab.

2 EL Olivenöl
ca. 450 g Putenschnitzel
50 g Dinkelbrotbrösel
Zitronensaft
Salz

Das Öl in einer großen Bratpfanne bei Mittelhitze stark (aber nicht bis zum Rauchen) erhitzen. Die Schnitzel in den Brotbröseln wenden, so viele in die Pfanne gleiten lassen, wie nebeneinander Platz haben und von beiden Seiten jeweils 4 bis 5 Minuten braten, bis sich eine braune Kruste gebildet hat; dazwischen nur einmal wenden. Bei Bedarf die Schnitzel in mehreren Partien braten. Die Schnitzel mit einem Spritzer Zitronensaft beträufeln, nach Geschmack mit Salz bestreuen und sofort servieren.

GEGRILLTER SCHWERTFISCH NACH INDONESISCHER ART
– für 4 Portionen –

Dieses Gericht vermittelt einen Hauch fernöstlicher Küche und ist mühelos zuzubereiten. Mit gedämpftem Reis als Beilage und einem Obstsalat ergibt sich daraus eine leichtverdauliche, gesunde Mahlzeit.

3 EL Tamari-Sauce
2 Knoblauchzehen, fein gehackt
2 EL Olivenöl
1 EL Honig
1 EL Tahini (Sesampaste) (B-Typ: Tahini durch
1 EL Mandelmus ersetzen. AB-Typ: Tahini durch
1 EL Erdnußbutter oder Mandelmus ersetzen)
Saft von 1 Zitrone
1 EL Kümmel, gemahlen
1 EL frisches Basilikum, gehackt
900 g Schwertfischsteaks

Sämtliche Zutaten mit Ausnahme des Schwertfisches miteinander vermengen. Die Fischsteaks auf eine große Platte legen, die Marinade darübergießen und die Steaks einmal wenden. Den Fisch mindestens 1 Stunde lang in der Marinade liegen lassen und nochmals wenden.
Den Grill vorheizen, den Fisch so dicht wie möglich unter die Wärmequelle schieben und die Steaks je nach Dicke von beiden Seiten jeweils 5 bis 8 Minuten lang grillen. Darauf achten, daß der Fisch durch und durch gar ist.

SAUTIERTER SEETEUFEL
– für 4 Portionen –

Seeteufel läßt sich sehr gut in große Würfel schneiden, die in Mehl gewendet und gebraten werden. Ebensogut kann man die Würfel auf einen Spieß stecken und grillen. Nicht selten als »Hummer des kleinen Mannes« bezeichnet, ähnelt Seeteufel nach der Zubereitung in Geschmack und Konsistenz angeblich dem Fleisch des begehrten Krustentieres.

700 g Seeteufel
3 EL Olivenöl
1 TL getrockneter Oregano
Naturreis- oder Dinkelmehl
1 bis 2 Eier
Salz

Den Seeteufel in etwa 2,5 cm große Würfel schneiden. Das Öl in einer schweren, gußeisernen Pfanne bei mittlerer Temperatur erhitzen. Oregano und Mehl miteinander vermengen und die Eier kräftig verschlagen. Mehrere Fischwürfel in die Eimasse tauchen, abtropfen lassen und in dem gewürzten Mehl wälzen. So viele Fischwürfel, wie nebeneinander Platz haben, in die Pfanne geben und mehrere Minuten lang von allen Seiten vorsichtig braten, bis sich eine Kruste gebildet hat und der Fisch gar ist. Mit Salz abschmecken.

THUNFISCHSTEAK IN ZITRONEN-KNOBLAUCH-MARINADE
– für 4 Portionen –

Thunfisch ist zweifellos sehr beliebt, wenngleich die meisten Menschen diesen Fisch nicht frisch, sondern nur aus der Dose kennen. Mag sein, daß sich dies durch das folgende ebenso einfache wie wohlschmeckende Rezept ändert.
Servieren Sie den Thunfisch mit Basmatireis und stellen Sie die gekochte Marinade als leichte Sauce mit auf den Tisch.

450 g Thunfisch-Steak
2 bis 3 EL Olivenöl
Saft und abgeriebene Schale von 1 Zitrone
2 Knoblauchzehen, geschält und zerdrückt
2 EL frisches Basilikum, gehackt
1 Stück (ca. 2–3 cm) frische Ingwerwurzel, gerieben
1 bis 2 EL Tamari-Sauce
Wasser

Den Thunfisch in eine Glas- oder Keramikschüssel legen. Öl, Zitronensaft und -schale, Knoblauch, Basilikum, Ingwer und Tamari-Sauce miteinander vermengen und über den Fisch gießen. Den Fisch 2 Stunden in der Marinade liegen lassen und hin und wieder wenden.

In einer schweren, gußeisernen Bratpfanne das Öl bei mittlerer Temperatur erhitzen. Den Thunfisch in die Pfanne legen, die Marinade und 1 bis 2 EL Wasser hinzufügen und zum Sieden bringen. Den Deckel auflegen und den Fisch 8 bis 10 Minuten lang dämpfen. Beim Garen ist etwas Aufmerksamkeit vonnöten. Die Garzeit richtet sich nach der Dicke des Stückes und der gewünschten Garstufe. Bei Bedarf jeweils 1 EL Wasser angießen.

PASTA MIT BLATTGEMÜSE
– für 4 Portionen –

Nährstoffreiche Blattgemüse, in Olivenöl und dem eigenen Saft gedünstet, ergeben eine gehaltvolle Sauce. Von Topinambur-Pasta einmal abgesehen, präsentiert sich dieses Gericht »ganz in Grün«.

450 g grüne Pasta (B- und AB-Typ) beziehungsweise
450 g Topinambur-Pasta (0- und A-Typ)
60 ml Olivenöl
2 Stangen Porree, gewaschen und in dünne Röllchen geschnitten
2 Knoblauchzehen, gehackt
1 große Handvoll Spinat, gewaschen und abgetropft
1 große Handvoll Mangold, gewaschen und geputzt
Salz
Pecorino-Käse, frisch gerieben

In einem großen Topf Wasser zum Kochen bringen, die Pasta einlegen und garen. Die Pasta abgießen, mit etwas Öl vermengen und zugedeckt beiseite stellen. Während die Pasta kocht, das Gemüse zubereiten. In einer großen Kasserolle das Olivenöl bei mittlerer Temperatur erhitzen, den Porree hineingeben, gut durchmischen und einige Minuten dünsten, bis die Röllchen weich werden und zusammenfallen. Den Knoblauch hinzufügen und umrühren. Nach einigen Minuten Spinat und Mangold hineingeben und das Gemüse gut durchmischen. Sobald die Blätter zusammengefallen sind, das Gemüse noch einige Minuten in der offenen Kasserolle dünsten, bis es gar ist. Mit Salz abschmecken und etwas geriebenen Pecorino-Käse darüberstreuen.

PASTA MIT BROKKOLI
– für 4 Portionen –

Der leicht bitterliche Geschmack von Brokkoli, der pikante Akzent des Pecorino-Käses und die Schärfe von Knoblauch verschmelzen hier zu einer intensiven, prägnanten Geschmacksnote. Reismehlpasta ähnelt in ihrer kernigen Beschaffenheit normalen Spaghetti, während die grobkörnigere Dinkelvollkorn-Pasta mehr »Biß« hat und an Nudeln aus Buchweizenmehl erinnert. Und kürzere Reisnudeln sind etwas feiner als die längeren Sorten. Einerlei, welche Pasta Sie nehmen – kochen Sie sie in reichlich Wasser, rühren Sie sie häufig um und spülen Sie sie nach dem Garen vorsichtig mit warmem Wasser ab.

Zum Problem wird mitunter die richtige Garstufe. Zu lange gekochte Pasta verwandelt sich unter Umständen in eine klitschige, breiartige Masse; Reis- und Dinkelnudeln machen hier keine Ausnahme. Die optimale Konsistenz ist *al dente*, das heißt bißfest. Am ratsamsten ist es, die Nudeln gegen Ende der Garzeit mehrmals auf ihre Bißfestigkeit zu testen. Nach dem Garen die Pasta sofort abgießen und warm abspülen; die Pasta-Sauce darübergießen und servieren.

3 EL Olivenöl
2 EL Knoblauch-Schalotten-Mischung (siehe Seite 258)
1 Kopf Brokkoli, gewaschen und geputzt
2 bis 3 EL Wasser
1 Packung Dinkelpasta
2 EL Tamari-Sauce
Salz
Pecorino-Käse, frisch gerieben

Für die Pasta reichlich Wasser in einem Topf zum Kochen bringen. Mittlerweile in einer großen Kasserolle 2 EL Olivenöl bei mittlerer Temperatur erhitzen. Den Knoblauch hineingeben und 1 Minute anschwitzen. Von den Stielenden des Brokkoli ein kleines Stückchen abschneiden und wegwerfen. Die Stiele dritteln, den Brokkoli in die Kasserolle geben und einige Minuten garen; dazwischen einmal umrühren. 2 EL Wasser angießen, den Deckel auflegen und einige Minuten weiterdünsten. Die Pasta in das kochende Wasser geben, umrühren, das Wasser erneut zum Kochen bringen und wieder umrühren. Nach etwa 5 bis 7 Minuten ist die Pasta gar. Mittlerweile den Brokkoli testen. Ist er weich, den Brokkoli aus der Kasserolle nehmen und beiseite stellen. Die Pasta abgießen, mit dem restlichen EL Olivenöl vermengen und mit Salz abschmecken. Den Brokkoli über die Nudeln verteilen, mit geriebenem Pecorino-Käse bestreuen und das Gericht servieren.

PIZZA-TEIG (GRUNDREZEPT)

Dieser leichtverdauliche Vollkornteig ergibt zwei dünne Pizzen von 30 cm Durchmesser. Bevorzugen Sie eine eher klassische Pizza, können Sie das Dinkelvollkornmehl durch helles Dinkelmehl ersetzen.

1 EL Trockenhefe
250 ml lauwarmes Wasser
320 bis 375 g Dinkelmehl (je zur Hälfte helles und Vollkornmehl)
2 EL Olivenöl
1 knapper TL Salz
Olivenöl zum Ausstreichen der Schüssel

In einer Teigschüssel die Hefe in warmem Wasser auflösen. 180 g Mehl zugeben und alles mit einem Kochlöffel gut durchmischen. Olivenöl, Salz und das restliche Mehl hinzufügen und zu einem geschmeidigen Teig verarbeiten. Den Teig aus der Schüssel nehmen und auf einer bemehlten Arbeitsfläche 5 Minuten lang durchkneten; sollte er kleben, noch etwas Mehl untermischen. Die Teigschüssel auswaschen und mit Olivenöl ausstreichen. Den Teig hineinlegen, wenden, so daß er rundum mit Öl überzogen ist, mit einem sauberen Geschirrtuch zudecken und 1 Stunde lang gehen lassen. Sobald er sein Volumen verdoppelt hat, den Teig zusammendrücken und in 2 Portionen teilen. Den Teig auf der Arbeitsfläche 1 Minute lang wälzen, zu einer Kugel formen und in einer Schüssel oder auf einem Backblech 15 Minuten ruhen lassen.
Den Backofen auf 220 °C vorheizen. Ein Backblech oder eine traditionelle runde Pizzaform mit etwas Maismehl bestäuben, damit

der Pizzateig nicht hängenbleibt. (Die Anschaffung einer Pizzaform lohnt sich. Sie kostet nicht viel, ist handlich und läßt sich auch anderweitig verwenden.) Eine Teigkugel in die Pizzaform legen, mit den Fingern bis zum Rand der Form plattdrücken und mit Olivenöl bestreichen. Dann den gewünschten Belag darüber verteilen. (Siehe auch folgende Rezepte.)

SALAT-PIZZA
– für 2 bis 4 Portionen –

Pizza-Teig (Grundrezept Seite 233), halbe Menge
Olivenöl
2 Handvoll gemischten Blattsalat
½ kleine, rote Zwiebel, gehackt
Olivenöl-Zitronen-Dressing (siehe Seite 257)
Pecorino-Käse, frisch gerieben, oder Feta oder Gruyère, zerkrümelt
½ TL getrockneter Oregano

Den Pizzateig wie auf Seite 233 angegeben zubereiten und den Backofen auf 220 °C vorheizen. Den Teig mit Olivenöl bestreichen, die Form in den Backofen schieben und den Pizzaboden goldbraun backen. Sollte er Blasen werfen, mit einer Gabel einstechen. Den Salat vorsichtig mit Zwiebel und Dressing vermengen, abwarten, bis die Blätter zusammengefallen sind und auf dem vorgebackenen Pizzaboden verteilen. Die Pizza mit Oregano und geriebenem oder zerkrümeltem Käse bestreuen.

ZUCCHINI-KÜRBIS-PIZZA
– für 2 bis 4 Portionen –

Pizza-Teig (Grundrezept Seite 233), halbe Menge
2 mittelgroße grüne Zucchini
400 g Kürbis
½ TL Salz
2 EL Knoblauch-Schalotten-Mischung (siehe Seite 258)
20 g Pecorino-Käse, frisch gerieben
½ Bund frisches Basilikum, gehackt
1 EL Olivenöl extra vergine

Den Pizzateig wie auf Seite 233 angegeben zubereiten und den Backofen auf 220 °C vorheizen. Zucchini und geschälten Kürbis waschen, trockentupfen und in etwa 1 cm dicke, längliche Scheiben schneiden. Die Zucchinischeiben auf Küchenkrepp legen und mit Salz bestreuen. Den Teig mit Knoblauch-Schalotten-Mischung bestreichen. Basilikum und die Zucchinischeiben trockentupfen. Zucchini- und Kürbisscheiben kreisförmig und abwechselnd auf den Teig legen, bis die ganze Fläche bedeckt ist. Die Pizza mit geriebenem Pecorino-Käse und Basilikum bestreuen, mit Olivenöl beträufeln und auf der obersten Schiene des Backofens 15 bis 20 Minuten lang backen, bis sich eine braune Kruste gebildet hat und die Zucchini- und Kürbisscheiben gar sind.

DINKEL-PILAW
– für 3 bis 4 Portionen –

Dinkel besitzt einen nußartigen Geschmack und ist in diesem Pilaw-Rezept eine wohlschmeckende Alternative zu Reis.

170 g Dinkel
½ l Wasser
Olivenöl
2 Knoblauchzehen, geschält und zerdrückt
2 Zucchini, klein gewürfelt
2 EL frische Petersilie, gehackt
Salz
Pecorino-Käse

Dinkel und Wasser in einen Topf geben und zum Kochen bringen. Auf schwache Hitze herunterschalten, den Deckel auflegen und den Dinkel etwa 20 Minuten garen, bis er die Kochflüssigkeit vollkommen aufgenommen hat. Mittlerweile etwa 2 EL Olivenöl in einer schweren, gußeisernen Kasserolle bei mittlerer Temperatur erhitzen. Den Knoblauch hineingeben, kurz anschwitzen, dann die Zucchini hinzufügen und sorgsam umrühren. Den Deckel auflegen und die Zucchini in etwa 5 bis 8 Minuten weichdünsten. Petersilie zugeben, den Deckel wieder auflegen und das Gemüse 1 weitere Minute dünsten. Die Kasserolle vom Herd nehmen, Gemüse und Dinkel in einer Schüssel miteinander vermengen, mit Salz abschmecken und etwas geriebenem Pecorino-Käse bestreuen.

HIRSE-COUSCOUS
– für 3 bis 4 Portionen –

Couscous ist der Name des Nationalgerichtes mehrerer nordafrikanischer Länder, darunter Algerien, Marokko und Tunesien. Zubereitet wird Couscous aus Hartweizengrieß, der zunächst mit Mehl vermengt und mit kaltem Salzwasser befeuchtet und dann (in der Regel von Hand) so lange gerollt und gepreßt wird, bis die winzigen Couscousperlchen entstehen. Die folgende Variante des traditionellen Couscous wird aus Hirse zubereitet, die allerorten erhältlich ist. Hirse-Couscous schmeckt für sich allein sehr gut, läßt sich aber auch ohne weiteres mit Gemüse, Fleisch, Suppen sowie Eintöpfen oder Salaten kombinieren. In diesem Rezept ist Hirse-Couscous Grundlage eines schmackhaften Salates mit »Biß«.

160 g Hirse, ohne Öl leicht geröstet
knapp ¾ l Wasser oder Gemüsebrühe
2 Möhren, klein gewürfelt
1 kleine rote Zwiebel, klein gewürfelt
25 g Rosinen, in heißem Wasser gequollen
3 EL Sonnenblumenkerne (0- und A-Typ) oder
3 EL gehackte Walnüsse (0-, B- und AB-Typ)
2 EL Olivenöl
Saft von 1 Zitrone
Salz

Die Hirse in Wasser kochen und in eine Schüssel geben. Möhren und Zwiebeln andünsten, Rosinen und Sonnenblumenkerne beziehungsweise Walnüsse hinzufügen. Olivenöl und Zitronensaft mit einem Schneebesen schlagen, über die Hirse gießen und das Couscous mit Salz abschmecken. Sehr gut schmeckt das Gericht auch mit einem Häubchen sahnig-weichem Tofu.

QUINOA-RISOTTO
– für 4 Portionen –

Der traditionelle italienische Risotto wird aus rundkörnigem *Arborio*-Reis zubereitet. Zunächst röstet man den Reis einige Minuten lang unter ständigem Rühren in Öl oder Butter an. Anschließend wird Flüssigkeit zugegeben und der Reis sachte köchelnd gegart, bis er die gesamte Garflüssigkeit aufgesogen hat. Auf diese Weise bleibt der Reis körnig und fest. Ebensogut kann man Risotto aber auch mit Quinoa-Reis zubereiten. Er enthält wesentlich mehr Protein als die meisten anderen Getreidesorten und reichert damit ein Gericht zusätzlich mit Eiweiß an.

2 EL Olivenöl
1 Zwiebel, gewürfelt
2 Knoblauchzehen, fein gehackt
1 rote Paprikaschote, fein gehackt (nur 0- und B-Typ)
3 EL frische, glatte Petersilie, gehackt
360 g Quinoa-Reis, gewaschen und abgetropft
900 ml Gemüsebrühe
Salz

Das Öl in einem mittelgroßen Topf bei mittlerer Temperatur erhitzen. Zwiebel und Knoblauch hineingeben, einige Minuten lang anschwitzen und darauf achten, daß der Knoblauch nicht braun wird. Paprikaschote und Petersilie hinzufügen und einige Minuten schmoren. Den Quinoa-Reis hineingeben, sorgsam umrühren und einige Augenblicke in der Öl-Gemüse-Mischung anrösten; dann die Brühe zugießen. Man kann auch Wasser verwenden, aber mit Gemüsebrühe wird der Risotto besonders aromatisch. Die Flüssigkeit zum Kochen bringen, auf schwache Hitze herunterschalten, den Deckel auflegen und den Quinoa-Reis 15 Minuten sachte köcheln lassen. Mit Salz und Pfeffer abschmecken und sofort servieren. Ebensogut schmeckt der Risotto aber auch kalt.

NATURREIS-PILAW
– für 4 Portionen –

Für die Zubereitung dieses Pilaws eignet sich jede Naturreissorte – allen voran aber brauner Basmatireis mit seinem feinen, nußartigen Geschmack. Eine Handvoll andersfarbiger Reiskörner – dem Naturreis beigemischt – sorgt für Abwechslung in der Konsistenz und wirkt zudem dekorativ.

180 g Naturreis
½ l Wasser
2 EL Olivenöl
2 Knoblauchzehen, geschält und zerdrückt
1 große Möhre, gewürfelt
125 ml Wasser zusätzlich
1 Prise Koriander
Salz

Den Reis mit ½ l Wasser in einen Topf geben und zum Kochen bringen. Die Wärmezufuhr drosseln, den Deckel auflegen und den Reis 40 Minuten köcheln lassen, bis keine Flüssigkeit mehr vorhanden ist. Reis sollten Sie immer gegen Ende der Garzeit probieren. Die Kochzeiten fallen je nach Reissorte unterschiedlich aus. Während der Reis köchelt, 2 EL Olivenöl in einer schweren Kasserolle bei mittlerer Temperatur erhitzen. Den Knoblauch hineingeben, kurz anschwitzen, dann die Möhrenwürfel hinzufügen, sorgsam umrühren und die restlichen 125 ml Wasser zugießen. Auf schwache Hitze herunterschalten, den Deckel auflegen und die Möhrenwürfel so lange dünsten, bis sie weich, aber noch bißfest sind. Darauf achten, daß ausreichend Garflüssigkeit in der Kasserolle ist, und bei Bedarf etwas Wasser angießen. Gegen Ende der Garzeit den Koriander hinzufügen und einige Minuten mitdünsten. Den gekochten Reis und die Möhren in eine Schüssel geben, behutsam miteinander vermengen und mit Salz abschmecken.

MÖHREN-PASTINAKEN-GEMÜSE MIT KNOBLAUCH, INGWER UND BASILIKUM
– für 3 bis 4 Portionen –

Möhren und Pastinaken – von Natur aus anspruchslose Wurzelgemüse – werden durch die Zubereitung mit Knoblauch, Ingwer und Basilikum zu einem delikaten Gericht. Der volle süßliche Geschmack der Möhren und der milde Wohlgeschmack der Pastinaken ergänzen sich hervorragend mit der pikanten Schärfe frischer Ingwerwurzel.

Olivenöl
2 Möhren, schräg in Scheiben geschnitten
2 Pastinaken, schräg in Scheiben geschnitten
2 Knoblauchzehen, geschält und zerdrückt
1 Stück (2–3 cm) frische Ingwerwurzel, klein gehackt
Wasser
4 EL frisches Basilikum, gehackt
Salz

1 bis 2 EL Olivenöl in einer schweren Kasserolle bei mittlerer Temperatur erhitzen. Möhren und Pastinaken hineingeben, sorgsam umrühren, dann Knoblauch und Ingwer hinzufügen und alles gut durchmischen. 125 ml Wasser zugießen, zum Kochen bringen und die Wärmezufuhr drosseln. Den Deckel auflegen und das Gemüse 15 bis 20 Minuten dünsten, bis Möhren und Pastinaken weich sind. Darauf achten, daß immer etwas Garflüssigkeit in der Kasserolle bleibt und bei Bedarf 1 bis 2 EL Wasser angießen. Gegen Ende der Garzeit sollte die Kochflüssigkeit vom Gemüse jedoch vollständig aufgenommen worden sein. Zum Schluß das gehackte Basilikum unterrühren und das Gemüse mit Salz abschmecken.

GEDÜNSTETER FENCHEL MIT KNOBLAUCH
– für 3 bis 4 Portionen –

Fenchel besitzt ein mildes, frisches Aroma; er schmeckt ein wenig nach Anis und paßt gut zu Fisch. Diese einfache Zubereitungsmethode kommt diesem oftmals wenig beachteten, aber köstlichen Gemüse sehr entgegen.

2 Fenchelknollen
2 EL Olivenöl
1 Knoblauchzehe, geschält und zerdrückt
Wasser
½ TL Salz
3 bis 4 EL frische Petersilie, gehackt

Die Fenchelknollen putzen und in knapp 1 cm dicke Scheiben schneiden. Die etwas faserigen Stengel kann man mitverwenden oder für Gemüsebrühe aufheben. Das Öl in einer schweren Kasserolle bei niedriger bis mittlerer Temperatur erhitzen, die Fenchelscheiben hineingeben und durchmischen. Knoblauch, 125 ml Wasser sowie Salz hinzufügen und zum Köcheln bringen. Den Deckel auflegen und die Fenchelscheiben 15 bis 20 Minuten garen, bis sie weich sind. Darauf achten, daß immer etwas Garflüssigkeit in der Kasserolle bleibt und bei Bedarf jeweils 1 EL Wasser angießen. Zum Schluß die gehackte Petersilie unterrühren.

GESCHMORTES BLATTGEMÜSE MIT KNOBLAUCH
– für 2 bis 3 Portionen –

Nährstoffreiche Blattgemüse mit ihrem leicht bis ausgeprägt bitterlichen Geschmack sollten auf keinem Speisezettel fehlen. Blattgemüse sind mühelos zuzubereiten, das ganze Jahr über erhältlich und ergänzen sich hervorragend mit Getreide- und Tofugerichten, mit Fisch, Fleisch und Geflügel. Überdies sind sie allen Blutgruppen zuträglich und damit in jeder Hinsicht empfehlenswert. Das folgende Rezept ist ein Grundrezept für die Zubereitung von Blattgemüse. Langsames Dünsten macht sie leichter verdaulich und begünstigt die Aufnahme von Nährstoffen in den Organismus. In ihrem Geschmack sind Blattgemüse überaus vielfältig, und die Palette reicht von mild-pikant über bitterlich bis hin zu pfefferig-scharf.

2 Handvoll einer Mischung erlaubter Blattgemüse
2 EL Olivenöl
2 Knoblauchzehen, geschält und zerdrückt
Wasser
Salz

Das Blattgemüse sehr sorgfältig waschen. An manchen Sorten hängt ungewöhnlich viel Erde und Sand, und Nachlässigkeit in diesem Stadium der Vorbereitung kann das Eßvergnügen nachhaltig beeinträchtigen. Die sehr breiten Blätter mancher Blattgemüse entgegen der Faserrichtung der Stiele in 2 bis 3 cm breite Streifen schneiden, aber die Stiele nicht wegwerfen, sondern mitverwenden. Das Öl in einer schweren Kasserolle bei mittlerer Temperatur erhitzen, den Knoblauch hineingeben und glasig anschwitzen. Das Blattgemüse in die Kasserolle geben und sorgsam durchmischen. Die voluminösen Blätter fallen während des Garens merklich zusammen. Die Wärmezufuhr drosseln und das Gemüse einige Minuten dünsten. Das vom Waschen noch anhaftende Wasser dürfte zum Dünsten zunächst ausreichen. Nach einigen Minuten 125 ml Wasser angießen und den Deckel auflegen. Dazwischen immer wieder nachsehen, ob noch genügend Garflüssigkeit vorhanden ist und bei Bedarf einige EL Wasser zugießen. Die Garzeit ist von Sorte zu Sorte unterschiedlich. Das fertige Gemüse sollte weich und die Garflüssigkeit weitgehend verdunstet sein. Mit Salz abschmecken.

GEMÜSE-FRIKADELLEN
– für 4 bis 6 Portionen –

Gemüse-Frikadellen können Sie als leichtes Abendessen servieren, sie eignen sich aber auch ausgezeichnet als Beilage zu Huhn oder Fisch. Je nach Blutgruppe können Sie sie aus Kürbis, Süßkartoffeln oder Yamswurzel, aus Möhren oder Steckrüben zubereiten. Das Gemüse wird fein geraspelt, und Gemüsesaft, der sich eventuell absondert, läßt man vor Zugabe der übrigen Zutaten abtropfen und verwendet ihn anderweitig.

450 g Gemüse, geraspelt
1 EL Zwiebel, sehr fein gehackt
2 Eier
Olivenöl
Salz

Das geraspelte Gemüse mit der Zwiebel und den Eiern vermengen. Die Mischung ist ziemlich flüssig. In einer großen, schweren Bratpfanne 3 EL Olivenöl bei mittlerer Temperatur erhitzen. Eine Handvoll »Teig« zu einer Frikadelle formen, behutsam in die Pfanne legen und darauf achten, sich nicht mit Öl zu bespritzen. Die Frikadellen mit einem Spatel flachdrücken und bei Mittelhitze von beiden Seiten jeweils mehrere Minuten braten, bis sie sich bräunen. Die fertigen Frikadellen auf Küchenkrepp abtropfen lassen, mit Salz bestreuen und servieren oder im auf 120 °C vorgeheizten Backofen warmhalten, bis die restlichen Frikadellen gebraten sind.

RATATOUILLE AUS GARTENGEMÜSE
– für 6 Portionen –

Wer das Glück hat, einen eigenen Garten zu haben oder einen freigebigen Gartenbesitzer zum Nachbarn hat, wird dieses Rezept vor allem gegen Ende des Sommers zu schätzen wissen, wenn es Zucchini und Kürbisse, Flaschen- und Cocktailtomaten sowie Basilikum in Hülle und Fülle gibt. Eine feste Zutatenliste für Ratatouille gibt es nicht. Und findet sich auf dem Komposthaufen der eine oder andere Champignon – umso besser. Verwenden Sie aber nur die Ihrer Blutgruppe zuträglichsten Gemüsesorten. Das Grundrezept ist einfach und unkompliziert, und das Resultat wohlschmeckend und reich an Nährstoffen.

3 EL Olivenöl
1 mittelgroße Zwiebel, gewürfelt
2 Knoblauchzehen, gehackt
3 mittelgroße, grüne Zucchini, der Länge nach in Scheiben und dann in Stücke geschnitten
500 g Kürbis, in ähnliche Stücke wie die Zucchini geschnitten
250 bis 300 g Tomaten, gehackt oder Cocktailtomaten, halbiert (A- und B-Typ die Tomaten weglassen)
Salz
1 Bund frisches Basilikum, gehackt
frisch geriebener Pecorino-Käse (nach Belieben)

In einer großen, schweren Kasserolle das Öl erhitzen. Die Zwiebel hineingeben, 3 Minuten anschwitzen, dann den Knoblauch hinzufügen und gleichfalls 3 Minuten anbraten. Zucchini und Kürbis hineingeben und 15 Minuten dünsten; dazwischen alle 5 Minuten umrühren. *Für 0- und AB-Typ:* Tomaten zugeben, die Wärmezufuhr drosseln und das Gemüse weitere 10 Minuten dünsten. Mit Salz abschmecken, Basilikum unterrühren und nach Belieben mit geriebenem Käse bestreuen. Das Ratatouille mit Reis oder Pasta als Hauptgericht, oder als Beilage zu gegrilltem Fleisch, Huhn oder Fisch servieren.

SPINAT-SALAT MIT EI UND SCHINKEN
– für 2 Portionen –

Frisch und knackig ist Salat zwar am besten, aber Spinat, mit warmer Vinaigrette als Salat angemacht und deshalb etwas zusammengefallen, schmeckt gleichfalls köstlich.

450 g frischer Spinat
Olivenöl-Zitronen-Dressing (siehe Seite 257)
1 hartgekochtes Ei, gehackt
2 Scheiben gekochter Bio-Putenschinken, gehackt
2 EL Pecorino-Käse, gerieben
Salz

Den Spinat mehrmals waschen, bis keine Erdkrümmel und Sandkörnchen mehr herausgespült werden, trockentupfen oder -schleudern. Harte Stiele entfernen und den Spinat in eine große Salatschüssel geben. Das Dressing erwärmen, über den Spinat gießen und den Salat behutsam mischen. Sind die Blätter noch nicht richtig zusammengefallen, den Spinat samt Dressing 1 Minute in den warmen Topf geben. Den Salat mit gehacktem Ei, Putenschinken und geriebenem Käse bestreuen und mit Salz abschmecken.

GRIECHISCHER SALAT
– für 2 bis 4 Portionen –

Bei diesem beliebten Salat muß man die eine oder andere Zutat austauschen und manche ganz weglassen, doch sein charakteristischer Geschmack bleibt im wesentlichen unverändert. Romana-Salat ist dem 0- und A-Typ überaus zuträglich, für den B- und AB-Typ neutral und damit für alle Blutgruppen geeignet.

85 ml Olivenöl-Zitronen-Dressing (siehe Seite 257)
1 EL frische Minze, gehackt
2 EL frische Basilikumblätter, gehackt
2 EL frische Petersilie, gehackt

2 Gurken, gewaschen, geschält und in Scheiben geschnitten
1 grüne Paprikaschote, Samen und Scheidewände entfernt, in mundgerechte Stücke geschnitten (nur für 0- und B-Typ)
2 Stangen Staudensellerie, gehackt
1 kleine rote Zwiebel, in Scheiben geschnitten
1 Knoblauchzehe, gewürfelt
1 Kopf knackiger Romana-Salat, gewaschen, geputzt und in mundgerechte Stücke zerzupft
50 g griechischer Feta-Käse, zerkrümelt
1 TL frischer oder getrockneter Oregano

Mit Ausnahme von Romana-Salat, Käse und Oliven den Oregano, das Dressing, die Kräuter und das Gemüse in einer großen Salatschüssel miteinander vermengen, zudecken und 1 bis 2 Stunden im Kühlschrank durchziehen lassen. Vor dem Servieren den Romana-Salat zu dem marinierten Gemüse geben. Den zerkrümelten Feta und die Oliven darüber verteilen, den Salat mit Oregano bestreuen und alles behutsam durchmischen.

MÖHREN-ROSINEN-SALAT
– für 4 Portionen –

Dieser Klassiker eignet sich als mild-süßliche, knackige Beilage zu fast jeder leichten Sommermahlzeit.

900 g Möhren, gewaschen, geputzt und geraspelt
50 g Rosinen, in heißem Wasser gequollen
3 EL Mayonnaise (A-Typ: Olivenöl-Zitronen-Dressing (siehe Seite 257))
3 EL frische, glatte Petersilie, gehackt, oder 3 EL frische Basilikumblätter, gehackt
1 Frühlingszwiebel, in dünne Röllchen geschnitten, oder 1 EL frischer Schnittlauch, gehackt

Die Möhren in eine Servierschale geben. Rosinen abtropfen lassen und unter die Möhren mischen. Die übrigen Zutaten zugeben und alles behutsam miteinander vermengen.

GRÜNE-BOHNEN-SALAT MIT ZIEGENKÄSE UND WALNÜSSEN
– für 4 bis 6 Portionen –

Der Salat ist rasch zubereitet. Grüne Bohnen und Walnüsse – für den 0- und AB-Typ sehr bekömmlich – sind für den A- und B-Typ neutral und damit auch für diese Blutgruppen ohne weiteres geeignet. Am besten schmeckt der Salat bei Raumtemperatur. In den warmen Sommermonaten können Sie ihn aber auch gekühlt auf den Tisch stellen.

900 g grüne Bohnen, Enden und Fäden entfernt
30 g Walnußhälften und -stückchen
50 g Ziegenkäse, zerkrümelt
2 EL Olivenöl extra vergine
Zitronensaft
Salz

Die grünen Bohnen in kochendem Wasser 30 Sekunden blanchieren, abgießen und in Eiswasser legen. Anschließend die Bohnen gut abtropfen lassen und trockentupfen. Auf einer Servierplatte Bohnen, Walnüsse und den zerkrümelten Ziegenkäse anrichten, mit Olivenöl und Zitronensaft beträufeln und nach Geschmack mit Salz bestreuen.

DINKEL-BAGUETTE
– ergibt 2 Stangenbrote –

300 ml Wasser
¼ TL Zucker
1 ½ TL Trockenhefe
480 bis 600 g Dinkelmehl (480 g helles und 120 g Dinkel-Vollkornmehl
½ TL Salz
1 Ei, verschlagen, zum Bestreichen
Nach Bedarf: 2 EL Mais- oder Reismehl zum Bestäuben des Backbleches

Wasser, Zucker und Hefe in einer großen Teigschüssel miteinander vermengen, solange rühren, bis sich Zucker und Hefe aufgelöst haben und 10 Minuten stehenlassen. 480 g helles Dinkelmehl und Salz zugeben und die Zutaten mit einem Knethaken oder einem Holzlöffel zu einem Teig verarbeiten. Den noch klebrigen Teig auf eine dick bemehlte Arbeitsfläche legen, von Hand kneten und soweit erforderlich noch mehr Mehl (Vollkornmehl) einarbeiten. Den Teig 10 Minuten beziehungsweise so lange kneten, bis er glatt und geschmeidig ist, in eine mit Öl ausgestrichene Schüssel legen und darin wenden, so daß er ringsum mit Öl überzogen ist. Die Schüssel mit einem sauberen Geschirrtuch zudecken, an einen warmen Ort der Küche stellen und den Teig 2 Stunden gehen lassen. Günstig ist ein Platz in der Nähe einer Wärmequelle wie Herd oder Heizkörper.

Sobald er sein Volumen verdoppelt hat, den Teig zusammendrücken und in 2 Hälften teilen. Eine Teighälfte ineinander schlagen und mit den Händen von der Mitte nach außen zu einem Baguette rollen. Mit der zweiten Teighälfte ebenso verfahren. Die Baguettes in Baguetteformen oder auf ein mit Mais- oder Reismehl bestäubtes Backblech legen; mit dem geschlagenen Ei bestreichen, dreimal schräg etwa 6 mm tief einschneiden und nochmals 30 Minuten gehen lassen.

Den Backofen auf 190 °C vorheizen und die Baguettes 30 bis 35

Minuten backen. Das Brot sollte sich hohl anhören, wenn man gegen die Unterseite klopft.
Anmerkung: Bei Verdoppelung des Rezeptes reichen unter Umständen 900 bis 960 g Mehl aus. Etwas kompakter und gröber in ihrer Beschaffenheit werden die Baguettes durch die Verwendung von Dinkelvollkornmehl und hellem Dinkelmehl zu gleichen Teilen.

DINKEL-VOLLKORNBROT
– ergibt einen Laib von etwa 900 g –

Von seinem Vetter, dem Weizen, unterscheidet sich Dinkel auf mancherlei Weise, und dieser Unterschied ist beim Genuß von Dinkelbrot unverkennbar. Dinkelmehlteig geht nicht so hoch auf wie Teig aus feinem, weißen Mehl. Von der Konsistenz her etwas kompakter und mit seinem leicht süßlichen Geschmack ist Dinkelbrot ebenso deftig wie wohlschmeckend.

375 ml Wasser
1 ½ TL Trockenhefe
2 EL Sojapulver
2 EL Rapsöl (für B-Typ: Olivenöl)
2 EL Honig
2 EL Melasse
1 ½ TL Salz
400 g Dinkel-Vollkornmehl

Sämtliche Zutaten in der angegebenen Reihenfolge in die Backform der Brotbackmaschine geben. Die Form in die Kammer schieben, sichern und den Deckel schließen. Das Programm »Weißbrot« wählen und backen. Das Brot vor dem Aufschneiden auskühlen lassen.
Anmerkung: Etwas heller wird das Brot, wenn man 120 g Dinkelvollkornmehl durch dieselbe Menge 120 g helles Dinkelmehl ersetzt.

BLAUBEER-MUFFINS
– ergibt 12 Muffins –

Blaubeer-Muffins schmecken köstlich und wirken zudem dekorativ. Bei Verwendung von Buchweizenmehl sind sie dunkel und etwas kompakt, bei anderen Mehlsorten hingegen kommt der satte Purpurton der Beeren zur Geltung. Mit etwas Konfitüre bestrichen schmecken diese nicht allzu süßen Muffins noch besser.

Öl oder Papierförmchen für das Muffin-Blech
120 g Buchweizenmehl (0- und A-Typ)
120 g Hafermehl (B- und AB-Typ)
120 g helles Dinkelmehl
1 TL Backpulver
½ TL Salz
65 g Zucker
2 EL Honig
250 ml Sojamilch
60 ml Rapsöl (für B-Typ: 2 EL Butter)
1 Ei, verschlagen
60 g frische oder tiefgekühlte Blaubeeren

Den Backofen auf 180 °C vorheizen. Die Vertiefungen des Muffin-Blechs mit Öl ausstreichen oder Papierförmchen auslegen. In einer großen Schüssel die trockenen Zutaten miteinander vermengen. Honig, Sojamilch, Öl und Eier in einer zweiten Schüssel zusammenrühren. Trockene und nasse Zutaten behutsam miteinander vermengen und zum Schluß die Blaubeeren unterheben. Die Förmchen nicht ganz bis zum Rand füllen und die Muffins 20 Minuten beziehungsweise so lange backen, bis beim Einstechen mit einem Zahnstocher kein Teig mehr hängenbleibt.

QUINOA-MANDEL-MUFFINS
– ergibt 12 Muffins –

Der einzigartige, leicht haselnußähnliche Geschmack des Quinoa-Mehls kommt bei diesen saftigen Muffins ganz besonders gut zur Geltung.

Butter, Öl oder Papierförmchen für das Muffin-Blech
120 g Quinoamehl
120 g helles Dinkelmehl
65 g Zucker
1 TL Backpulver
¼ TL Salz
1 Ei
250 ml Mandelmilch
125 ml Rapsöl (für B-Typ: Olivenöl oder Butter)

Den Backofen auf 200 °C vorheizen. Die Vertiefungen des Muffin-Blechs mit Butter oder Öl ausstreichen oder mit Papierförmchen auslegen. In einer Schüssel sämtliche trockene Zutaten miteinander vermengen. In einer zweiten Schüssel das Ei verschlagen, und dann die Mandelmilch und das Öl einrühren. Die flüssigen zu den trockenen Zutaten geben und alles rasch zu einem Teig verrühren. Die Förmchen knapp randvoll mit Teig füllen und die Muffins 15 bis 20 Minuten backen.

PREISELBEER-KEKSE
– ergibt 32 Kekse –

Preiselbeer-Kekse sind ein herrlich aromatisches Weihnachtsgebäck, zudem aber auch als Knabberkekse für zahnende Babies zu empfehlen. Stippen Sie die Kekse mit dem herb-süßlichen Geschmack der Preiselbeeren in Ihren Tee oder Kaffee.

Butter oder Öl für das Backblech
3 Eier
50 g Zucker
3 EL Butter oder Margarine, zerlassen und abgekühlt
1 TL Vanilleextrakt (A-, B- und AB-Typ)
1 TL Mandelextrakt (0-Typ)
geriebene Schale von 1 Zitrone oder Orange
1 EL Ananassaft
200 g Dinkelmehl
1 TL Backpulver
¼ TL Salz
¼ TL geriebene Muskatnuß (nicht für 0-Typ)
60 g frische Preiselbeeren, gehackt

Den Backofen auf 180 °C vorheizen und das Backblech mit Butter oder Öl einfetten. Die Eier schaumig schlagen, den Zucker nach und nach zugeben und beides zu einer hell-schaumigen Masse schlagen. Die zerlassene Butter oder Margarine, Vanilleextrakt, Zitronenschale und Ananassaft hinzufügen. In einer zweiten Schüssel die trockenen Zutaten miteinander vermengen, in die Ei-Zucker-Masse geben und zu einem Teig verrühren. Abschließend die Preiselbeeren unterheben. Den weichen Teig in zwei Hälften teilen, zu länglichen, schmalen »Laiben« (etwa 20 mal 7 cm) ausformen, 25 Minuten backen und aus dem Rohr nehmen. Die Backofentemperatur auf 160 °C zurückschalten. Die beiden Laibe 10 Minuten auskühlen lassen, auf ein Schneidbrett legen und schräg in knapp 4 cm dicke Scheiben schneiden. Die Biskuits flach auf das Backblech legen, 5 Minuten rösten, wenden und von der zweiten Seite weitere 10 Minuten beziehungsweise so lange rösten, bis sie eine goldbraune Farbe angenommen haben. Die

Kekse aus dem Backofen nehmen, auskühlen lassen und in einer Dose verschlossen eine Woche lang aufbewahren.

REIS-CRISPIES
– ergibt 16 Riegel –

Knusprige Häppchen aus Reisflocken sind bei Kindern immer und überall beliebt. Aus Getreideflocken zubereitetes Knusperzeug ist eine Gaumenfreude, und diese süßen, leckeren Crispies stehen Fertigprodukten in nichts nach.

2 EL Butter oder Rapsöl (je nach Blutgruppe)
4 EL Honig, Ahornsirup oder brauner Reissirup
2 EL brauner Zucker
¼ TL Salz
225 g Reisflocken (Naturreis hat den ausgeprägtesten Nußgeschmack)

In einem 3-l-Topf die Butter oder Margarine, den Honig oder ein anderes flüssiges Süßmittel sowie Zucker und Salz zergehen lassen. Die Reisflocken auf einmal zugeben und mit den übrigen Zutaten gut verrühren. Die Masse sofort 2 bis 3 cm hoch in eine flache, viereckige Form (etwa 20 mal 20 cm) aus Kunststoff, Glas oder Porzellan füllen, glattstreichen und in etwa 5 mal 5 cm große Quadrate schneiden. Die Crispies in den Kühlschrank stellen und fest werden lassen.

ANANAS-KUCHEN »KOPFÜBER«
– für 6 bis 9 Portionen –

Seit eh und je beliebt, schmeckt dieser Kuchen – nach dem folgenden Rezept zubereitet – wie aus Mutters Küche.

60 g Butter oder Rapsöl
100 g brauner Zucker
6 bis 9 Scheiben Ananas aus der Dose, ungesüßt, abgetropft
Früchte nach Belieben zum Füllen der Ananas-»Löcher«, z. B. halbierte, entsteinte Kirschen oder Aprikosen

120 g helles Dinkelmehl
1 TL Backpulver
4 Eier
2 EL Butter (0- und B-Typ) oder Margarine (A- und AB-Typ), zerlassen
150 g Zucker

Den Backofen auf 180 °C vorheizen. Butter oder Margarine in einer runden, gußeisernen Kasserolle von ca. 23 cm Durchmesser zergehen lassen. Den braunen Zucker hinzufügen, sorgsam umrühren und die Mischung gleichmäßig über den Topfboden verteilen. Den Herd ausschalten, die Ananasscheiben am Rand entlang in den Topf und eine Scheibe in die Mitte legen. Die »Löcher« mit Früchten nach Wahl füllen. Dinkelmehl und Backpulver in einer mittelgroßen Schüssel miteinander vermengen. Die Eier in einer kleineren Schüssel schaumig schlagen, die zerlassene Butter oder Margarine sowie den Zucker hinzufügen und zu einer glatten Masse schlagen. Die flüssigen zu den trockenen Zutaten geben, sorgsam verrühren und den Teig über die Ananasscheiben verteilen. Den Kuchen 25 bis 30 Minuten backen, bis er eine goldgelbe Farbe angenommen hat und aus dem Backofen nehmen. Eine große Platte auf die Kasserolle legen und den Kuchen stürzen. Nach dem Stürzen die Kasserolle nicht sofort wegnehmen, sondern den Kuchen einige Minuten lang setzen lassen. Anschließend die Kasserolle behutsam entfernen, so daß der Ananas-Obst-Belag zum Vorschein kommt.

SAUTIERTE BIRNEN ODER ÄPFEL
– für 2 Portionen –

Wer nicht gerne in eine reife Birne oder einen Apfel beißt, sollte es einmal mit Sautieren versuchen. Sautierte Äpfel und Birnen sind ein köstlicher herbstlicher Nachtisch, eignen sich hervorragend als Belag für Crêpes oder Pfannkuchen und schmecken auch sehr lecker in Kombination mit Hütten- oder Ricotta-Käse. Rechnen Sie pro Person mindestens einen Apfel oder eine Birne. Und eine Prise Currypulver, der zerlassenen Butter oder Margarine beigemischt, verleiht diesem Dessert eine pikante Note.

2 Birnen oder Äpfel
2 EL Butter (für A- und AB-Typ: Soja- oder Rapsöl)
Zimt oder geriebene Muskatnuß

Die Äpfel oder Birnen schälen und in dünne Scheiben schneiden. Butter oder Margarine in einer schweren Kasserolle bei schwacher Hitze zerlassen. Apfel- beziehungsweise Birnenscheiben hineingeben und vorsichtig durchheben. Auf niedrigste Temperatur herunterschalten, den Deckel auflegen und das Obst im eigenen Saft dünsten. Wird wenig Saft abgesondert, bei Bedarf 1 EL Wasser zugießen. Die Birnen- oder Apfelscheiben 7 bis 10 Minuten dünsten, bis sie weich sind. Darauf achten, daß noch etwas dickflüssiger Saft vorhanden ist. Das sautierte Obst nach Belieben mit Zimt (nur A- und AB-Typ) oder geriebener Muskatnuß (B-Typ) bestreuen.

GEMISCHTES OBSTKOMPOTT
– für 2 Portionen –

Sehr reifes Obst läßt sich hervorragend zu Kompott verarbeiten. Geben Sie getrost eine Handvoll Dörrpflaumen und gedörrte Aprikosen mit hinein und variieren Sie bei der Zusammenstellung nach Lust und Laune. Joghurt oder Ricotta mit Kompott schmeckt sehr gut zum Frühstück oder als leichter Mittagsimbiß.

250 ml Wasser
150 g Zucker
Saft und geriebene Schale von 1 Zitrone
3 Gewürznelken
150 g Äpfel, Birnen, Pfirsiche oder Zwetschgen
150 g Aprikosen, Weinbeeren, Nektarinen oder Kirschen
2 EL frische Minzeblätter, zerzupft (nach Belieben)

Zunächst einen Sud zubereiten. In einem großen, säureunempfindlichen Topf Wasser zum Kochen bringen, Zucker, Zitronensaft und -schale und die Gewürznelken hineingeben und aufkochen.

Das Obst braucht nicht unbedingt geschält zu werden. Kerne und Kerngehäuse entfernen, größere Früchte in Spalten oder Scheiben schneiden und kleinere wie Aprikosen und Zwetschgen halbieren oder vierteln. Die Kirschen ganz lassen und die Kerne mit einem Entsteiner entfernen; ist keiner vorhanden, die Früchte halbieren. Weinbeeren ganz lassen. Die Obstmischung (pro Person eine große und mehrere kleinere Früchte) in den kochenden Sud geben und im offenen Topf 10 bis 15 Minuten dünsten. Das Obst mit einem Schaumlöffel vorsichtig herausnehmen und in eine Servierschüssel geben. Den Sud 8 bis 10 Minuten einkochen lassen, Zitronenschale und Gewürznelken herausfischen und über das Obst gießen. Das Kompott auskühlen lassen, in den Kühlschrank stellen und nach Belieben mit zerzupften Minzeblättchen bestreuen.

MANDEL-DRESSING
– ergibt ca. 180 ml –

Wie Tahini (Sesampaste) können Sie auch Mandelmus verdünnen und ein köstliches Dressing für Obstsalate daraus zubereiten.

150 g Mandelmus
1 EL Honig
60 ml Wasser

Sämtliche Zutaten in eine kleine Schüssel geben, sorgfältig miteinander verrühren und über das Obst träufeln. Dünnflüssiger und etwas weniger gehaltvoll wird das Dressing durch Zugabe von mehr Wasser.

OLIVENÖL-ZITRONEN-DRESSING
– ergibt ca. 180 ml –

Dieses vielseitige Dressing sollte in jedem Haushalt einen bevorzugten Platz einnehmen.

125 ml Olivenöl extra vergine
Saft von 2 Zitronen
½ TL Senfpulver
¼ TL Salz
¼ TL Honig

Sämtliche Zutaten in eine kleine Schüssel geben und mit dem Schneebesen schlagen. Das Dressing eignet sich für jeden beliebigen Salat.

ANANAS-CHUTNEY
– ergibt etwa 1 bis 1½ l –

1 kleine Zwiebel, klein gewürfelt
2 EL Oliven- oder Rapsöl
1 reife Ananas, geschält, holziger Mittelstrang entfernt und klein gehackt
1 Stück (2 bis 3 cm) frische Ingwerwurzel, geschält und gerieben

Saft von 2 Zitronen
200 g brauner Zucker
60 ml Ananassaft
50 g Rosinen

Das Öl in einen Topf geben und die Zwiebel darin bei Mittelhitze glasig anschwitzen. Ananas und Ingwer hineingeben und einige Minuten schmoren. Die übrigen Zutaten hinzufügen und 5 Minuten schmoren beziehungsweise so lange, bis das Chutney eingedickt ist. Das Chutney auskühlen lassen und zu gegrilltem Tempeh oder Curry-Tofu reichen.

KNOBLAUCH-SCHALOTTEN-MISCHUNG

Viele Rezepte verlangen nach gehacktem Knoblauch oder Zwiebeln oder beidem. Diese Knoblauch-Schalotten-Mischung ist ein hervorragender Ersatz und hilft Ihnen, beim Vorbereiten und Kochen Zeit zu sparen. Geben Sie einfach 1 TL der Mischung, nach Belieben auch mehr oder weniger, in das betreffende Gericht.

10 Knoblauchzehen, geschält
10 Schalotten, geschält
Olivenöl zum Einlegen

Knoblauch und Schalotten in eine Küchenmaschine oder einen Mixer geben und durch wechselweises Ein- und Ausschalten fein hacken. Die Würzzutaten gegebenenfalls zwischendurch von der Gefäßwand abkratzen. Nach Erreichen der gewünschten Konsistenz die Mischung in ein geeignetes Gefäß füllen, mit Öl bedecken und luftdicht verschlossen im Kühlschrank aufbewahren. Die Mischung hält sich etwa 10 Tage oder länger.

PFLAUMEN-GRILLSAUCE
– ergibt ca. 375 ml –

Diese pikante Pflaumensauce ist allen Blutgruppen sehr zuträglich und schmeckt köstlich zu Huhn und Fisch, insbesondere zu einem üppigen Thunfischsteak. Beim Grillen brennt die Sauce an. Ratsam ist es deshalb, sie erst im letzten Augenblick hinzuzufügen oder sie getrennt zu reichen.

180 g Pflaumenmarmelade
60 ml Ananassaft
3 EL Tamari-Sauce
2 Knoblauchzehen, durchgepreßt
2 Frühlingszwiebeln, in dünne Röllchen geschnitten
1 Stück (etwa 5 cm) frische Ingwerwurzel, gerieben

Sämtliche Zutaten in eine kleine Schüssel geben und der gewünschten Konsistenz entsprechend mehr oder minder glattrühren.

KIRSCHEN-PFIRSICH-TRUNK
– für 2 Portionen –

250 ml Sojamilch
75 g Schwarzkirschen, entsteint
2 reife Pfirsiche, entsteint und in Stücke geschnitten
250 ml Kirschsaft

Sämtliche Zutaten in einen Mixer geben, pürieren und das Getränk eiskalt servieren.

DATTEL-ZWETSCHGEN-TRUNK
– für 2 Portionen –

250 ml Sojamilch
4 Zwetschgen, entsteint
2 bis 3 Datteln, entkernt
250 ml Pflaumensaft

Sämtliche Zutaten in einen Mixer geben, pürieren und das Getränk eiskalt servieren.

MÖHREN-INGWER-SAFT
– für 1 bis 2 Portionen –

Damit das Getränk nicht allzu würzig schmeckt, ist es ratsam, den Ingwer in kleinen Mengen zuzufügen.

4 Möhren, gewaschen und geputzt
1 Stück (1 bis 2 cm) frische Ingwerwurzel, gerieben

Die Möhren in den Entsafter geben und den Saft nach Geschmack mit geriebenem Ingwer würzen.

APFEL-TRAUBEN-SAFT
– für 1 bis 2 Portionen –

3 Äpfel aus ökologischem Anbau, ungeschält,
oder
3 Äpfel aus nicht-ökologischem Anbau, geschält
400 g Weintrauben

Die Äpfel von den Kerngehäusen befreien und zusammen mit den Weinbeeren in den Entsafter geben.

TEIL III: BLUTGRUPPE UND GESUNDHEIT

8 Möglichkeiten zur Prävention: *Die Zusammenhänge zwischen Blutgruppe und Gesundheit*

Sie wissen jetzt, daß ein enger Zusammenhang zwischen Ihrer Blutgruppe und Ihrer Gesundheit besteht. Wahrscheinlich ist auch bereits deutlich geworden, daß der einzelne seinen Gesundheitszustand trotz bestimmter Krankheitsanfälligkeiten erheblich beeinflussen kann. Ein Grundstein für lebenslange Gesundheit sind die in den vorangegangenen Kapiteln vorgestellten Ernährungsempfehlungen.

In den folgenden drei Kapiteln werde ich ausführlicher auf einzelne medizinische Fragen von allgemeinem Interesse eingehen und erläutern, wie Sie die Informationen über ihre Blutgruppe für Ihre Gesundheit sinnvoll nutzen können. Ich beginne mit einigen gängigen Medikamenten und Behandlungsmethoden unserer Zeit.

Chemische Substanzen werden seit Jahrtausenden als Medizin genutzt. Wenn ein Schamane oder Medizinmann einen Heiltrank braute, stand nicht nur die medizinische Wirksamkeit dieser Mixtur außer Frage, man schrieb ihr auch übernatürliche Kräfte zu. Der Aufguß mochte übel riechen und scheußlich schmecken – er enthielt Magie, und der auf Heilung hoffende Patient war gern bereit, auch das bitterste Gebräu zu schlucken.

Daran hat sich im Prinzip nicht viel geändert.

Heute verschreiben Ärzte zu viele Medikamente, und Patienten schlucken zu viele Pillen. Der Medikamentenmißbrauch ist zu einem ernsten Problem geworden. Doch im Gegensatz zu anderen Naturheilkundlern, die das gesamte Arzneibuch der Allopathie ablehnen, bin ich der Ansicht, daß wir einen ausgewogeneren und flexibleren Standpunkt einnehmen müssen. Die meisten Präparate sind so zusammengesetzt, daß sie bei breiten Bevölkerungsschichten wirksam sind, und sollten weiterhin für die Behandlung schwerer und gefährlicher Krankheiten genutzt werden.

Trotzdem muß man auch die Gefahren realistisch sehen: Alle Arzneimittel sind letztendlich Gifte. Die guten Medikamente, die der Mensch im Laufe der Jahrhunderte entdeckt hat, sind selektiv wirkende Gifte. Doch bei einem Großteil der Arzneimittel handelt es sich um unspezifisch, weniger selektiv wirkende Gifte. Ein Paradebeispiel für die zweite Gruppe ist das umfangreiche Arsenal an Medikamenten, das von Onkologen in der Chemotherapie eingesetzt wird. Viele dieser Arzneimittel greifen nicht nur Krebszellen an, sondern zerstören auch wahllos gesunde Zellen. (Es liegt nicht in meiner Absicht, die Onkologie zu verteufeln. Ich beschreibe lediglich den Stand der Dinge.)

Wie immer gibt es zwei Seiten. Die eine ist, daß die Chemotherapie manchmal wirkt, die andere, daß sie manchmal wirkt, der Patient jedoch an den Komplikationen der Behandlung stirbt. Ein schreckliches Dilemma.

Die moderne Wissenschaft hat der Ärzteschaft ein verwirrendes Aufgebot an Medikamenten beschert, und all diese Arzneimittel werden von Medizinern auf der ganzen Welt in bester Absicht verschrieben. Aber gehen wir bei der Anwendung von Antibiotika und Impfstoffen auch mit der gebührenden Sorgfalt und Vorsicht ans Werk? Woher wissen wir, welche Medikamente am besten für uns selbst, für unsere Partner oder für unsere Kinder geeignet sind? Auch diese Frage läßt sich mit Hilfe der Blutgruppen beantworten.

Blutgruppensensibilität und Impfstoffe

Das Thema Impfungen ist heiß umstritten, sowohl in der konventionellen als auch in der alternativen Medizin. Nach der eher orthodoxen Sichtweise sind Impfungen die wichtigste Verteidigungstaktik der Präventivmedizin. Von staatlichen Stellen aller Ebenen wird zunehmend auf allgemeine Pflichtimpfungen gedrängt. Welche Folgen hat diese Strategie?

Impfstoffe sind von unbestreitbarem Nutzen für die Menschheit, sie haben Hunderttausenden das Leben gerettet und sinnloses

Leiden verhindert. Wenn es in seltenen Fällen zu Komplikationen kam, lag meist eine individuelle Überempfindlichkeit gegen das Vakzin vor. Wir wissen noch zu wenig über das Immunsystem, um sagen zu können, ob Impfstoffe weitreichendere Auswirkungen haben; möglicherweise schwächen sie unsere angeborenen Abwehrkräfte gegen Krebs.
Aber viele Vertreter der Ärzteschaft und des öffentlichen Gesundheitswesens verhalten sich, als wäre es irgendwie unlauter, auch nur zu fragen, ob wirklich jeder neue Impfstoff der Allgemeinheit injiziert werden muß.
Unterdessen ist die Öffentlichkeit weiterhin verunsichert. Eltern möchten wissen, gegen welche Krankheiten, wenn überhaupt, sie ihre Kinder impfen lassen sollen. Ältere Menschen, Allergiker oder schwangere Frauen fragen sich, ob sie bei Impfungen mit besonderen Risiken rechnen müssen. Es kann nicht überraschen, daß es keine gleichlautende Antwort gibt. Die individuelle Reaktion auf Impfstoffe hat sehr viel mit der Blutgruppe zu tun.

Sensibilität gegenüber Impfstoffen: Blutgruppe 0

Eltern von Kindern mit Blutgruppe 0 sollten nach jeder Schutzimpfung aufmerksam auf alle Anzeichen einer Entzündung wie Fieber oder Gelenkschmerzen achten, weil das Immunsystem des 0-Typs anfällig für derartige Reaktionen ist.
Verzichten Sie bei Kindern der Blutgruppe 0 auf die parenterale Form der Polio-Impfung, und wählen Sie statt dessen die Schluckimpfung. Da der 0-Typ ein hyperaktives Immunsystem hat, empfiehlt sich außerdem ein schwächerer Impfstoff.
Kürzlich geimpfte Kinder der Blutgruppe 0 sollte man einige Tage lang aufmerksam beobachten, um alle Komplikationen auszuschließen. Geben Sie Ihrem Kind kein Paracetamol, das am häufigsten verschriebene Gegenmittel bei impfungsbedingten Gesundheitsproblemen (zum Beispiel enthalten in Tylenol). Nach meiner Erfahrung reagieren Kinder der Blutgruppe 0 schlecht auf dieses Medikament. Ein wirksames Naturheilmittel für Menschen

der Blutgruppe 0 ist in fast allen Reformhäusern erhältlich. Es handelt sich um das sogenannte Mutterkraut (*Tanacetum parthenium*), eine Heilpflanze aus der Familie der Korbblütengewächse. Das Mittel wird in flüssiger Form, als Tinktur, angeboten und kann mehrmals täglich verabreicht werden. Vier bis acht Tropfen der Tinktur, aufgelöst in einem Glas Saft, reichen aus, um eine positive Wirkung zu erzielen.
Für Schwangere der Blutgruppe 0 bringt die Grippeimpfung konkrete Gefahren mit sich, vor allem, wenn der Vater des Kindes Blutgruppe A oder AB hat. Der Grippeimpfstoff kann zu einer starken Vermehrung der Antikörper Anti-A im Körper der Mutter führen, die den Fötus angreifen und schädigen können.

Sensibilität gegenüber Impfstoffen: Blutgruppe A und Blutgruppe AB

Kinder der Blutgruppen A und AB vertragen Impfstoffe recht gut. Ein vollständiges Schutzimpfungsprogramm – einschließlich der Keuchhustenimpfung – wird wahrscheinlich kaum Nebenwirkungen hervorrufen.
Anders als beim 0-Typ sollte man bei Kindern der Blutgruppe AB oder A die parenterale Form der Polio-Impfung wählen, weil ihr Verdauungsapparat empfindlich auf den oralen Polio-Impfstoff reagiert.

Sensibilitäten gegenüber Impfstoffen: Blutgruppe B

Bei Kindern mit der Blutgruppe B können Impfungen schwerwiegende neurologische Reaktionen auslösen. Eltern sollten sehr aufmerksam auf jedes Anzeichen einer Komplikation achten, zum Beispiel auf Veränderungen im Lauf- und Krabbelverhalten des Kindes oder auf eine Persönlichkeitsveränderung. Bei einem Kind der Blutgruppe B sollte vor einer Impfung absolut sichergestellt sein, daß es völlig gesund ist und nicht unter einer Erkältung,

Grippe oder Ohreninfektion leidet. Wie Kinder der Blutgruppe 0 sollten auch Kinder der Blutgruppe B die orale Variante des Polio-Impfstoffes erhalten.
Warum neigen Personen mit Blutgruppe B zu derart starken Unverträglichkeitsreaktionen auf Impfstoffe? Der B-Typ produziert eine große Zahl von Antigenen B im Nervensystem. Meiner Meinung nach kommt es bei der Einführung von Impfstoffen zu einer Kreuzreaktion im Immunsystem des B-Typs, die den Körper dazu veranlaßt, die Abwehr gegen sich selbst zu richten. Möglicherweise ist es der Impfstoff selbst, der die Kreuzreaktion auslöst. Vielleicht auch einer der chemischen Stoffe, die die Wirksamkeit des Vakzins steigern sollen. Vielleicht ist die Ursache sogar die Kultur, die zur Züchtung des Impfstoffs verwendet wird. Mit unserem derzeitigen Wissen läßt sich die Frage nicht definitiv beantworten.
Auch Schwangere der Blutgruppe B sollten auf Grippeschutzimpfungen verzichten, insbesondere wenn der Vater des Kindes der Blutgruppe A oder AB angehört. Der Grippeimpfstoff könnte die Produktion von Anti-A-Antikörpern erhöhen und dadurch die gesunde Entwicklung des Fötus gefährden.

Für und Wider der Antibiotika-Behandlung

Wenn Ihr Hausarzt oder Kinderarzt häufig Antibiotika gegen einfache Erkältungen oder grippale Infekte verschreibt, kann ich Ihnen nur eines raten: Wechseln Sie den Arzt!
Der fortgesetzte Mißbrauch von Antibiotika trägt entscheidend dazu bei, daß die Ausrottung von Krankheiten zunehmend schwieriger wird. Der leichtfertige Umgang mit solchen Wundermitteln fördert die Entwicklung von immer resistenteren Pathogenen, die zum Einsatz von noch stärkeren Antibiotika zwingen. Wesentlich wirksamer als jedes derzeit produzierte Antibiotikum ist das natürliche Rezept einer gesunden Ernährung, angemessenen Erholung und konstruktiven Streßbewältigung.

Normalerweise erfolgt die körpereigene Immunreaktion mit einer zeitlichen Verzögerung auf die Infektion. Es ist wie beim Anwählen der Notrufnummer: Sie wissen, daß der Notarzt nicht in derselben Sekunde, in der er den Anruf entgegennimmt, vor Ihrer Tür steht. Antibiotika sind vielleicht schneller am Ort der Infektion, aber sie unterbrechen die Verbindung zur körpereigenen Notrufzentrale – dem Immunsystem. Antibiotika schalten die körpereigene Abwehrreaktion im Grunde aus. Die Medikamente nehmen dem Körper die Aufgabe ab, die Infektion aus eigener Kraft zu bekämpfen.

Bei Fieber ist man immer schnell mit Antibiotika bei der Hand, dabei ist Fieber im allgemeinen ein gutes Zeichen. Es bedeutet, daß der Körper wie verrückt arbeitet und die Angreifer bekämpft, indem er eine möglichst ungastliche Umgebung für die Krankheitserreger schafft.

In meiner eigenen Praxis habe ich die Erfahrung gemacht, daß die Mehrzahl der Patienten eine Infektion ohne Antibiotika überwinden kann. Wußten Sie, daß Antibiotika nur die Stärke der Infektion verringern? Das körpereigene Immunsystem ist nach wie vor notwendig, um die Schlacht siegreich zu Ende zu bringen. Wenn Sie Ihrem Körper gestatten, den Kampf mit seinen eigenen Mitteln auszutragen, anstatt mit Antibiotika zu intervenieren, behält er nicht nur bestimmte Antikörper für die derzeitige und jede ähnliche Infektion im Gedächtnis, sondern kann die nächste Herausforderung oder Attacke auch erfolgreicher abwehren.

Einige Menschen reagieren allergisch auf bestimmte Antibiotika, aber in der Regel lösen die Mittel keine ernsthaften Erkrankungen aus. Ein fortgesetzter Einsatz von starken Antibiotika führt allerdings sehr häufig dazu, daß nicht nur die Krankheitserreger, sondern auch alle nützlichen Bakterien im Verdauungstrakt vernichtet werden. Viele Patienten leiden dann unter Durchfällen, und Frauen werden oft anfällig für wiederkehrende und hartnäckige Pilzinfektionen. Die Einnahme eines verdauungsfreundlichen Bakteriums, *L. acidophilus*, in Form von Tabletten oder als Joghurt, unterstützt die Wiederherstellung des bakteriellen Gleichgewichts im Verdauungstrakt.

Natürlich gibt es Situationen, in denen Antibiotika notwendig und sinnvoll sind. Wenn Sie Antibiotika erhalten, können sie die Wirkung mit einem bestimmten Enzym, dem sogenannten Bromelain, unterstützen. Dieses Enzym, das zum Beispiel in der Ananas enthalten ist, fördert eine schnelle Ausbreitung und Verteilung des Antibiotikums im Körper. Trinken Sie Ananassaft während einer Antibiotikatherapie, oder nehmen Sie Bromelain in Tablettenform.
Wenn Ihr Kind mit Antibiotika behandelt wird, sollten Sie den Wecker auf drei oder vier Uhr morgens stellen und Ihrem Kind eine Extradosis Bromelain während der Nachtzeit verabreichen. Sie fördern dadurch eine schnelle und gezielte Bekämpfung der Infektion durch das Medikament.
Um es noch einmal zu wiederholen: Wer Antibiotika braucht, sollte sie nehmen. Bei einer verschleppten Infektion muß man den Einsatz von Antibiotika zweifellos in Betracht ziehen. Ich bin nur der Ansicht, daß das körpereigene Immunsystem die Chance erhalten sollte, das zu leisten, wofür es geschaffen wurde – Widerstand.

Sensibilität gegenüber Antibiotika: Blutgruppe 0

Menschen mit der Blutgruppe 0 sollten Antibiotika der Penicillin-Gruppe meiden. Das Immunsystem des 0-Typs reagiert mit einer erhöhten Allergieneigung auf diese antibiotischen Substanzen.
Von Sulfonamiden wie zum Beispiel Bactrim ist ebenfalls abzuraten. Sie können bei Personen mit der Blutgruppe 0 zu Hautausschlägen führen.
Verzichten Sie wenn möglich auch auf Makrolid-Antibiotika; Erythromycin und die neueren Makrolide, Biaxin und Zithromax, können Blutungsneigungen bei Personen der Blutgruppe 0 verschlimmern. Seien Sie besonders vorsichtig, wenn Sie zur Zeit blutverdünnende Medikamente wie Coumadin oder Warfarin einnehmen.

Sensibilität gegenüber Antibiotika: Blutgruppe A

Personen der Blutgruppe A reagieren offenbar gut auf Antibiotika der Carbacephem-Gruppe wie zum Beispiel Lorabid. Es treten kaum Nebenwirkungen auf. Auch Penicilline und Sulfonamide werden vom A-Typ recht gut vertragen. Sie sind den Tetrazyklinen und den neueren Makroliden vorzuziehen.
Wenn ein A-Typ ein Antibiotikum der Makrolide-Gruppe erhält, ist Erythromycin vorteilhafter als Zithromax oder Clarythromycin. Beide können Verdauungsprobleme verursachen und den Eisenstoffwechsel beim A-Typ beeinträchtigen.

Sensibilität gegenüber Antibiotika: Blutgruppe AB und B

Vermeiden Sie wenn möglich Antibiotika der Quinolone-Klasse wie Flexin und Cipro. Wenn die Anwendung unvermeidlich ist, nehmen Sie die Mittel in einer möglichst kleinen Dosierung. Achten Sie während der Antibiotika-Behandlung auf jedes Anzeichen einer neurologischen Störung, wie zum Beispiel verschwommene Sicht, Verwirrungszustände, Schwindelgefühl oder Schlaflosigkeit. Menschen der Blutgruppe AB und B sollten in solchen Fällen das Medikament sofort absetzen und ihren Arzt konsultieren.

Operationen: Eine schnellere Genesung

Jeder chirurgische Eingriff ist ein Schock für den Körper. Nehmen Sie eine Operation niemals auf die leichte Schulter, auch wenn es sich nur um einen kleinen Eingriff handelt. Stärken Sie Ihr Immunsystem im voraus, ganz gleich welche Blutgruppe Sie haben.
Die Vitamine A und C fördern die Wundheilung und verringern die Narbenbildung. Eine zusätzliche Vitaminaufnahme vor der Operation ist für Menschen aller Blutgruppen empfehlenswert.

Beginnen Sie mit der Einnahme der Vitamine A und C mindestens fünf Tage vor der Operation, und setzen Sie die Einnahme mindestens eine Woche nach dem Eingriff fort. Alle meine Patienten, die dieser Empfehlung gefolgt sind, berichten, daß sie selbst ebenso wie ihre Ärzte über die rasche Genesung erstaunt waren.

Empfohlene Vitaminergänzung bei Operationen

Blutgruppe	Tägliche Dosis: Vitamin C	Tägliche Dosis: Vitamin A
Gruppe 0	2000 mg	30000 I.E.
Gruppe A	500 mg	10000 I.E.
Gruppe AB, Gruppe B	1000 mg	20000 I.E.

Operationsvorkehrungen: Blutgruppe 0

Der 0-Typ neigt während und nach Operationen zu stärkeren Blutverlusten als Personen anderer Blutgruppen, weil er über weniger Blutgerinnungsfaktoren verfügt. Sorgen Sie dafür, daß Sie vor einer Operation viel Vitamin K aufnehmen. Es ist von wesentlicher Bedeutung für die Blutgerinnung. Spinat und verschiedene Kohlsorten enthalten große Mengen dieses Vitamins. Sie können Ihre Ernährung aber auch mit flüssigem Chlorophyll ergänzen. Chlorophyllpräparate sind in jedem Reformhaus erhältlich.

Personen der Blutgruppe 0, die in der Vergangenheit unter Phlebitis litten oder blutverdünnende Medikamente nehmen, sollten alle empfohlenen Ernährungsergänzungen mit ihrem Arzt besprechen. (Es ist bemerkenswert, daß das dünnere Blut des 0-Typs nicht notwendigerweise vor Blutgerinseln schützt. Die Phlebitis beginnt häufig als entzündliche Venenerkrankung, die den Blutfluß beeinträchtigt.)

Personen der Blutgruppe 0 können ihr Immunsystem und ihren Stoffwechsel auch durch intensive körperliche Bewegung anregen. Wenn Ihr allgemeiner Gesundheitszustand eine sportliche Betätigung vor der Operation zuläßt, wird Ihr Körper den Eingriff wesentlich effektiver und schneller bewältigen.

Operationsvorkehrungen: Blutgruppe B

Personen der Blutgruppe B sind in der glücklichen Lage, daß die Wahrscheinlichkeit von postoperativen Komplikationen gering ist. Der Vitaminplan sollte wie angegeben befolgt werden.
Falls Ihr allgemeiner Gesundheitszustand geschwächt ist, empfehlen sich zusätzlich einige abwehrsteigernde Kräutertees. Große Klette (*Arctium lappa*) und Sonnenhut (*Echinacea purpurea*) sind ausgezeichnete Abwehrverstärker. Damit die Heilpflanzen ihre anregende Wirkung auf das Immunsystem voll entfalten können, sollten Sie bereits einige Wochen vor der Operation damit beginnen, täglich einige Tassen von diesen Kräutertees zu trinken.

Operationsvorkehrungen: Blutgruppe A und AB

Typ A und AB sind beide anfälliger für postoperative bakterielle Infektionen. Diese Infektionen können die Genesung erheblich behindern und eine ohnehin kritische Situation verschlimmern. Menschen der Blutgruppen A und AB sollten unbedingt ein oder zwei Wochen vor der Operation damit beginnen, ihre Blutbildung und ihre Abwehrkräfte durch ergänzende Vitaminpräparate zu verbessern. Zusätzlich zu den angegebenen Mengen von Vitamin A und C sollten Sie täglich eine bestimmte Menge Vitamin B_{12}, Folsäure und Eisen aufnehmen. Die notwendige Vitaminmenge ist durch die empfohlenen Ernährungsweisen für die Gruppen A und AB nur schwer zu decken, deshalb empfehlen sich Ergänzungspräparate.
Floradix ist ein magenfreundliches pflanzliches Eisenpräparat, das vom Körper gut aufgenommen wird. Ich kann dieses Mittel nur wärmstens empfehlen, weil der Verdauungstrakt des A-Typs und des AB-Typs normalerweise sehr empfindlich auf Eisenpräparate reagiert. Floradix wird in den meisten Reformhäusern angeboten. Versorgen Sie sich außerdem mit den beiden hervorragenden Kräutertees Große Klette und Echinacea, um Ihre Abwehrkraft zu

steigern. Trinken Sie täglich einige Tassen, und fangen Sie einige Wochen vor dem angesetzten Operationstermin damit an.
Bei Menschen der Blutgruppen A und AB löst das Operationstrauma häufiger als bei den anderen Bluttypen schweren körperlichen, mentalen und seelischen Streß aus. Für den besonders nervösen A-Typ- und AB-Typ-Patienten können sich Entspannungstechniken wie Meditation und Visualisierung als ungemein vorteilhaft erweisen. Durch die Anwendung dieser Techniken können Sie Ihren eigenen Heilungsprozeß enorm beeinflussen. Einige Anästhesisten setzen die Visualisierungsmethode ein, während der Patient unter Narkose steht. Fragen Sie Ihren Arzt nach dieser Möglichkeit. Es ist eine phantastische Methode für den A-Typ.

Nach der Operation

Ein gutes Mittel zur Reinigung von Wunden und zur Förderung der Wundheilung ist *Calendula succus.* Eine Lösung dieser auch in der Homöopathie verwendeten Pflanze, einer Ringelblumenart, wirkt wahre Wunder bei allen möglichen Kratz- und Schnittverletzungen. Der Saft hat eine leicht antibiotische Wirkung und kann nach der Anwendung auf der Haut verbleiben. Achten Sie aber darauf, daß Sie den Calendula-Saft (oder Succus) und nicht die Tinktur kaufen, die einen hohen Alkoholanteil aufweist. Es brennt höllisch, wenn Sie diese Tinktur auf eine Wunde auftragen.
Wenn Ihre Operationswunde heilt und die Fäden oder Klammern entfernt werden, verringert ein lokal angewendetes Vitamin-E-Präparat die Narbenbildung und die Hautspannung. Manche Leute schneiden einfach eine Vitamin-E-Kapsel auf und streichen den Inhalt auf die Haut, aber orale Vitaminpräparate sind keine geeigneten Hautheilmittel. Benutzen Sie eine Creme oder Lotion, die speziell für diesen Anwendungsbereich entwickelt wurde.

Achten Sie auf Ihre Blutgruppe

Zahlreiche Vitamine und Phytotherapeutika unterstützen das Immunsystem und die Selbstheilungskräfte des Körpers. Die hier beschriebenen Empfehlungen sind lediglich Minimalmaßnahmen, die Sie ergreifen sollten, um sich selbst zu schützen und zu stärken.

Alle Blutgruppendiäten enthalten wertvolle Informationen, die Ihnen die Möglichkeit geben, fundierte Entscheidungen darüber zu treffen, was Sie essen und trinken sollten und was nicht. Mit jeder bewußten Entscheidung fördern Sie Ihre Gesundheit und Ihre Lebensqualität.

Durch eine kluge Auswahl der Dinge, die gut für Ihren Körper sind, können Sie sowohl den Operationsverlauf als auch Ihre Genesung stark beeinflussen. Sie gewinnen nicht nur mehr Kontrolle über Ihre gegenwärtige Situation, sondern können auch eine Menge dafür tun, in Zukunft gesund zu bleiben.

Eltern, deren Kinder im Impfalter sind, Menschen, die unter einer Virusinfektion leiden, Patienten, die vor einer Operation stehen – sie alle können großen Nutzen aus dem Wissen um die Blutgruppen und ihre Besonderheiten ziehen. Die blutgruppenspezifischen Zusammenhänge erscheinen plausibel. Sie erklären auch, warum manche Menschen sehr gut auf konventionelle Behandlungsmethoden ansprechen, während andere mit Komplikationen und Schmerzen zu kämpfen haben. Ich rate Ihnen, Ihr Wissen um ihre Blutgruppenzugehörigkeit zu Ihrem Vorteil zu nutzen.

9 Die Blutgruppe: *Eine Macht im Kampf gegen Krankheiten*

Jeder, der krank wird, fragt: »Warum gerade ich?« Trotz unserer hochentwickelten Technik und Apparatemedizin können wir diese Frage häufig nicht mit letzter Sicherheit beantworten. Es steht jedoch eindeutig fest, daß einige Menschen aufgrund ihrer Blutgruppe anfälliger für bestimmte Krankheiten sind als andere. Vielleicht ist dies das fehlende Verbindungsglied – der Schlüssel, der uns hilft, die zellulären Ursachen von Krankheiten zu verstehen und Methoden zu entwickeln, mit denen wir sie erfolgreicher bekämpfen und schließlich besiegen können.

Warum einige Menschen anfällig sind und andere nicht

Wissen Sie noch, wie es war, als Sie ein Teenager waren und Ihr bester Freund Sie zu etwas überreden wollte, das Ihnen eigentlich widerstrebte? Zu dem Zug von der verbotenen Zigarette? Dem heimlichen Schluck Whiskey aus der väterlichen Hausbar? Haben Sie die Zigarette geraucht? Den Whiskey getrunken?

Wenn ja, haben Sie Ihre Anfälligkeit – Ihre mangelnde Widerstandskraft – gegenüber dem Vorschlag des Freundes demonstriert.

Diese Empfänglichkeit oder mangelnde Widerstandskraft ist das Grundproblem bei den meisten Krankheiten. Viele Mikroben haben die Fähigkeit, die Form von Antigenen nachzuahmen, und werden deshalb von den Abwehrtruppen einer bestimmten Blutgruppe nicht als Feinde erkannt. Diese schlauen Verstellungskünstler überlisten die Sicherheitskontrollen und verschaffen sich dadurch Zutritt zum System. Wenn sie erst einmal drin sind, kön-

nen sie die Abwehrkräfte mühelos überwältigen und die Macht übernehmen.
Wundern Sie sich nicht auch manchmal, warum eine bestimmte Person vollkommen gesund bleibt, während alle anderen der gerade grassierenden Schnupfen- und Grippewelle zum Opfer fallen? Der Grund ist, daß die Blutgruppe der gesunden Person für diese speziellen Angreifer nicht empfänglich ist.

Das fehlende Verbindungsglied: Die Blutgruppe

Es gibt viele krankheitsauslösende Faktoren, die eindeutig von der Blutgruppe beeinflußt werden. So sollten zum Beispiel Personen mit der Blutgruppe A, in deren Familiengeschichte Herz-Kreislauf-Erkrankungen aufgetreten sind, ihre Ernährungsweise sehr kritisch unter die Lupe nehmen. Rotes Fleisch und alle Arten von gesättigten Fettsäuren sind keine gute Wahl für einen Verdauungstrakt, der für die Verarbeitung dieser Nahrungsmittel schlecht gerüstet ist. Die Folge ist ein Anstieg des Triglyzerid- und Cholesterinspiegels beim A-Typ. Das freundliche Immunsystem des A-Typs ist außerdem anfälliger für Krebs, weil es Mühe hat, feindliche Angreifer als solche zu erkennen.
Personen der Blutgruppe 0 reagieren, wie an anderer Stelle ausgeführt, sehr sensibel auf das agglutinierende Lectin, das im Vollkornweizen enthalten ist. Dieses Lectin reagiert beim 0-Typ mit den Schleimhäuten des Verdauungstraktes und kann zusätzliche Entzündungen auslösen. Wenn Sie Blutgruppe 0 haben und unter der Crohn-Krankheit, Colitis oder einem Reizkolon leiden, ist Weizen pures Gift für Ihren Körper. Das Immunsystem der Blutgruppe 0 ist zwar im allgemeinen recht widerstandsfähig, hat aber auch seine Schwächen. Der ursprüngliche 0-Typ mußte selten gegen Mikroorganismen kämpfen und hat Schwierigkeiten, sich auf die heute vorherrschenden komplexen Virusstämme einzustellen.
Der B-Typ weist aufgrund der idiosynkratischen Antigene B ein völlig anderes Krankheitsprofil auf als der A- und der 0-Typ.

Personen der Blutgruppe B sind häufig anfällig für langsam voranschreitende, mitunter bizarre Viruserkrankungen wie Multiple Sklerose und seltene Nervenleiden, die jahrelang im verborgenen schlummern und dann manchmal durch die Lectine in bestimmten Nahrungsmitteln (zum Beispiel in Huhn oder Mais) geweckt werden.
Der AB-Typ hat das komplexeste Krankheitsprofil, weil er sowohl A-ähnliche als auch B-ähnliche Antigene aufweist. Die meisten Krankheitsanfälligkeiten sind A-ähnlich. Wenn man Sie eingruppieren müßte, würde man sagen, daß Sie eher A als B entsprechen.
Die Blutgruppe ist ein wichtiger Schlüssel zum Verständnis von Gesundheit und Krankheit und eine wertvolle Hilfe bei der Suche nach den effektivsten Behandlungsmethoden.
Dennoch möchte ich nochmals darauf hinweisen, daß ich hier keineswegs eine Art Zauberformel propagieren will. Es gibt viele Faktoren im Leben des einzelnen, die zu Krankheiten beitragen. Es wäre eine sehr grobe und fahrlässige Vereinfachung, die Blutgruppe zum einzig entscheidenden Faktor zu erklären.
Wer einen Becher Arsen trinkt, wird höchstwahrscheinlich daran sterben, gleichgültig ob er Blutgruppe 0, A, B oder AB hat. Ähnliches gilt für vier starke Raucher unterschiedlicher Blutgruppen – alle vier haben ein erhöhtes Risiko, an Lungenkrebs zu erkranken. Die Kenntnis der Blutgruppen ist kein Allheilmittel, aber ein nützliches Werkzeug, das Ihnen die Möglichkeit gibt, das Beste aus Ihrer Gesundheit zu machen.
Wir wollen uns nun einigen der häufigsten Beschwerden und Krankheiten zuwenden, bei denen eine Verbindung zur Blutgruppe erkennbar ist. Bei einigen Krankheiten ist der Zusammenhang mit der Blutgruppe umfassender belegt als bei anderen. Wir lernen noch immer dazu. Aber mit jedem Tag wird deutlicher, daß die Blutgruppe ein entscheidender Faktor ist – das bislang fehlende Bindeglied in unserem Streben nach Gesundheit.

Gruppen:

Allergien
Altersbedingte Erkrankungen
Autoimmunerkrankungen
Blutkrankheiten
Diabetes
Erkrankungen des Verdauungsapparats
Frauen/Fortpflanzung
Hautkrankheiten
Herz-Kreislauf-Erkrankungen
Infektionen
Kinderkrankheiten
Leberkrankheiten

(Hinweis: Das Thema Krebs ist so komplex, das ich ihm im Anschluß an diese Ausführungen ein ganzes Kapitel gewidmet habe.)

Altersbedingte Erkrankungen

Jeder Mensch altert, unabhängig von seiner Blutgruppe. Aber *warum* altern wir – und können wir den Prozeß verlangsamen? Diese Fragen haben uns seit Menschengedenken ebenso wie die jahrhundertealte Hoffnung auf einen Jungbrunnen beschäftigt. Unsere heutige Generation mit ihrer hochentwickelten medizinischen Technik und ihrem gewachsenen Wissen von den Faktoren, die zum Altern beitragen, ist einer Antwort näher als je zuvor.

Aber es gibt da eine weitere Frage: Warum verläuft der Alterungsprozeß so unterschiedlich? Warum wird der 50jährige Marathonläufer, schlank und scheinbar topfit, plötzlich von einem Herzinfarkt niedergestreckt, während die 89jährige Dame, die noch nie in ihrem Leben einen Schweißtropfen vergossen hat, gesund und munter bleibt? Warum entwickeln einige Menschen die Alzheimer-Krankheit oder Altersdemenz und andere nicht? In welchem Alter läßt sich der körperliche Verfall nicht länger aufhalten?

Einige Teile des Puzzles kennen wir. Die Vererbung spielt eine Rolle; einzigartige Chromosomenvariationen tragen zu bestimmten Anfälligkeiten bei, die den Alterungsprozeß individuell beschleunigen oder verlangsamen können. Aber unsere Erkenntnisse auf diesem Gebiet sind noch sehr lückenhaft.

Ich habe allerdings ein wichtiges Verbindungsglied zwischen Blutgruppe und Altern entdeckt – nämlich eine Korrelation zwischen der agglutinierenden Wirkung von Lectinen und den beiden wichtigsten physiologischen Alterserscheinungen: dem Nierenversagen und dem Nachlassen der Hirnfunktion.

Mit steigendem Alter nimmt die Funktionsfähigkeit der Nieren ganz allmählich ab, so daß die Nieren eines durchschnittlichen 72jährigen schließlich nur noch über 25 Prozent ihrer ursprünglichen Leistungskraft verfügen.

Die Nierenfunktion steht für die Blutmenge, die gereinigt und wieder in den Blutkreislauf geschleust wird. Dieses Filtersystem ist eine genau ausgewogene Konstruktion – groß genug, um die verschiedenen flüssigen Bestandteile des Blutes hindurchzulassen, und doch klein genug, um den Durchfluß ganzer Zellen zu verhindern.

Die agglutinierende Wirkung der Lectine hat verheerende Folgen für dieses empfindliche System. Weil die Nieren von zentraler Bedeutung für die Blutfilterung sind, kann das Zusammenwirken zahlreicher Lectine das empfindliche Filtersystem im Laufe der Zeit untergraben. Lectine, die ihren Weg in den Blutkreislauf finden, klumpen schließlich zusammen und setzen sich in den Nieren ab. Das ist so ähnlich wie bei einem verstopften Abflußrohr. Nach und nach verliert das Filtersystem seine Wirksamkeit. Je stärker die Agglutination wird, desto weniger Blut kann gereinigt werden. Es ist ein langsamer, aber letztlich tödlicher Prozeß. Das Nierenversagen gehört zu den Hauptursachen des körperlichen Verfalls im Alter.

Die zweite wichtige physiologische Begleiterscheinung des Alterns betrifft das Gehirn. Hier entfalten die Lectine eine ähnlich zerstörerische Wirkung. Wissenschaftler haben festgestellt, daß der Unterschied zwischen einem alten und einem jungen Gehirn darin besteht, daß in dem alten Gehirn viele Nervenelemente zusammengeknäuelt sind. Diese Knäuelung, die zur Demenz und zum allgemeinen Verfall führt (und möglicherweise auch eine Rolle bei der Alzheimer-Krankheit spielt) entsteht ganz allmählich im Laufe des Erwachsenenlebens.

Wie kommen die Lectine ins Gehirn? Wie wir wissen, treten Lectine in unterschiedlichsten Größen und Formen auf; einige sind so klein, daß sie die Blut-Gehirn-Schranke überwinden. Wenn Sie das Gehirn einmal erreicht haben, fangen Sie an, die Blutzellen zusammenzukleben und beeinträchtigen allmählich die Aktivität der Nervenzellen. Der Prozeß vollzieht sich über mehrere Jahrzehnte, aber schließlich sind die Nervenzellen so ineinander verwickelt, daß die Hirnfunktion beeinträchtigt wird.

Ich bin überzeugt, daß man durch die Verringerung oder gänzliche Streichung der schädlichsten Lectine aus dem täglichen Speiseplan die Nieren- und Gehirnfunktion länger gesund erhalten kann. Deshalb bleiben einige Menschen auch im hohen Alter geistig wach und körperlich aktiv.

Schließlich wirken sich die Lectine auch auf hormonelle Funktionen aus und tragen dadurch zum Alterungsprozeß bei. Es ist umfassend belegt, daß Menschen mit zunehmendem Alter mehr Mühe haben, Nährstoffe aufzunehmen und umzuwandeln. Das ist einer der Gründe, weshalb ältere Menschen häufig unter Mangelerscheinungen leiden, obwohl Sie nichts an ihrer Ernährungsweise geändert haben. In der Regel wird älteren Menschen geraten, ihre normale Kost durch zusätzliche Vitamin- und Mineralienpräparate zu ergänzen. Aber wenn der Organismus nicht durch agglutinierende Lectine überwältigt und die hormonelle Aktivität nicht beeinträchtigt wird, können ältere Menschen Nährstoffe vermutlich genausogut aufnehmen wie jüngere.

Ich behaupte nicht, daß die Blutgruppendiät ein Jungbrunnen ist. Sie ist keine Zauberformel, mit der man bereits aufgetretene Alterserscheinungen umkehren kann. Aber man kann die Schädigung auf zellulärer Ebene verringern, wenn man, ganz gleich in welchem Alter, die Aufnahme schädlicher Lectine einschränkt. Die Blutgruppendiät ist in erster Linie darauf ausgerichtet, Kräfte zu schonen, und gibt Ihnen die Möglichkeit, den ganz allmählichen Alterungsprozeß, der mit dem Ende der Jugend einsetzt, zu verlangsamen.

Allergien

Nahrungsmittelallergien

Nach meiner Ansicht ist kein Bereich der alternativen Medizin so randvoll mit Humbug wie der der Nahrungsmittelallergien. Praktisch jeder Patient wird komplizierten und umfangreichen Tests unterworfen; das Ergebnis sind lange Listen von Nahrungsmitteln, gegen die der Betreffende angeblich »allergisch« ist.
Meine eigenen Patienten bezeichnen gewohnheitsmäßig jede ungewöhnliche Reaktion auf etwas, das Sie gegessen haben, als »Nahrungsmittelallergie«. Was Sie beschreiben, ist jedoch in den allermeisten Fällen keine Allergie, sondern eine Unverträglichkeit. Wenn Ihnen zum Beispiel von Milchlactose schlecht wird, sind Sie nicht dagegen allergisch. Ihnen fehlt ein Enzym, das die Lactose zerlegt. Sie leiden nicht unter einer Lactose-Allergie, sondern unter einer Lactose-Unverträglichkeit. Diese Unverträglichkeit bedeutet nicht zwangsläufig, daß Sie krank werden, wenn Sie Milch trinken.
Personen der Blutgruppe B, die an einer Lactose-Unverträglichkeit leiden, können zum Beispiel nach und nach Milchprodukte in ihren Ernährungsplan aufnehmen. Einige Milchprodukte sind mit dem Lactose-Enzym angereichert und dadurch bekömmlicher für Personen, die zu Unverträglichkeitsreaktionen neigen.
Eine Nahrungsmittelallergie zeichnet sich durch eine ganz andere Reaktion aus, die nicht im Verdauungstrakt, sondern im Immunsystem auftritt. Das Immunsystem erzeugt buchstäblich einen Antikörper gegen das Nahrungsmittel. Die Reaktion ist schnell und heftig – Hautausschläge, Schwellungen, Krämpfe oder andere

spezifische Symptome, die anzeigen, daß der Körper sich von dem giftigen Nahrungsmittel zu befreien sucht.
Die Natur ist nicht immer gänzlich berechenbar. Gelegentlich treffe ich auf eine Person, die allergisch auf ein Lebensmittel reagiert, das im Ernährungsplan ihrer Blutgruppe enthalten ist. Dafür gibt es ein einfaches Rezept: Streichen Sie das unbekömmliche Nahrungsmittel vom Speiseplan. Das Entscheidende ist, daß Sie von den verborgenen Lectinen, die in Ihren Organismus eindringen, mehr zu befürchten haben als von jeder Nahrungsmittelallergie. Ihnen wird vielleicht nicht übel, wenn Sie solche lectinhaltigen Lebensmittel essen, aber Ihr Körper wird dennoch geschädigt.

Asthma und Heuschnupfen

Personen der Blutgruppe 0 sind die unangefochtenen Spitzenreiter bei allen Allergien! Sie leiden häufiger unter Asthma, und sogar die weit verbreitete Plage des Heuschnupfens scheint vorzugsweise den 0-Typ zu befallen. In zahlreichen Pollen sind Lectine enthalten, die die Freisetzung von starken Histaminen begünstigen, und – Zack! – schon sind alle Allergie-Symptome ausgebrochen: Juckreiz, Niesen, Triefnase, Atembeschwerden, Husten und rotunterlaufene, tränende Augen.
Die Lectine in zahlreichen Nahrungsmitteln, insbesondere im Weizen, beeinflussen im Blut enthaltene IgE-(Immunglobulin E) Antikörper. Diese Antikörper regen weiße Blutkörperchen, sogenannte Basophile, dazu an, neben Histaminen auch noch Kinine, eine weitere Gruppe machtvoller Allergene, freizusetzen. Diese Kinine können schwere allergische Reaktionen auslösen, zu Schwellungen im Rachenraum führen und die Atmung behindern. Wer unter Asthma und Heuschnupfen leidet, ist tatsächlich gut beraten, wenn er die für seine Blutgruppe empfohlene Ernährungsweise strikt einhält. Personen der Blutgruppe 0, die den Weizen von ihrem Speisezettel streichen, werden zum Beispiel feststellen, daß viele Symptome wie Niesen, Atembeschwerden,

Schnarchen oder hartnäckige Verdauungsprobleme abklingen oder verschwinden.
Bei Menschen der Blutgruppe A ist das Problem anders gelagert. Sie reagieren nicht so sehr auf Umwelteinflüsse, sondern entwickeln eher ein streßabhängiges Asthma, eine Folge ihrer ausgeprägten Streßprofile (siehe Blutgruppenplan). Wenn der A-Typ aufgrund einer schlechten Ernährung unter einer übermäßigen Schleimproduktion leidet, verschlimmert sich das streßbedingte Asthma. Wie an anderer Stelle ausgeführt, neigt der A-Typ von Haus aus zu einer starken Schleimproduktion; wenn er dann noch Nahrungsmittel zu sich nimmt, die diese Tendenz verstärken (wie zum Beispiel Milchprodukte), kann die übermäßige Schleimproduktion bestehende Atmungsprobleme verschlimmern. In diesem Fall läßt sich durch einen Verzicht auf schleimfördernde Lebensmittel und eine konstruktive Streßbewältigung immer eine Besserung oder ein völliges Verschwinden der Asthmabeschwerden erreichen.
Personen der Blutgruppe B sind im Prinzip weniger anfällig für die Entwicklung von Allergien. Sie haben eine hohe Allergieschwelle, es sei denn, Sie ernähren sich falsch. So können zum Beispiel die B-spezifischen Lectine in Huhn und Mais sogar bei dem widerstandsfähigsten B-Typ Allergien auslösen.
Personen der Blutgruppe AB haben offenbar die geringsten Probleme mit Allergien, wahrscheinlich weil ihr Immunsystem das umweltfreundlichste ist. Durch die Kombination von A-ähnlichen und B-ähnlichen Antigenen verfügt der AB-Typ über die doppelte Menge von Antigenen, mit denen er Angriffe von außen abwehren kann.

Autoimmunerkrankungen

Bei einer Autoimmunkrankheit bricht das Immunsystem zusammen. Die Abwehrkräfte entwickeln eine Form von schwerem Gedächtnisverlust. Sie erkennen sich selbst nicht mehr. Die Folge ist, daß sie Amok laufen und Autoantikörper produzieren, die körpereigenes Gewebe angreifen. Diese kriegerischen Autoantikörper glauben, Sie würden ihr Territorium verteidigen, aber in Wahrheit zerstören Sie körpereigene Organe und lösen Entzündungsreaktionen aus. Zu den Autoimmunkrankheiten gehören zum Beispiel rheumatoide Arthritis, Lupus erythematodes, CFS (chronisches Müdigkeitssyndrom)/Epstein Barr, Multiple Sklerose und die amyotrophische Lateralsklerose.

Arthritis

Personen der Blutgruppe 0 sind die Hauptbetroffenen der Autoimmunkrankheit Arthritis. Das Immunsystem des 0-Typs reagiert überempfindlich auf Umwelteinflüsse, und es gibt zahlreiche Nahrungsmittel – darunter Getreidesorten und Kartoffeln –, deren Lectine entzündliche Reaktionen in den Gelenken auslösen.
Mein Vater machte vor vielen Jahren die Beobachtung, daß Menschen der Blutgruppe 0 dazu neigen, eine Art sandiger Arthritis zu entwickeln, eine chronische Degeneration der Knochenknorpel. Diese sogenannte Osteoarthrose ist die typische Arthritis bei älteren Menschen. Personen der Blutgruppe A neigen zu einer mit Schwellungen verbundenen Arthritis. Das ist die eher akute, rheumatoide Form der Krankheit – eine mit Funktionsverlusten verbundene, schmerzhafte Zerstörung zahlreicher Gelenke.
In meiner eigenen Praxis gehört die Mehrzahl der Patienten, die unter rheumatoider Arthritis leiden, zur Blutgruppe A. Daß der A-Typ trotz seines immunologisch toleranten Systems diese Form der Arthritis entwickelt, hängt möglicherweise mit den A-spezifischen Lectinen zusammen. Bei Labortieren, denen man A-spezifische Lectine injizierte, traten die gleichen Entzündungen und Gelenkdegenerationen auf wie bei einer rheumatoiden Arthritis.
Genauso wahrscheinlich ist ein Streßzusammenhang. Einige Studien zeigen, daß Menschen mit rheumatoider Arthritis nervöser und emotional weniger belastbar sind. Wenn diese Patienten schlecht mit allgemeinen Streßsituationen umgehen können,

schreitet die Krankheit schneller voran. Das erscheint einleuchtend, wenn man bedenkt, was wir über Streßfaktoren und über den A-Typ wissen, der von Natur aus nervöser ist. Für Personen der Blutgruppe A mit rheumatoider Arthritis ist es zweifellos empfehlenswert, Entspannungstechniken zu erlernen und täglich anzuwenden.

CFS – Chronische Müdigkeit

In den letzten Jahren habe ich viele Patienten behandelt, die unter der rätselhaften Krankheit des chronischen Müdigkeitssyndroms, kurz CFS (Chronic Fatigue Syndrome), litten. Das Hauptsymptom ist eine große Abgespanntheit. Im weiteren Verlauf der Krankheit kommt es zu Schmerzen in Muskeln und Gliedmaßen, hartnäckigen Halsentzündungen, Verdauungsproblemen und Allergien.
Das wichtigste Ergebnis meiner Studien und praktischen Arbeit ist, daß es sich bei CFS möglicherweise überhaupt nicht um eine Autoimmunerkrankung, sondern vielmehr um ein Leberleiden handelt. (Wenn ich CFS dennoch in diesem Abschnitt behandle, so deshalb, weil man es in der Regel unter diesem Oberbegriff sucht.) Auch wenn CFS in Gestalt eines Virus oder einer Autoimmunerkrankung auftritt, ist die Grundursache wahrscheinlich ein gestörter Leberstoffwechsel. Mit anderen Worten, die Leber ist unfähig, chemische Stoffe zu entgiften. Meiner Meinung nach kann nur diese Art von Leberproblem sowohl die immunologischen Effekte als auch die charakteristischen Auswirkungen in anderen Organsystemen wie im Verdauungstrakt und im muskuloskelettalen Apparat erklären.
Ich habe festgestellt, daß insbesondere CFS-Patienten mit der Blutgruppe 0 sehr gute Erfolge erzielen, wenn Sie die 0-Typ-Diät mit Süßholz und Kalium ergänzen. Süßholz hat viele positive Auswirkungen im Körper, aber für die Leber wirkt es wahre Wunder. Die Gallengänge (wo die Entgiftung stattfindet) arbeiten effizienter und bieten mehr Schutz vor chemischen Schädigungen. Diese Vorentlastung der Leber hat offenbar einen positiven Ein-

fluß auf den Adrenalin- und Blutzuckerspiegel, wodurch die Energie und das allgemeine Wohlbefinden steigen. Die blutgruppenspezifischen Trainingsprogramme tragen anscheinend ebenfalls dazu bei, zu einer angemessenen Form körperlicher Betätigung zurückzufinden (HINWEIS: *BITTE* nehmen Sie das Süßholz ausschließlich unter ärztlicher Anleitung ein.)

Fallgeschichte: CFS
Dr. John Prentice, Everett, Washington
Karen, 44: Blutgruppe B

Mein Kollege Dr. Prentice probierte den Blutgruppenplan zum ersten Mal bei einer Patientin mit schwerem CFS aus. Er war nicht restlos überzeugt, daß es funktionieren würde, aber alle anderen Maßnahmen hatten sich bei der schwerkranken Patientin als wirkungslos erwiesen. Als er von meiner Arbeit mit CFS-Patienten hörte, setzte er sich mit mir in Verbindung.

Karen war ein schwieriger Fall. Seit ihrer Teenagerzeit litt sie unter schrecklicher Müdigkeit und brauchte jede Nacht zwölf Stunden Schlaf. Wann immer sich die Möglichkeit bot, legte sie ein Nickerchen ein. In den letzten sieben Jahren hatte ihre chronische Erschöpfung sie daran gehindert, einen Beruf auszuüben. Außerdem litt sie unter hartnäckigen Schmerzen in Nacken, Schultern und Rücken und unter quälenden Kopfschmerzen. Seit kurzem wurde sie zudem von schlimmen Panikattacken überfallen, die mit so heftigem Herzklopfen einhergingen, daß sie bereits ein paarmal den Notarzt gerufen hatte. Sie hatte das Gefühl, daß es mit ihrem Kreislauf und ihrem gesamten Körper rapide bergab ging.

Karen war eine wohlhabende Frau, aber der größte Teil ihres Vermögens ging für Rundreisen von Arzt zu Arzt drauf. Sie hatte bereits über fünfzig, sowohl konventionelle als auch alternative Mediziner konsultiert, bevor sie zu Dr. Prentice kam.

Dr. Prentice verordnete Karen die strikte Einhaltung der B-Typ-Diät, einige Ergänzungspräparate und regelmäßige Bewegung. Der Erfolg war verblüffend. Bereits nach einer Woche spürte Karen einen enormen Anstieg ihrer Tatkraft und Energie. Inner-

halb weniger Wochen waren die meisten Symptome verschwunden.
Dr. Prentice berichtet, daß Karen ein neuer Mensch geworden ist. »Es läuft wie am Schnürchen«, sagte er. »Wenn sie von ihrer Diät abweicht, ruft ihr Körper sie mit den bekannten Symptomen zur Ordnung, also hält sie sich ganz strikt an den Ernährungsplan.« Er zeigte mir einen Brief, den sie ihm geschrieben hatte: »Mein Leben hat sich völlig verändert. Alle Symptome sind praktisch verschwunden. Ich habe zwei Jobs, arbeite regelmäßig 14 Stunden am Tag und strotze vor Energie. Ich denke, die Ernährung ist der Schlüssel zu dieser unglaublichen Veränderung. Ich bin ungeheuer aktiv und fühle mich, als ob ich Bäume ausreißen könnte. Ich danke Ihnen aus tiefstem Herzen!«

Multiple Sklerose, amyotrophische Lateralsklerose

Die Multiple Sklerose ebenso wie die amyotrophische Lateralsklerose treten mit großer Häufigkeit bei Personen der Blutgruppe B auf. Hier zeigt sich die Anfälligkeit des B-Typs für ungewöhnliche virale und neurologische Erkrankungen, die lange im Verborgenen schlummern. Diese Neigung des B-Typs könnte erklären, weshalb diese Krankheiten unter der jüdischen Bevölkerung, bei der die Blutgruppe B überdurchschnittlich häufig vorkommt, besonders stark verbreitet sind.
Einige Wissenschaftler sind der Ansicht, daß die Multiple Sklerose und die amyotrophische Lateralsklerose von einem in der Jugend erworbenen Virus mit B-ähnlichem Aussehen ausgelöst werden. Das Virus kann vom Immunsystem des B-Typs nicht bekämpft werden, weil es keine Antikörper Anti-B erzeugt. Nachdem das Virus einmal in den Organismus gelangt ist, kann sich die Krankheit mitunter jahrzehntelang ohne Symptome ausbreiten.
Der AB-Typ ist ebenfalls anfällig für die B-ähnlichen Angreifer, weil der Organismus keine Anti-B-Antikörper produziert. Menschen der Blutgruppen 0 und A sind offenbar dank ihrer starken Anti-B-Antikörper relativ immun.

Fallgeschichte: Autoimmunerkrankung
Joan, 55: Blutgruppe 0

Joan, eine Zahnarztfrau mittleren Alters, war ein typisches Beispiel für die verheerenden Auswirkungen von Autoimmunerkrankungen. Sie litt unter schweren Symptomen von chronischer Müdigkeit/Epstein-Barr, Arthritis und quälenden Blähungen. Joans Verdauungssystem war so in Unordnung, daß praktisch alles, was sie aß, Diarrhöe-Anfälle auslöste. Als sie in meine Praxis kam, schlug sie sich bereits seit über einem Jahr mit diesen Beschwerden herum. Überflüssig zu sagen, daß sie sich schrecklich geschwächt und elend fühlte. Außerdem war sie sehr mutlos. Da Autoimmunerkrankungen häufig schwer zu diagnostizieren sind, bezweifeln viele Leute (sogar einige Ärzte), daß Menschen, die an CFS leiden, wirklich krank sind. Stellen Sie sich vor, wie demütigend und frustrierend es sein muß, wenn man sich sterbenskrank fühlt und alle Welt einem erzählt, es sei reine Einbildung!

Noch schlimmer war, daß Joans Ärzte mit mehreren medikamentösen Therapien, einschließlich Steroiden, experimentiert hatten, die sie noch kränker gemacht und die Blähungen verstärkt hatten. Man hatte ihr auch empfohlen, ihre Ernährung umzustellen, viel Getreide und Gemüse zu essen und weniger oder gar kein rotes Fleisch – das genaue Gegenteil der für Blutgruppe 0 empfohlenen Ernährungsweise!

So schlimm Joans Symptome waren – die Behandlung war relativ einfach: ein Entgiftungsprogramm, die 0-Typ-Diät und eine Reihe von ergänzenden Vitamin- und Mineralienpräparaten. Nach zwei Wochen hatte sich Joans Zustand signifikant verbessert. Nach sechs Monaten fühlte sie sich wieder »normal«. Joans Energielevel hat sich auf diesem positiven Stand gehalten, und die Arthritis flammt nur noch auf, wenn sie der Versuchung eines Sandwiches oder eines Eisbechers erliegt.

Fallgeschichte: Lupus
Dr. Thomas Kruzel, Arzt für Naturheilkunde, Gresham, Oregon
Marcia, 30: Blutgruppe A

Mein Kollege Dr. Kruzel interessierte sich für die Blutgruppentherapie, war jedoch anfangs skeptisch. Ein Fall von Lupusnephritis überzeugte ihn davon, daß die Serotypisierung von großem Wert für die Behandlung von Krankheiten sein kann.

Marcia, eine zerbrechliche junge Frau, die unter Lupus litt, wurde von ihrem Bruder in die Praxis von Dr. Kruzel getragen, nachdem sie aus der Intensivstation des Krankenhauses entlassen worden war. Zirkulierende Immunkomplexe, die mit ihrer Krankheit zusammenhingen, hatten zu einem Nierenversagen geführt. Marcia war mehrere Wochen lang einer Shunt-Dialyse unterzogen worden und sollte jetzt innerhalb der nächsten sechs Monate eine neue Niere erhalten.

Dr. Kruzel nahm Marcias Krankengeschichte auf und erfuhr, daß sie sich überwiegend von Milchprodukten, Weizen und rotem Fleisch ernährte – lauter gefährliche Substanzen für einen A-Typ in ihrem Zustand. Er setzte sie auf eine strikte vegetarische Diät in Verbindung mit hydrotherapeutischen und homöopathischen Maßnahmen. Nach zwei Wochen hatte sich Marcias Zustand verbessert, und sie mußte seltener zur Dialyse. Nach zwei Monaten brauchte Marcia erstaunlicherweise überhaupt keine Dialyse mehr, und die geplante Nierentransplantation wurde abgesetzt. Seitdem sind drei Jahre vergangen, und Marcia geht es nach wie vor gut.

Blutkrankheiten

Es kann nicht überraschen, daß Erkrankungen, die mit dem Blut zusammenhängen, wie Anämie und Gerinnungsstörungen, blutgruppenspezifisch sind.

Perniziöse Anämie

Diese Krankheit tritt am häufigsten bei Menschen der Blutgruppe A auf, hat aber nichts mit der vegetarischen Ernährungsweise des A-Typs zu tun. Perniziöse Anämie wird durch einen Vitamin-B_{12}-Mangel verursacht, und der A-Typ hat besondere Probleme mit der Aufnahme von B_{12} aus der Nahrung. Der AB-Typ neigt ebenfalls zur perniziösen Anämie, auch wenn die Tendenz nicht so ausgeprägt ist wie bei Personen der Blutgruppe A.

Ursache des Mangels ist, daß der Organismus für die Verwertung von B_{12} einen hohen Magensäurespiegel braucht, außerdem einen chemischen Stoff, den sogenannten Intrinsic-Faktor, der von der Magenschleimhaut abgesondert wird und das Vitamin B_{12} bindet. Der A-Typ und der AB-Typ weisen geringere Mengen von diesem Intrinsic-Faktor auf als die anderen Bluttypen, und sie produzieren auch weniger Magensäure. Deshalb läßt sich die perniziöse Anämie bei Menschen mit den Blutgruppen A und AB in der Regel am besten behandeln, wenn man ihnen das Vitamin B_{12} injiziert. Auf diese Weise kann man den Verdauungsprozeß umgehen und dem Organismus den lebenswichtigen und hochwirksamen Nährstoff in wesentlich konzentrierterer Form zur Verfügung stellen. Bei dieser Form der Anämie reicht eine ernährungsorientierte Behandlung allein nicht aus, obwohl A-Typen und AB-Typen in der Lage sind, Floradix, ein flüssiges Eisen- und Kräuterpräparat, zu absorbieren.

Menschen der Blutgruppen 0 und B leiden selten unter Anämie; sie verfügen über hohe Säurekonzentrationen im Magen und über eine ausreichende Menge des Intrinsic-Faktor.

Fallgeschichte: Anämie
Dr. med. Jonathan V. Wright, Kent, Washington
Carol, 35: Blutgruppe 0

Die Blutgruppendiäten halten allmählich Einzug in die Schulmedizin, da ich mit vielen Kollegen über meine Erfahrungen spreche. Dr. Wright setzte die Blutgruppendiät erfolgreich bei einer Patientin mit chronischem Eisenmangel ein. Carol hatte erfolglos alle angebotenen Eisenpräparate ausprobiert. Dr. Wright probierte eine Reihe von weiteren Behandlungsmethoden aus – ebenfalls ohne Erfolg. Die einzige Therapie, die überhaupt anschlug, waren Eiseninjektionen, aber auch das half nur vorübergehend. Nach kurzer Zeit fielen Carols Eisenwerte unweigerlich wieder ab.

Ich hatte bei früherer Gelegenheit mit Dr. Wright über meine Forschungen zu Lectinen und Blutgruppen gesprochen, und er rief mich an, um weitere Einzelheiten zu erfahren. Er beschloß, die 0-Typ-Diät bei Carol auszuprobieren. Nach Streichung der unverträglichen Lectine, die möglicherweise zur Schädigung ihrer roten Blutzellen beigetragen hatten, und der strikten Einhaltung einer Ernährungsweise mit hohem Anteil an tierischem Eiweiß stiegen Carols Eisenwerte allmählich an, und vorher wirkungslose Eisenpräparate zeigten Wirkung. Dr. Wright und ich waren uns einig, daß die Agglutination des Darmtrakts durch die unverträglichen Nahrungslectine die Eisenaufnahme verhindert hatte.

Gerinnungsstörungen

Unter Problemen mit der Blutgerinnung leiden in erster Linie Personen der Blutgruppe 0. Meistens fehlen dem 0-Typ ausreichende Mengen der verschiedenen Blutgerinnungsfaktoren. Das kann schwerwiegende Folgen haben, insbesondere bei Operationen, oder wenn es in anderen Situationen zu einem Blutverlust kommt. Frauen mit der Blutgruppe 0 verlieren zum Beispiel nach Geburten häufig erheblich mehr Blut als Frauen anderer Blutgruppen.

Personen der Blutgruppe 0, die bereits unter Gerinnungsstörungen litten oder einen Schlaganfall hatten, sollten besonderen Wert auf chlorophyllhaltige Nahrungsmittel legen, die sich positiv auf die Gerinnungsfaktoren auswirken. Chlorophyll ist in fast jedem grünen Gemüse enthalten, kann aber auch als Ergänzungspräparat genommen werden.

A-Typen und AB-Typen leiden in der Regel nicht unter Gerinnungsstörungen, aber ihr dickflüssigeres Blut kann ihnen auf andere Weise zum Nachteil gereichen. Bei dickerem Blut ist das

Risiko größer, daß sich Ablagerungen in den Arterien bilden – ein Grund, weshalb Personen mit den Blutgruppen A und AB anfälliger für Herz-Kreislauf-Erkrankungen sind. Bei Frauen der Blutgruppe A oder AB kann es während der Menstruation zu gefährlichen Blutgerinnseln kommen, wenn sie nicht auf ihre Ernährung achten.
Beim 0-Typ ist das Risiko von Gerinnungsstörungen oder Gerinnselbildungen relativ gering. Solange er sich an die B-Typ-Diät hält, arbeiten seine ausgewogenen Systeme einwandfrei.

Herz-Kreislauf-Erkrankungen

Herz-Kreislauf-Erkrankungen sind in den westlichen Gesellschaften epidemisch verbreitet, was auf die vielfältigsten Faktoren wie zum Beispiel schlechte Ernährungsgewohnheiten, mangelnde Bewegung, Rauchen und Streß zurückzuführen ist.
Gibt es eine Verbindung zwischen der Blutgruppe und der Anfälligkeit für Herz-Kreislauf-Erkrankungen?
Die berühmte amerikanische *Framingham-Heart-Study*, die den Zusammenhang zwischen Blutgruppen und Herzkrankheiten untersuchte, konnte keinen Nachweis für eine direkte Verbindung erbringen. Man stellte allerdings fest, daß es einen deutlichen Zusammenhang zwischen der Blutgruppe und der Überlebensrate bei Herzerkrankungen gab. Die Studie kam zu dem Ergebnis, daß 0-Typ-Herzpatienten im Alter zwischen 39 und 72 Jahren eine wesentlich höhere Überlebensrate hatten als A-Typ-Patienten derselben Altersgruppe. Das galt insbesondere für Männer zwischen 50 und 59 Jahren.
Auch wenn diese Thematik in der *Framingham-Heart-Study* nicht weiter vertieft wird, scheint doch offensichtlich, daß dieselben Faktoren, die die Überlebenschancen bei einer Herzkrankheit erhöhen, auch einen gewissen Schutz davor bieten, daran zu erkranken. In Anbetracht dieser Faktoren besteht eindeutig ein höheres Risiko für Personen der Blutgruppen A und AB.

Der signifikanteste Faktor ist das Cholesterin, die Hauptursache für koronare Herzerkrankungen. Der größte Teil des körpereigenen Cholesterins wird in der Leber produziert, aber es gibt ein Enzym, die sogenannte Phosphatase, die im Dünndarm erzeugt wird und für die Aufnahme der Nahrungsfette verantwortlich ist. Durch einen hohen Spiegel an alkalischen Phosphatasen wird die Aufnahme und Umwandlung von Fetten beschleunigt, was zu einem niedrigen Cholesterinspiegel im Serum führt. Menschen der Blutgruppe 0 verfügen normalerweise über die höchsten körpereigenen Mengen dieses Enzyms. Bei Personen der Blutgruppen B, AB und A findet sich das alkalische Phosphatase-Enzym in geringeren Anteilen, wobei der B-Typ über die höchste Menge nach dem 0-Typ verfügt.
Eine weitere Ursache für die hohe Überlebensrate beim 0-Typ sind die Blutgerinnungsfaktoren. Wie an früherer Stelle ausgeführt, hat der 0-Typ weniger Gerinnungsfaktoren im Blut. Dieser Defekt ist in diesem Fall möglicherweise ein großer Vorteil, weil dieses prinzipiell dünnere Blut nicht so leicht Ablagerungen hinterläßt, die den arteriellen Blutfluß hemmen. Im Gegensatz dazu weist der A-Typ und in etwas geringerem Ausmaß auch der AB-Typ einen kontinuierlich höheren Spiegel an Serum-Cholesterin und Triglyceriden auf als der 0-Typ und der B-Typ.

Fallgeschichte: Herzerkrankung
Wilma, 52: Blutgruppe 0

Wilma, eine 52jährige Libanesin, litt unter einer fortgeschrittenen Herz-Kreislauf-Erkrankung. Als ich sie das erste Mal untersuchte, war sie vor kurzem aus dem Krankenhaus entlassen worden, wo man eine Angioplastie vorgenommen hatte. Bei diesem verbreiteten Verfahren zur Behandlung verstopfter Koronararterien werden Gefäße mit Hilfe von Ballonkathetern aufgedehnt. Nach Wilmas Angaben hatte sie zum Zeitpunkt der ersten Diagnose einen Cholesterinwert von über 350 (normal ist 200–220), und drei Arterien waren zu über 80 Prozent blockiert.
Da Wilma Blutgruppe 0 hatte, war ihre Krankheit etwas überraschend. Immerhin liegt die Zahl der Herzerkrankungen bei Per-

sonen der Blutgruppe 0 unter dem Durchschnitt. Zudem war sie ein Gutteil jünger als die meisten Frauen mit derart gravierenden Arterienverschlüssen. Bei Frauen treten Herzkrankheiten normalerweise erst lange nach der Menopause auf. (Natürlich gibt es immer Ausnahmen von der Regel. Anfälligkeiten sind keine Gewißheiten!)

Wilma hatte sich ihr Leben lang an die traditionelle libanesische Küche gehalten, die jede Menge Olivenöl, Fisch und Getreide enthält; die meisten Ärzte sind überzeugt, daß sich diese Kost vorteilhaft auf das Gefäßsystem auswirkt. Doch vor fünf Jahren, als Wilma 47 war, hatte sie immer öfter Schmerzen in Nacken und Armen verspürt. Der Gedanke, daß ihr Herz die Ursache sein könnte, war Wilma überhaupt nicht in den Sinn gekommen! Sie tippte auf Arthritis und war sehr erstaunt, als ihr Arzt eine Angina pectoris diagnostizierte und die Schmerzen auf eine unzureichende Blut- und Sauerstoffversorgung des Herzmuskels zurückführte. Nach der Angioplastie riet der Kardiologe ihr, mit der Einnahme des cholesterinsenkenden Medikaments Mevacor zu beginnen. Als gut informierte Verbraucherin machte Wilma sich Sorgen über die langfristigen Auswirkungen der medikamentösen Behandlung und wollte ein Naturheilverfahren ausprobieren, bevor sie sich endgültig für das Medikament entschied. Deshalb kam sie zu mir.

Da Wilma Blutgruppe 0 hatte, empfahl ich ihr, mageres rotes Fleisch in ihren Speiseplan aufzunehmen. In Anbetracht ihres Zustandes war Wilma verständlicherweise beunruhigt von der Vorstellung, zu einem Nahrungsmittel zu greifen, das man Patienten mit hohen Cholesterinwerten oder Herzkrankheiten normalerweise verbietet. Sie beriet sich umgehend mit ihrem Kardiologen, der – wie nicht anders zu erwarten – die Hände überm Kopf zusammenschlug. Wieder drängte er sie zur Einnahme von Mevacor. Aber Wilma war fest entschlossen, die medikamentöse Therapie wenn irgend möglich zu vermeiden. Sie wollte sich drei Monate lang an die 0-Typ-Diät halten und dann ihre Cholesterinwerte erneut überprüfen lassen.

Wilma bestätigte viele meiner Thesen über die Anfälligkeit für hohe Cholesterinwerte. Viele Menschen haben, ob durch Vererbung oder andere Mechanismen, einen hohen Cholesterinspiegel, obwohl sie eine strenge Diät einhalten. Normalerweise liegt eine Störung im Cholesterinstoffwechsel vor. Ich vermute, daß bei Personen der Blutgruppe 0, deren Ernährung einen hohen Anteil an bestimmten Kohlenhydraten (normalerweise Weizenprodukte) enthält, die Wirkung des Insulins verstärkt und verlängert wird. Die erhöhte Wirksamkeit des Insulins führt dazu, daß der Körper mehr Fett im Gewebe speichert und der Triglyceridspiegel (Blutfett) steigt.

Die Empfehlung, den Anteil der roten Fleischsorten in der Ernährung zu erhöhen, war nur der erste Schritt. Ich half Wilma außerdem bei der Suche nach Ersatzstoffen für den hohen Weizenanteil in ihrer Ernährung und verschrieb ihr ein Weißdornextrakt (eine Heilpflanze, die als Tonikum für Herz und Arterien verwendet wird) sowie eine geringe Dosis Niacin, ein Vitamin B, das zur Senkung der Cholesterinwerte beiträgt.

Wilma stand in ihrer Position als Chefsekretärin unter starkem Streß und hatte kaum Bewegung. Sie war fasziniert, als ich ihr den Zusammenhang zwischen Streß und körperlicher Betätigung beim 0-Typ beschrieb und den Zusammenhang zwischen Streß und Herzkrankheiten erläuterte. Sie hatte noch nie regelmäßig Sport getrieben, stand also etwas ratlos vor der Frage, wie sie anfangen sollte. Ich empfahl ihr ein Walking-Programm, um ihre aerobe Fitneß vorsichtig zu steigern. Nach einigen Wochen berichtete Wilma, daß das Walking ein Geschenk des Himmel sei; sie habe sich noch nie besser gefühlt.

Nach sechs Monaten war Wilmas Cholesterinwert – ohne Medikation – auf 187 gefallen, wo er sich stabilisierte. Wilma war überglücklich, daß ihr Cholesterin wieder im Normbereich lag. Es schien wie ein kleines Wunder.

Der Naturheilkundler, der als Assistenzarzt in meiner Praxis arbeitet, konnte es kaum fassen. Alle konventionellen medizinischen Daten deuten darauf hin, daß Menschen mit hohen Cholesterinwerten rotes Fleisch meiden sollten, aber Wilma ging es prächtig. Die Blutgruppe war das fehlende Bindeglied.

Fallgeschichte: Gefährlich hoher Cholesterinspiegel
John, 23: Blutgruppe 0

John, ein frischgebackener Collegeabsolvent, hatte Cholesterinwerte in schwindelnder Höhe, außerdem einen hohen Triglycerid- und Blutzuckerspiegel. Das waren ungewöhnliche Symptome bei einem jungen Mann – insbesondere bei einem jungen Mann der Blutgruppe 0. Da es in seiner Familie zahlreiche Fälle von Herzkrankheiten gegeben hatte, waren seine Eltern verständlicherweise sehr besorgt. Sie konsultierten Herzspezialisten von der Yale-Universität, die John nach umfangreichen kardiologischen Untersuchungen mitteilten, daß in seinem Fall sogar eine cholesterinsenkende Medikation nutzlos wäre, weil die genetische Prädisposition zu stark sei. Man erklärte ihm mit anderen Worten, daß ihn früher oder später (aber eher früher) das unausweichliche Schicksal einer Koronarinsuffizienz ereilen würde.

Als John in meine Praxis kam, wirkte er deprimiert und lethargisch. Er fühlte sich extrem müde und abgeschlagen. »Ich war immer ein begeisterter Sportler«, erklärte er, »aber im Moment fehlt mir einfach jede Energie.« John litt auch häufig unter Halsschmerzen und geschwollenen Mandeln. Die Anamnese ergab, daß John einmal an Drüsenfieber und in zwei unabhängigen Fällen an Lyme-Borreliose erkrankt war.

John hielt sich seit einiger Zeit an eine vegetarische Diät, die sein Kardiologe ihm verschrieben hatte. Er sagte allerdings, daß er sich durch diese Ernährung schlechter und keineswegs besser fühlte.

Schon nach wenigen Wochen mit der 0-Typ-Diät hatte sich Johns Zustand erstaunlich verbessert. Nach fünf Monaten waren die Cholesterin-, Triglycerid- und Blutzuckerwerte auf einen normalen Stand gefallen. Ein zweiter Bluttest nach drei Monaten ergab ähnlich gute Werte.

Wenn John sich weiterhin an die O-Typ-Diät hält, regelmäßig Sport treibt und die für seine Diät empfohlenen Nahrungsergänzungen nimmt, hat er gute Aussichten, seine ererbte Anfälligkeit für Herzkrankheiten zu besiegen.

Hoher Blutdruck

In unserem Innern ist beständig die dynamische Kraft unseres schlagenden Herzens am Werk und pumpt das Blut in regelmäßigem Rhythmus durch den Körper. Diese Arbeit vollzieht sich normalerweise so still und reibungslos, daß wir kaum darüber nachdenken. Deshalb nennt man hohen Blutdruck (oder Hypertonie) auch den leisen Tod. Man kann unter gefährlich hohem Blutdruck leiden, ohne es überhaupt zu bemerken.

Bei der Messung des Blutdrucks werden zwei Werte ermittelt. Der systolische Wert (die höhere Zahl) gibt an, wie hoch der Druck innerhalb der Arterien ist, wenn Blut aus dem Herzen herausgepumpt wird. Der diastolische Wert (die niedrigere Zahl) mißt den Druck innerhalb der Arterien in der Ruhepause zwischen zwei Herzschlägen.

Der normale systolische Druck beträgt 120, der normale diastolische Druck 80 – oder anders ausgedrückt 120 zu 80 (120/80). Ein hoher Blutdruck (oder Hypertonie) liegt vor, wenn bei unter Vierzigjährigen ein Wert von 140/90 und bei über Vierzigjährigen ein Wert von 160/95 gemessen wird.

Je nach Schwere und Dauer kann ein unbehandelter Bluthochdruck zu den vielfältigsten Problemen, einschließlich Herzinfarkt und Schlaganfall führen.

Über die blutgruppenspezifischen Risikofaktoren für Hypertonie ist wenig bekannt. Aber Bluthochdruck tritt häufig in Verbindung mit Herzkrankheiten auf, deshalb sollten Menschen der Blutgruppen A und AB besonders vorsichtig sein.

Für Bluthochdruck gelten dieselben Risikofaktoren wie für Herz-Kreislauf-Erkrankungen. Raucher, Diabetiker, Frauen nach der Menopause, Übergewichtige und Personen mit starker Streßbelastung sollten den Ernährungs- und Bewegungsempfehlungen für ihre jeweilige Blutgruppe besondere Beachtung schenken.

Fallgeschichte: Hypertonie
Bill, 54: Blutgruppe A

Bill, ein Börsenmakler mittleren Alters, litt unter erhöhtem Blutdruck. Als er im März 1991 zum ersten Mal in meine Praxis kam, war sein Blutdruck fast sprunghaft von 135/95 auf 150/105 gestiegen. Ich hatte schnell einige Anhaltspunkte für diese Werte in seinem unglaublich streßintensiven Leben entdeckt, so unter anderem eine anspruchsvolle geschäftliche Partnerschaft und eine Unmenge privater Probleme. Gegen den dringenden Rat seines Arztes hatte Bill seine blutdrucksenkenden Medikamente abgesetzt, weil er unter Nebenwirkungen wie Schwindelgefühl und Verstopfung litt. Er wollte ein Naturheilverfahren ausprobieren, aber es war höchste Eile geboten.
Ich setzte Bill auf eine A-Typ-Diät, was eine enorme Umstellung für diesen stämmigen Italiener bedeutete. Außerdem verordnete ich ihm sofort das Bewegungsprogramm für Blutgruppe A, um so schnell wie möglich einen Ausgleich für den Streß zu schaffen. Anfangs war es Bill peinlich, Yoga und Entspannungsübungen zu machen, aber er änderte schnell seine Meinung, als er merkte, wieviel ruhiger und ausgeglichener er sich fühlte.
Bei seinem ersten Besuch vertraute Bill mir außerdem an, daß er noch ein spezielles Problem ganz anderer Art hatte. Er und seine Geschäftspartner verhandelten gerade über den gesundheitlichen Kostenplan für die Firma, und wenn sein hoher Blutdruck entdeckt würde, müßte sein Unternehmen eine wesentlich höhere Prämie bezahlen. Durch die Anti-Streß-Techniken, die A-Typ-Diät und einige pflanzliche Mittel konnte Bill der ärztlichen Untersuchung gelassen entgegensehen.

Kinderkrankheiten

Zu meinen Patienten gehören sehr viele Kinder, die unter den verschiedenartigsten Beschwerden leiden – von chronischer Diarrhöe bis zu hartnäckigen Infektionen der Gehörgänge. Die Mütter dieser Kinder sind meist völlig aufgelöst und mit den Nerven am Ende. Einige meiner schönsten Erfolge habe ich bei Kindern erzielt.

Konjunktivitis

Die Konjunktivitis oder Bindehautentzündung wird normalerweise durch die Übertragung von Staphylokokken-Bakterien von Kind zu Kind verursacht. Kinder der Blutgruppen A und AB sind anfälliger für Bindehautentzündungen als Kinder der Blutgruppen 0 oder B, wahrscheinlich aufgrund ihres von Natur aus schwächeren Immunsystems.

Herkömmlicherweise wird die Erkrankung mit antibiotischen Salben oder Augentropfen behandelt. Aber es gibt eine wesentlich angenehmere und verblüffend einfache Alternative, nämlich frisch geschnittene Tomatenscheiben. (Versuchen Sie das bitte nicht mit Tomatensaft!!) Die Flüssigkeit der frisch geschnittenen Tomate enthält ein Lectin, das die Staphylokokken agglutinieren und abtöten kann. Die leichte Säure der Tomate hat offenbar starke Ähnlichkeiten mit den Sekreten, die das Auge selbst produziert. Eine angenehm lindernde Wirkung läßt sich auch erzielen, wenn man die wäßrige Flüssigkeit einer frischen Tomate auf einem Wattebausch ausdrückt und ihn auf das betroffene Auge legt.

Wie dieses Beispiel zeigt, können dieselben Lectine, die den Verzehr eines bestimmten Nahrungsmittels gefährlich machen, andererseits zur Heilung von Krankheiten beitragen. Wir werden später noch an zahlreichen weiteren Beispielen sehen, daß Lectine eine Doppelrolle (wie der gute und der böse Polizist) in unserem Körper spielen. Das gilt insbesondere im Kampf gegen den Krebs.

Diarrhöe

Für Kinder kann die Diarrhöe eine quälende und gefährliche Krankheit sein. Durchfälle sind nicht nur schrecklich unangenehm, sondern können auch zu Körperwassermangel (Dehydratation), Schwäche und Fieber führen.

Die meisten Fälle von Diarrhöe bei Kindern sind ernährungsbedingt, und hier bieten die Blutgruppen-Diäten ganz konkrete Anhaltspunkte dafür, welche Nahrungsmittel Verdauungsprobleme bei welchem Bluttyp verursachen.

Bei Kindern der Blutgruppe 0 können Milchprodukte leichte bis mittelschwere Formen von Durchfall auslösen.

Kinder der Blutgruppen A und AB sind anfällig für Giardias lamblia, bekannt als Montezumas Rache – ein Parasit, der A-Eigenschaften nachahmt.

Bei Kindern der Blutgruppe B kommt es häufig zu Durchfall, wenn die Ernährung einen zu hohen Weizenanteil enthält oder nach dem Verzehr von Hähnchen und Mais.

Wenn die Diarrhöe durch eine Nahrungsmittelunverträglichkeit oder -allergie verursacht wird, zeigt das Kind häufig weitere Symptome, von dunklen, geschwollenen Ringen unter den Augen bis hin zu Ekzemen, Schuppenflechte oder Asthma.

Ist die Diarrhöe nicht Folge einer ernsthafteren Grunderkrankung wie einer Parasiteninfektion, einem teilweisen Darmverschluß oder einer Entzündung, heilt sie nach einer gewissen Zeit normalerweise von allein aus. Falls der Stuhl des Kindes jedoch Blut oder Eiter enthält, sollten Sie unverzüglich einen Arzt aufsuchen.

Bei einer akuten Diarrhöe besteht auch Ansteckungsgefahr; um die übrige Familie vor einer Infektion zu schützen, ist es wichtig, auf peinliche Sauberkeit zu achten.

Ebenso müssen Sie den auftretenden Flüssigkeitsverlust bei Durchfällen ausgleichen. Geben Sie Ihrem Kind zu diesem Zweck möglichst keine Fruchtsäfte, sondern lieber Suppen mit Fleisch- oder Gemüsebrühe. Joghurt mit aktiven L. Acidophilus-Kulturen unterstützt die Arbeit der nützlichen Bakterien im Verdauungstrakt.

Ohrinfektionen

Fast vier von zehn Kindern unter sechs Jahren leiden unter chronischen Ohrinfektionen. Mit chronisch meine ich fünf, zehn, fünfzehn, ja sogar zwanzig Infektionen pro Winter, eine nach der anderen. Die meisten dieser Kinder sind allergisch, gegen Umweltstoffe ebenso wie gegen Nahrungsbestandteile. Ein geeignetes Gegenmittel ist die Blutgruppen-Diät.
Konventionell werden Ohrinfektionen mit Antibiotika behandelt. Aber bei chronischen Infektionen erweist sich diese Therapie offenkundig als wirkungslos. Wenn wir zuerst die grundlegenden Ursachen des Problems in Angriff nehmen, anstatt sofort die modernste Wunderwaffe aufzufahren – damit meine ich die immer hochentwickelteren und neuesten Gruppen von Antibiotika –, geben wir dem Körper die Chance, seine eigenen wirkungsvollen Abwehrkräfte zu mobilisieren. Für den Anfang ist es hilfreich, die blutgruppenspezifischen Anfälligkeiten zu kennen.
Kinder der Blutgruppen A und AB leiden bei unangemessener Ernährung unter einer erhöhten Schleimproduktion, was Ohrinfektionen begünstigen kann. Beim A-Typ sind meistens Milchprodukte schuld, während der AB-Typ mitunter nicht nur auf Milch, sondern auch auf Mais empfindlich reagiert. Im allgemeinen leiden diese Kinder auch häufiger unter Infektionen im Nasen-Rachen-Raum, die auf die Gehörgänge übergreifen können. Weil das Immunsystem von Kindern mit den Blutgruppen A und AB eine größere Bandbreite von Bakterien toleriert, werden infektiöse Organismen mitunter nicht wirkungsvoll abgewehrt. Mehrere Studien haben gezeigt, daß in der Ohrflüssigkeit von Kindern, die eine Vorgeschichte chronischer Ohrinfektionen aufweisen, bestimmte chemische Stoffe, sogenannte Komplemente fehlen, die zur Abwehr und Vernichtung von Bakterien notwendig sind. Eine weitere Studie ergab, daß ein Serum-Lectin, das sogenannte mannosebindende-Protein, in den Ohrflüssigkeiten von Kindern mit chronischen Infektionen fehlt. Dieses Lectin verbindet sich offenbar mit den Mannosezuckern an der Oberfläche der Bakterien und klumpt sie zusammen, was ihre schnellere Entfernung ermöglicht.

Im Laufe der kindlichen Entwicklung werden diese beiden wichtigen Immunfaktoren schließlich in ausreichender Menge produziert, was erklären könnte, warum die Häufigkeit von Ohrinfektionen mit wachsendem Alter des Kindes allmählich abnimmt. Zusätzlich zu der Ernährungsumstellung erfordert die Behandlung von Ohrinfektionen bei Kindern der Blutgruppen A oder AB fast immer, daß man die Abwehrkräfte steigert. Die einfachste Methode zur Stärkung der kindlichen Immunität besteht in einer Einschränkung des Zuckerkonsums. In zahlreichen Studien wurde belegt, daß Zucker das Immunsystem schwächt, die weißen Blutzellen träge macht und ihre Widerstandskraft gegen eindringende Erreger senkt.

Naturheilkundler setzen seit langem den Sonnenhut (Echinacea) als mildes, pflanzliches Immunstimulans ein. Diese Heilpflanze, die ursprünglich von den Indianern benutzt wurde, hat den unschätzbaren Vorteil, daß sie ungefährlich ist und doch die Abwehrkraft gegen Bakterien und Viren effektiv steigert. Da viele Immunfunktionen, die von Echinacea *(Echinacea purpurea)* gefördert werden, von einem ausreichenden Vitamin-C-Spiegel abhängen, verschreibe ich häufig einen Extrakt aus Vitamin-C-reichen Hagebutten. In den letzten drei Jahren habe ich einen Extrakt der nordamerikanischen Lärche als eine Art Super-Echinacea benutzt. Dieses Mittel wurde ursprünglich von der papierverarbeitenden Industrie entwickelt und enthält eine wesentlich höhere Konzentration an aktiven Komponenten als Echinacea. Ich halte dieses Produkt für eine vielversprechende neue Entdeckung, die meinen Behandlungsansatz bei einer Vielzahl von Immundefekten, einschließlich Ohrinfektionen, revolutioniert hat. Ich bin überzeugt, daß man bald mehr von diesem Mittel hören wird.

Ohrinfektionen sind schrecklich schmerzhaft für ein Kind und auch für Eltern alles andere als angenehm. Bei der Mehrzahl dieser Infektionen handelt es sich um eine Stauung von schädlichen Flüssigkeiten und Gasen im Mittelohr, ausgelöst durch eine Verstopfung der Verbindungsröhre zum Rachenraum, der Ohrtrompete. Allergische Reaktionen, Schwächen im umgebenden Gewebe oder Infektionen können zu Schwellungen der Ohrtrompete führen.

Viele Eltern haben die frustrierende Erfahrung gemacht, daß sich Antibiotika zunehmend als unwirksam im Kampf gegen Ohrinfektionen erweisen. Dafür gibt es eine logische Erklärung. Die erste Ohrinfektion eines Säuglings wird normalerweise mit einem milden Antibiotikum wie Amoxicillin behandelt. Bei der nächsten Infektion erhält das Kind wieder Amoxicillin. Schließlich kehrt die immer resistenter werdende Infektion zurück, und Amoxicillin erweist sich als wirkungslos. Das Eskalationsphänomen – die Anwendung immer stärkerer Medikamente und radikalerer Eingriffe – hat eingesetzt.

Wenn Antibiotika nicht mehr wirken und die schmerzhaften Infektionen andauern, wird eine Myringotomie durchgeführt. Bei diesem Verfahren werden winzige Röhren, sogenannte Paukenröhrchen, operativ durch das Trommelfell gelegt, damit die Flüssigkeiten aus dem Mittelohr besser in den Rachenraum abfließen können.

Wenn ich chronische Ohrinfektionen behandle, versuche ich in erster Linie, einem künftigen Wiederaufflackern der Erkrankung vorzubeugen. Es ist ein fruchtloses Unterfangen, die Einzelepisode mit einer sofortigen Antibiotikumdosis zu behandeln, wenn man weiß, daß die nächste Infektion bereits in den Startlöchern sitzt. Zumindest zu einem Teil läßt sich das Problem über die Ernährung lösen.

Ich behandle sehr viele Kinder aller Blutgruppen in meiner Praxis. Nach meiner Erfahrung kann jedes Kind eine chronische Ohrinfektion entwickeln, wenn es Nahrungsmittel zu sich nimmt, die für seinen Organismus ungünstig sind. Ich habe noch nie einen Fall erlebt, in dem keine offenkundige Verbindung zum Lieblingsessen des Kindes bestand.

Kinder der Blutgruppen 0 und B sind offenbar etwas weniger anfällig für Ohrinfektionen. Wenn es dennoch zu einer Erkrankung kommt, läßt sie sich in der Regel leichter behandeln. Sehr häufig genügt eine Ernährungsumstellung, um das Problem in den Griff zu bekommen.

Bei Kindern mit der Blutgruppe B ist die Ursache meistens eine Virusinfektion und eine anschließende Infektion mit dem Haemophilus-Bakterium, für das der B-Typ außergewöhnlich anfällig ist. Zur Ernährungsumstellung gehört in diesem Fall, daß der Anteil von Tomaten, Mais und Huhn reduziert wird. Die Lectine in diesen Nahrungsmitteln reagieren mit der Oberfläche des Verdauungstrakts; die dadurch ausgelösten Schwellungen und Eitersekretionen greifen normalerweise auf Hals und Ohren über.

Mein persönlicher Eindruck ist, daß man Ohrinfektionen bei A-Typ-Kindern ganz einfach vorbeugen kann, indem man die Säuglinge stillt, anstatt sie mit der Flasche zu ernähren. Wenn das Kind über einen Zeitraum von etwa einem Jahr gestillt wird, haben Immunsystem und Verdauungstrakt genügend Zeit, sich zu entwickeln. Das Risiko einer Ohrinfektion bei Typ-A-Kindern läßt sich auch dadurch verringern, daß man Weizen- und Milchprodukte von ihrem Speisezettel streicht. Der A-Typ reagiert von klein auf außergewöhnlich sensibel auf diese Nahrungsmittel, aber man kann sein Immunsystem mühelos stärken, indem man höherwertige Proteine wie Fisch und magere rote Fleischsorten verwendet.

Es ist keine leichte Aufgabe, Ernährungsumstellungen bei Kindern vorzunehmen, die von hartnäckigen Ohrinfektionen geplagt werden. Die Eltern sehen, wie ihr Kind leidet, und können es kaum übers Herz bringen, ihm irgendeinen Wunsch abzuschlagen. Viele dieser Kinder entwickeln sich zu sehr mäkeligen Essern, die sich von einigen wenigen, ausgewählten Lebensmitteln ernähren – häufig von genau den Nahrungsmitteln, die die Krankheit verursachen!

Fallgeschichte: Ohrinfektion
Tony, 7: Blutgruppe B

Der siebenjährige Tony litt unter chronischen Infektionen des Gehörgangs. Als seine Mutter im Januar 1993 zum erstenmal mit ihm in meine Praxis kam, war sie mit ihren Nerven am Ende. Eine Infektion jagte die andere – kaum waren die Antibiotika abgesetzt, mit denen man Tonys letzte Infektion behandelt hatte, stellte sich die nächste ein – oft bis zu fünfzehnmal in einem Winter. Zweimal hatte man bereits erfolglos eine Paukenröhrchenbehandlung durchgeführt. Tony war ein Paradebeispiel für die Antibiotika-Tretmühle – eine stetig steigende Verwendung von Antibiotika mit sinkendem Erfolg.

Ich stellte Tonys Mutter zunächst einige Fragen nach Tonys Ernährung. »Oh, das ist bestimmt nicht das Problem«, wehrte sie etwas pikiert ab. »Wir ernähren uns sehr gesund – viel Huhn und Fisch, Obst und Gemüse.«

Ich wandte mich an Tony: »Was ißt du am liebsten?«

»Chicken Nuggets«, kam es wie aus der Pistole geschossen.

»Magst du auch Maiskolben?«

»Ja, klar!«

»Und genau da liegt das Problem«, erklärte ich Tonys Mutter. »Ihr Sohn ist allergisch gegen Huhn und Mais.«

»Ach, wirklich?« fragte sie ungläubig. »Woher wollen Sie das wissen?«

»Weil er Blutgruppe B hat«, entgegnete ich und erläuterte ihr den Zusammenhang von Ernährung und Blutgruppen. Tonys Mutter blieb zwar skeptisch, wollte aber zwei oder drei Monate lang die B-Typ-Diät ausprobieren und das Ergebnis abwarten.

Der Rest ist, wie man so schön sagt, Geschichte. In den folgenden beiden Jahren ging es Tony sehr gut: Im Gegensatz zu der vorherigen Infektionsrate von zehn bis fünfzehnmal erwischte es ihn nur noch ein einziges Mal pro Winter. Diese einzelnen Infektionen konnte man problemlos behandeln, entweder mit Naturheilmethoden oder einem milden, schwachdosierten Antibiotikum.

Hyperaktivität und Lernschwächen

Es gibt eine Vielzahl von Ursachen für Defizite und Störungen der Aufmerksamkeit (ADD-Syndrom – Attention Deficit Disorders), und wir brauchen noch weit mehr Informationen, bevor eine blutgruppenspezifische Zuordnung möglich ist. Wir können allerdings einige Schlüsse aus den Erkenntnissen ziehen, die wir über die Reaktionen unterschiedlicher Bluttypen auf ihre Umwelt haben. Mein Vater hat beispielsweise in seiner fünfunddreißigjährigen Praxis die Beobachtung gemacht, daß Kinder der Blutgruppe 0 fröhlicher, gesünder und aufmerksamer sind, wenn sie ihren natürlichen Bewegungsdrang voll ausleben können. Ein Typ-0-Kind mit ADD-Syndrom sollte zu möglichst viel sportlicher Betätigung angeregt werden. Lassen Sie Ihr Kind an zusätzlichen Gymnastikkursen, Mannschaftsspielen oder Turngruppen teilnehmen. Kinder der Blutgruppen A und AB scheinen dagegen eher von Aktivitäten wie Töpfern oder Malen zu profitieren, die die Entwicklung von sensorischen und taktiellen Fähigkeiten fördern, ebenso wie von elementaren Entspannungstechniken wie z. B. Atemübungen. Für Kinder der Blutgruppe B empfehlen sich Aktivitäten wie Schwimmen und Gymnastik.

Einige Wissenschaftler vermuten, daß das ADD-Syndrom durch einen in Unordnung geratenen Zuckerstoffwechsel verursacht wird oder durch Allergien auf Färbemittel und andere Chemikalien. Man kann zum gegenwärtigen Zeitpunkt keine definitiven Aussagen treffen, obwohl mir aufgefallen ist, daß Kinder, die unter dem ADD-Syndrom leiden, häufig unglaublich wählerische Esser sind – was auf einen Zusammenhang mit der Ernährung hindeutet.

Vor kurzem habe ich eine interessante Verbindung entdeckt, die dafür sprechen könnte, daß Typ-0-Kinder besonders anfällig für Konzentrationsschwächen sind. Ein Kind mit der Blutgruppe 0, das unter ADD und einer leichten Anämie litt, wurde in meine Praxis gebracht. Ich setzte es auf eine Diät mit hohem Proteingehalt und verordnete zusätzlich B_{12}-Vitamine und Folsäure, woraufhin die Anämie abklang. Aber der Mutter fiel auf, daß ihr Kind sich auch wesentlich besser konzentrieren konnte. Ich habe daraufhin mehrere hyperaktive Kinder der Blutgruppe 0 mit niedrigen Dosierungen dieser Vitamine behandelt und festgestellt, daß sich ihr Zustand zum Teil leicht, zum Teil erheblich verbesserte.

Wenn Ihr Kind unter dem ADD-Syndrom leidet, setzen Sie es auf die blutgruppenspezifische Diät, und sprechen Sie mit einem

Ernährungsexperten über die richtige Dosierung von ergänzenden Vitamin-B_{12}- und Folsäurepräparaten.

Streptokokkenangina, Mononukleose (Pfeiffersches Drüsenfieber) und Mumps

Weil die ersten Symptome von Mononukleose und Streptokokkenangina ähnlich sind, ist es für Eltern häufig schwierig, zwischen den beiden zu unterscheiden. Ein Kind, das unter einer dieser Krankheiten leidet, kann eines oder mehrere der folgenden Symptome zeigen: Halsschmerzen, Übelkeit, Fieber, Schüttelfrost, Kopfweh, geschwollene Lymphknoten und Mandeln. Zur genauen Bestimmung der Krankheit sind ein Bluttest und ein Abstrich der Rachenschleimhaut erforderlich.

Bei der Streptokokkenangina handelt es sich um eine bakterielle Infektion. Häufig kommen weitere Symptome hinzu wie eine laufende Nase, Husten, Ohrenschmerzen, weiße oder gelbe Beläge im hinteren Rachenbereich und ein Ausschlag, der im Hals- und oberen Brustbereich beginnt und sich dann auf den Rumpf und die Gliedmaßen ausbreitet. Die Diagnose der Streptokokkenangina erfolgt über die klinischen Symptome und das Anlegen einer Kultur. Bei der Standardbehandlung verordnet man Antibiotika und Bettruhe sowie eine ausreichende Flüssigkeitszufuhr und Aspirin, um die Schmerzen und das Fieber zu bekämpfen.

Auch für diese konventionelle Therapie gilt, daß der Schwerpunkt auf der Behandlung der unmittelbaren Infektion, nicht auf der Lösung der größeren und langfristigeren Gesundheitsprobleme liegt. Vor allem wenn Ihr Kind an wiederholten Infektionen leidet, ist die Standardtherapie wirkungslos.

Wegen ihrer erhöhten Anfälligkeit für bakterielle Infektionen leiden Kinder vom Typ 0 und B in der Regel auch häufiger unter einer Streptokokkenangina als Kinder vom Typ A und AB. Aber Typ 0 und Typ B erholen sich auch schneller und vollständiger von der Krankheit. Wenn der Streptokokken-Organismus einmal in den Blutkreislauf von Typ A oder AB gelangt ist, richtet er sich

häuslich ein und ist nur schwer zu vertreiben. Deshalb neigen Kinder der Blutgruppen A und AB zu wiederkehrenden Infektionen.
Es gibt einige nützliche Naturheilverfahren, die einer Wiederkehr der Erkrankung vorbeugen. Ich habe festgestellt, daß eine Mundspülung aus Salbei und Gelbwurz sehr wirksam ist, um Hals und Mandeln vor Streptokokken zu schützen. Gelbwurz enthält einen Stoff namens Berberin, dessen Anti-Streptokokken-Wirkung umfassend belegt ist. Das Problem bei der Berberitze besteht darin, daß sie einen ausgesprochen bitteren, holzigen Geschmack hat, auf den Kinder nicht gerade begeistert reagieren.
Manchmal ist es einfacher, einen preisgünstigen Zerstäuber oder eine Sprühflasche zu kaufen und den hinteren Rachenraum mehrmals am Tag einzusprühen. Zusätzlich zur Blutgruppen-Diät verordne ich häufig einige abwehrsteigernde Ergänzungsstoffe wie Beta-Karotine, Vitamin C, Zink und Sonnenhut, um die kindliche Widerstandskraft zu stärken.
Für die Virusinfektion Mononukleose scheinen Menschen der Blutgruppe 0 anfälliger zu sein als Personen der Blutgruppen A, B oder AB. Antibiotika sind in diesem Fall wirkungslos, weil die Krankheit durch ein Virus, nicht durch Bakterien verursacht wird. Ich empfehle Bettruhe, solange das Fieber anhält und häufige Ruhepausen während der ein- bis dreiwöchigen Genesungsphase. Aspirin und eine ausreichende Flüssigkeitszufuhr tragen zur Senkung des Fiebers bei.
Kinder der Blutgruppe B haben offenbar ein erhöhtes Risiko, an schweren Verlaufsformen von Mumps zu erkranken. Mumps ist eine Virusinfektion, bei der die Ohrspeicheldrüsen zwischen aufsteigendem Unterkieferast und äußerem Gehörgang eitrig anschwellen. Wie bei vielen Krankheiten, für die der B-Typ besonders anfällig ist, hat auch diese eine neurologische Komponente. Wenn Ihr Kind Blutgruppe B hat und/oder Rhesus negativ (siehe Anhang) ist, sollten Sie bei einer Mumpserkrankung sehr aufmerksam auf Anzeichen für Nervenschädigungen, insbesondere auf eine Verschlechterung des Hörvermögens achten.

Diabetes

Die Blutgruppendiät ist ein wirksames Mittel zur Behandlung des Typ-I-(jugendlichen)-Diabetes und zur Behandlung und Vorbeugung des Typ-II-(Erwachsenen)-Diabetes.
Personen der Blutgruppen A und B sind anfälliger für den Typ-I-Diabetes, der durch einen Insulinmangel ausgelöst wird. Das von der Bauchspeicheldrüse produzierte Hormon Insulin sorgt dafür, daß die Körperzellen ihre Schleusen für Zucker öffnen. Ursache des Insulinmangels ist eine Zerstörung der Betazellen in der Bauchspeicheldrüse; nur diese Betazellen können Insulin produzieren.
Auch wenn es für den Diabetes Typ I derzeit keine wirksame alternative Behandlungsmethode zur Insulinersatztherapie gibt, kann man ein unterstützendes Naturheilmittel verwenden, nämlich Quercetin, ein aus Pflanzen gewonnenes Antioxidans. Quercetin trägt nachweislich zur Vorbeugung vieler Komplikationen bei, die durch einen lebenslangen Diabetes ausgelöst werden, wie grauer Star, Nervenleiden und Herz-Kreislauf-Erkrankungen. Sprechen Sie mit einem Ernährungswissenschaftler, der sich mit der Anwendung von Phytochemikalien auskennt, wenn Sie die Anwendung eines Naturheilmittels bei Diabetes in Betracht ziehen. Sie müssen unter Umständen Ihre Insulindosierung neu einstellen.
Der Typ-II-Diabetiker hat in der Regel einen hohen Insulinspiegel im Blut, aber sein Gewebe reagiert zu unempfindlich auf das Hormon. Diese Erkrankung entwickelt sich im Laufe der Zeit und ist normalerweise Folge einer schlechten Ernährung. Der Typ-II-Diabetes ist besonders häufig bei Menschen der Blutgruppe 0, die sich jahrelang größtenteils von Milch-, Weizen- und Maisprodukten ernährt haben sowie bei Personen der Blutgruppe A, die sehr viel Fleisch und Milcherzeugnisse essen. Typ-II-Diabetiker sind normalerweise übergewichtig und haben oftmals hohe Cholesterinwerte und erhöhten Blutdruck – Anzeichen für langjährige schlechte Ernährungsgewohnheiten und mangelnde Bewegung. Im Hinblick auf diese Risikofaktoren können Menschen aller Blutgruppen den Diabetes Typ II entwickeln.

Die einzig wirklich erfolgversprechende Behandlung für den Typ-II-Diabetes ist eine Ernährungsumstellung und viel Bewegung. Wenn Sie sich an die Richtlinien der Blutgruppendiät und an das Trainingsprogramm halten, können Sie eine Menge gegen diese Krankheit tun. Ein hochwertiger Vitamin-B-Komplex kann einer Insulinunverträglichkeit ebenfalls entgegenwirken. Aber konsultieren Sie auch in diesem Fall einen Arzt oder Ernährungsexperten, bevor Sie irgendein Mittel zur Behandlung Ihres Diabetes anwenden. Die Diabetesmedikation muß unter Umständen neu eingestellt werden.

Erkrankungen des Verdauungsapparats

Verstopfung

Eine Verstopfung liegt vor, wenn der Stuhl ungewöhnlich hart ist oder der Stuhlgang unregelmäßig wird. Die meisten Fälle chronischer Verstopfung werden durch eine schlechte Verdauung und unregelmäßige Mahlzeiten ausgelöst und durch eine Ernährung begünstigt, die zu wenig Ballaststoffe und Flüssigkeit enthält. Weitere mögliche Ursachen sind ein gewohnheitsmäßiger Gebrauch von Abführmitteln, Streß oder Reisen, die abrupte Umstellungen der Ernährung und des Schlafrhythmus mit sich bringen. Auch mangelnde körperliche Bewegung, akute Krankheiten, schmerzhafte rektale Erkrankungen und einige Medikamente können zu Verstopfung führen.

In Anbetracht dieser Umstände sind alle Bluttypen anfällig für Verstopfung. Verstopfung ist nicht so sehr eine Krankheit, als vielmehr ein Warnzeichen dafür, daß das Verdauungssystem in Unordnung geraten ist. Die meisten Gründe dafür werden Sie in Ihrer Ernährung finden.

Enthält Ihre Kost genügend Ballaststoffe? Nehmen Sie genügend Flüssigkeit auf – insbesondere Wasser und Säfte? Treiben Sie regelmäßig Sport?

Viele Leute greifen einfach zu einem Abführmittel, wenn sie unter Verstopfung leiden. Aber das ändert nichts an den grundlegenden organischen Ursachen der Verstopfung. Die langfristige Lösung liegt in der Ernährung. Personen der Blutgruppen A, B und AB können ihre Kost mit ballaststoffreicher, unbehandelter Kleie ergänzen. Personen der Blutgruppe 0 können ihre Verdauung mit viel ballaststoffreichem Obst und Gemüse fördern, sollten aber anstelle der Kleie, die in ihrem Fall nicht ratsam ist, ein Butyratpräparat nehmen.

Morbus Crohn und Colitis

Diese auszehrenden Krankheiten machen die Ausscheidung zu einem unsicheren, quälenden Vorgang, der von Schmerzen und Blutverlusten begleitet ist. Zahlreiche in der Nahrung enthaltene Lectine können zu Reizungen des Verdauungstrakts führen, indem sie sich an die Schleimhäute des Magen-Darm-Trakts anheften. Da viele Lectine blutgruppenspezifisch wirken, kann jeder Blutgruppentyp dasselbe Problem durch unterschiedliche Nahrungsmittel entwickeln.

Bei Personen mit den Blutgruppen A und AB werden Morbus Crohn und Colitis häufig von psychosozialem Streß beeinflußt. Wenn Sie Blutgruppe A oder AB haben und unter der Crohn-Krankheit leiden, sollten Sie Ihr Streßverhalten genau beobachten und den Abschnitt über Streß in den Empfehlungen für Ihre Blutgruppe aufmerksam lesen.

Menschen der Blutgruppe 0 neigen eher zur geschwürigen Form der Colitis. Das hängt wahrscheinlich mit dem Mangel an adäquaten Gerinnungsfaktoren im Blut zusammen. Personen der Blutgruppen A, AB und B entwickeln eher ein Reizkolon mit geringerer Blutungsneigung. In jedem Fall sollten Sie sich an die für Ihre Blutgruppe empfohlene Ernährungsweise halten. Dadurch können Sie viele Lectine vermeiden, die das Leiden verschlimmern, und werden feststellen, daß die Symptome abklingen.

Fallgeschichte: Reizkolon
Virginia, 26: Blutgruppe 0

Die 26jährige Virginia klagte über chronische Darmbeschwerden. Ich untersuchte sie das erste Mal vor drei Jahren, nachdem sie von einer Vielzahl konventioneller Gastroenterologen nach allen Regeln der Kunst behandelt worden war. Ein chronisches Reizkolon führte abwechselnd zu schmerzhaften Verstopfungen und unberechenbaren Diarrhöe-Anfällen, wodurch es Virginia nahezu unmöglich geworden war, das Haus zu verlassen. Sie litt außerdem unter Müdigkeit und einer chronischen, wenn auch milden Anämie. Die Ärzte, bei denen sie bislang in Behandlung gewesen war, hatten umfangreiche Tests durchgeführt (zum Preis von 27 000 Dollar!), konnten ihr aber letztlich nichts anderes raten, als einige krampflösende Medikamente sowie eine tägliche Dosis Ballaststoffe zu nehmen. Tests auf Nahrungsmittelallergien waren ergebnislos verlaufen. Virginia war Vegetarierin und hielt sich an eine strenge makrobiotische Ernährungsweise. Mir war sofort klar, welche Nahrungsmittel ihre Beschwerden verursachten. Das fehlende Fleisch war ein Hauptfaktor. Außerdem konnte Virginia die Getreide- und Nudelprodukte, die den Hauptanteil ihrer Ernährung bildeten, nicht richtig verdauen.

Da Virginia Blutgruppe 0 hatte, schlug ich eine Diät mit hohem Eiweißanteil, einschließlich magerem roten Fleisch, Fisch und Geflügel vor, dazu frisches Obst und Gemüse. Weil der Verdauungstrakt des 0-Typs die meisten Getreidesorten schlecht verträgt, empfahl ich einen gänzlichen Verzicht auf Weizen und eine starke Einschränkung anderer Getreidesorten.

Anfangs widerstrebte Virginia der Gedanke einer solchen Ernährungsumstellung. Sie war überzeugte Vegetarierin und hielt ihre rein pflanzliche Kost für wesentlich gesünder. Aber ich bat sie eindringlich, die Sache noch einmal zu überdenken: »Überlegen Sie doch mal, Virginia, was diese Ernährung Ihnen gebracht hat. Sie wirken alles andere als gesund.«

Schließlich konnte ich sie überreden, es für einen begrenzten Zeitraum mit meiner Methode auszuprobieren. Acht Wochen später erschien Virginia putzmunter und mit kräftiger Gesichtsfarbe in meiner Praxis. Stolz verkündete sie, daß sich ihre Darmbeschwerden um neunzig Prozent verbessert hätten. Bluttests zeigten, daß ihre Anämie völlig verschwunden war, und Virginia erklärte, daß sie ihre frühere Leistungsfähigkeit fast gänzlich wiedergewonnen hätte. Nach einer zweiten Nachsorgeuntersuchung einen Monat später konnte ich Virginia als völlig geheilt entlassen.

Fallgeschichte: Crohn-Krankheit
Yehuda, 50: Blutgruppe 0

Yehuda, ein Jude mittleren Alters, kam erstmals im Juli 1992 mit aktivem Morbus Crohn zu mir. Zu jenem Zeitpunkt hatte er bereits mehrere Operationen hinter sich, bei denen man Abschnitte des Dünndarms entfernt hatte. Ich setzte Yehuda auf eine weizenfreie Diät mit sehr viel magerem Fleisch und gekochtem Gemüse. Außerdem verordnete ich ihm einen hochwirksamen Süßholzextrakt und das fettsäurereiche Butyrat.

Yehuda hielt sich auf vorbildliche Weise an den Ernährungsplan, was zum Ausdruck brachte, wie besorgt er selbst und seine Familie um seine Gesundheit waren. Seine Frau, die Tochter eines Bäckers, stellte zum Beispiel ein spezielles weizenfreies Brot für ihn her. Yehuda nahm die Ergänzungsstoffe, einschließlich des Süßholzes, genauso gewissenhaft ein wie alles andere.

Von Anfang an verbesserte sich sein Zustand kontinuierlich. Yehuda ist bis heute symptomfrei geblieben, auch wenn er immer noch vorsichtig bei bestimmten Getreidesorten und Milchprodukten sein muß, weil sie seine Verdauung in Unordnung bringen. Eine weitere Operation war nicht mehr erforderlich, obwohl sein Gastroenterologe sie für unausweichlich erklärt hatte.

Fallgeschichte: Crohn-Krankheit
Sarah, 35: Blutgruppe B

Die 35jährige Sarah war osteuropäischer Herkunft. Sie kam erstmals im Juni 1993 in meine Praxis, um sich gegen Morbus Crohn behandeln zu lassen. In mehreren Operationen hatte man vernarbtes Gewebe aus dem Darm entfernt, Sarah war außerdem anämisch und litt unter chronischer Diarrhöe.

Ich verschrieb die B-Typ-Grunddiät und wies Sarah an, Huhn und andere Nahrungsmittel mit B-spezifischen Lectinen von ihrem Speiseplan zu streichen. Ergänzend zur Grunddität verordnete ich ihr außerdem Süßholz und Fettsäuren.
Sarah war sehr kooperativ. Nach vier Monaten waren die meisten Beschwerden verschwunden, einschließlich der Diarrhöe. Da Sarah sich weitere Kinder wünschte, unterzog sie sich vor kurzem einer Darmoperation, um Narbengewebe entfernen zu lassen, das auf die Gebärmutter übergegriffen hatte. Ihr Chirurg teilte ihr mit, daß es in ihrer Bauchhöhle keinerlei Anzeichen für aktiven Morbus Crohn mehr gebe.

Lebensmittelvergiftung

Jeder Mensch kann an einer Lebensmittelvergiftung erkranken. Aber bestimmte Blutgruppen sind von Natur aus besonders anfällig, weil ihr Immunsystem tendenziell schwächer ist. Typ A und AB sind vor allem anfällig für Salmonellenvergiftungen, die normalerweise darauf zurückzuführen sind, daß Lebensmittel über längere Zeit unbedeckt und nicht kühl genug gelagert werden. Außerdem haben Typ A und AB größere Schwierigkeiten, die Bakterien wieder loszuwerden, wenn sie erst einmal in den Organismus eingedrungen sind und sich dort häuslich niedergelassen haben.
Der B-Typ, der generell anfälliger für Entzündungen aller Art ist, erkrankt eher durch Nahrungsmittel, die mit Shigella-Organismen verunreinigt sind; diese Bakterien, die sich auf Pflanzen befinden, lösen Dysenterie (Ruhr) aus.

Gastritis

Viele Leute verwechseln die Gastritis mit einem Magengeschwür, aber sie ist quasi das genaue Gegenteil. Geschwüre werden durch eine Übersäuerung des Magens hervorgerufen – was häufiger bei

Personen der Blutgruppen 0 und B vorkommt. Die Gastritis entsteht durch einen zu niedrigen Säuregehalt – dazu neigen in erster Linie Personen der Blutgruppen A und AB. Die Gastritis entsteht, wenn der Säuregehalt so niedrig ist, daß der Magensaft nicht länger als Schranke gegen Mikroorganismen wirken kann. Bei zu niedrigem Säuregehalt können sich Mikroben im Magen einnisten und schwere Entzündungen hervorrufen.
Personen der Blutgruppen A und B können sich am besten gegen dieses Leiden schützen, wenn sie den Anteil der für sie empfehlenswerten säurehaltigen Nahrungsmittel erhöhen.

Magen- und Zwölffingerdarmgeschwüre

Seit Anfang der fünfziger Jahre ist bekannt, daß das Ulcus pepticum bei Personen der Blutgruppe 0 häufiger auftritt, wobei Nicht-Sekretoren am stärksten betroffen sind. Beim 0-Typ ist außerdem die Rate der Blutungen und Durchbrüche höher; in dieser Hinsicht hat man keine Unterschiede zwischen Sekretoren und Nicht-Sekretoren festgestellt. Ein Grund ist, daß der 0-Typ einen höheren Magensäurespiegel und ein Geschwür auslösendes Enzym, das sogenannte Pepsinogen, aufweist.
In jüngeren Forschungsarbeiten hat man eine weitere Ursache dafür entdeckt, weshalb Personen der Blutgruppe 0 zu Geschwüren neigen. Wissenschaftler der Washington University in St. Louis berichteten 1993 in der Dezemberausgabe des *Journal of Science,* daß Personen mit der Blutgruppe 0 ein bevorzugtes Ziel für bestimmte Bakterien sind, von denen man inzwischen weiß, daß sie Geschwüre verursachen. Man hat nachgewiesen, daß dieses Bakterium, *H. pylori*, in der Lage ist, sich an das Typ-0-Antigen in der Magenschleimhaut anzuheften, und von dort in die Magenwand eindringt. Wie an anderer Stelle ausgeführt, ist die Zukkerfucose das Antigen der Blutgruppe 0. Die Wissenschaftler entdeckten einen Hemmstoff in der Muttermilch, der offenbar verhindert, daß sich die Bakterien an der Magenoberfläche festsetzen. Bei diesem Hemmer handelt es sich ohne Zweifel um einen der

zahlreichen Fucosezucker, die in der menschlichen Muttermilch enthalten sind.

Der Echte Blasentang ist ein Hemmstoff für *H. pylori.* Blasentang (*Fucus vesiculosis*) hat einen hohen Fucosegehalt. Wenn Sie Blutgruppe 0 haben und an Geschwüren leiden oder ihnen vorbeugen möchten, ist Blasentang ein gutes Mittel. Es verhindert, daß die Geschwüre auslösenden Bakterien *H. pylori* an Ihrer Magenwand andocken können.

Fallgeschichte: chronische Magengeschwüre
Peter, 34: Blutgruppe 0

Ich lernte Peter im April 1992 kennen. Er litt seit seiner Kindheit unter Magengeschwüren und hatte jede konventionelle Behandlungsmethode ausprobiert – ohne nennenswerten Erfolg. Als erstes verordnete ich Peter die 0-Typ-Grunddiät mit hohem Eiweißgehalt und wies darauf hin, daß er alle Weizenprodukte, die bislang einen Großteil seiner Kost ausgemacht hatten, streichen sollte. Zusätzlich empfahl ich ihm ein Blasentangpräparat und eine Wirkstoffkombination aus Süßholz und Wismut.

Nach sechs Wochen hatte sich Peters Zustand erheblich verbessert. Bei einer Nachsorgeuntersuchung durch seinen Gastroenterologen wurde er gründlich »gescannt« und mit der erfreulichen Mitteilung entlassen, daß 60 Prozent seiner Magenschleimhaut gesund erschienen. Eine zweite Untersuchung im Juni 1993 ergab, daß Peters Magengeschwüre vollständig abgeheilt waren.

Infektionen

Zahlreiche Bakterien bevorzugen bestimmte Blutgruppen. Tatsächlich hat eine Studie ergeben, daß über 50 Prozent von 282 Bakterien bestimmte Antigene der einen oder anderen Blutgruppe tragen.

Man hat festgestellt, daß Virusinfektionen im allgemeinen häufiger beim 0-Typ auftreten, weil er überhaupt keine Antigene besitzt. Bei Menschen mit der Blutgruppe A, B oder AB sind virale Infektionen seltener und harmloser.

AIDS (Acquired Immune Deficiency Syndrome – Erworbene Immuninsuffizienz)

Ich habe viele Patienten behandelt, die HIV-positiv waren oder Vollbild AIDS hatten, und habe bisher noch keinen eindeutigen Zusammenhang zwischen Blutgruppe und HIV-Anfälligkeit feststellen können. Nachdem ich dies vorausgeschickt habe, will ich im folgenden darauf eingehen, wie die in diesem Buch vorgestellten Informationen dazu beitragen können, sich gegen das Virus zu behaupten.

Auch wenn alle Blutgruppen offenbar genauso empfänglich für eine Ansteckung mit dem Virus sind, variiert die Anfälligkeit für die opportunistischen Infektionen (wie Lungenentzündung und Tuberkulose), denen das geschwächte Immunsystem ausgesetzt ist.

Wer HIV-positiv ist oder AIDS hat, sollte seine Ernährung an den für seine Blutgruppe besonders empfehlenswerten Nahrungsmitteln ausrichten. So sollte der 0-Typ zum Beispiel den Eiweißanteil in seiner Kost erhöhen und sich an einen festen körperlichen Trainingsplan halten. Die Befolgung der Blutgruppen-Diät trägt zur vollen Aktivierung und Optimierung der Immunfunktionen bei, weil diese Ernährung auf diejenigen Lebensmittel abhebt, die für die Bedürfnisse der jeweiligen Blutgruppe am wertvollsten sind. Achten Sie darauf, die Fettaufnahme zu reduzieren, wählen Sie magere Fleischsorten, denn die bei AIDS-Kranken häufig auftretenden Darmparasiten behindern die Fettverdauung und lösen Durchfälle aus. Meiden Sie auch Lebensmittel wie lectinhaltige Weizenprodukte, die Ihr Immunsystem und Ihren Blutkreislauf noch stärker belasten könnten.

Viele der opportunistischen Infektionen rufen Übelkeit, Durchfall oder Mundgeschwüre hervor und machen AIDS dadurch häufig zu einer auszehrenden Krankheit. Der A-Typ muß sich etwas mehr Mühe geben und für eine ausreichende Kalorienzufuhr sorgen, weil viele A-spezifische Nahrungsmittel besonders kalorienarm sind. Streichen Sie rigoros alle Lebensmittel, die zu Verdauungsproblemen führen können, wie zum Beispiel Fleisch und Milchprodukte. Ihr Immunsystem ist schon von Natur aus besonders empfindlich; geben Sie den Lectinen keine Chance, es weiter zu schwächen. Erhöhen Sie den Anteil von »guten« A-Typ-Nahrungsmitteln wie Tofu, Fisch und Meeresfrüchten.

B-Typen sollten die offenkundigen Problemnahrungsmittel wie Huhn, Weizen und Buchweizen meiden. Verzichten Sie auch auf Nüsse, die schwer verdaulich sind, und reduzieren Sie den Anteil der Weizenprodukte. Wenn Sie unter einer Lactose-Unverträglichkeit leiden, meiden Sie Milchprodukte; das könnte in jedem Fall vorteilhaft sein, weil Milchprodukte die Verdauung beim immungeschwächten B-Typ reizen können. In diesem Fall ist die Krankheit eine Kontraindikation für ein normalerweise empfehlenswertes Nahrungsmittel.

Personen der Blutgruppe AB sollten die Aufnahme von lectinreichen Bohnen und Hülsenfrüchten einschränken und Nüsse aus ihrem Ernährungsplan streichen. Der AB-Typ kann aus einem reichen Angebot an Fischsorten wählen und sollte seinen Proteinbedarf überwiegend damit decken. Gegen eine gelegentliche Aufnahme von Fleisch und Milchprodukten ist nichts einzuwenden, aber achten Sie auf den Fettgehalt. Und schränken Sie Ihren Weizenkonsum ein.

Allgemein gesprochen sollten Personen aller Blutgruppen Lectine meiden, die die Zellen ihres Immunsystems und Blutkreislaufs schädigen könnten. Die Zellen können nicht so schnell ersetzt werden wie in einem gesunden Körper. Dieser zellschonende Aspekt macht die Blutgruppendiät besonders wertvoll für AIDS-Kranke, die an Anämie leiden oder bei denen die Anzahl der T-Helfer-Zellen gesunken ist.

Die Blutgruppendiät ist wie ein zusätzlicher starker Turm auf Ihrem Schachbrett und hilft Ihnen, die kostbaren Immunzellen vor unnötigem Schaden zu bewahren. Sie kann sich als ausschlaggebender Faktor erweisen, vor allem weil es bis jetzt keine wirklich erfolgreiche Behandlung der HIV-Infektion gibt.

Fallgeschichte: AIDS
Arnold, 46: Blutgruppe AB

Arnold, ein Geschäftsmann im mittleren Alter, war an AIDS erkrankt. Er war verheiratet und berichtete, daß er sich wahrscheinlich vor zwölf Jahren mit HIV infiziert hätte. Als er zum ersten Mal zu mir kam, lag die Zahl seiner T-Zellen, der Gradmesser für das Zerstörungswerk des Virus, bei 6 – normal sind 500 bis 1700. Er litt unter einer Hautkrankheit namens Molluscum, die häufig im Endstadium von AIDS auftritt, und er war schrecklich mager, nachdem er monatelang unter Durchfällen und Übelkeit gelitten hatte.

Arnolds Entschluß, einen Naturheilkundler aufzusuchen, war ein letzter, verzweifelter Versuch, dem Tod von der Schippe zu springen. Es stand ihm im Gesicht geschrieben, daß er nicht wirklich an einen Erfolg glaubte, und ich konnte ihm auch keine drastischen Heilerfolge versprechen, weil ich selbst nicht wußte, wie die Behandlung wirken würde.

Mein erstes Ziel bestand darin, alle Lectine, die toxisch auf das Immunsystem des AB-Typs wirken, aus seiner Ernährung zu streichen. Außerdem mußte ich unbedingt der körperlichen Auszehrung entgegenwirken, damit Arnold wieder soweit zu Kräften kam, daß er die Infektion bekämpfen konnte.

Ich fing damit an, daß ich den Ernährungsplan für den AB-Typ auf die AIDS-spezifischen Bedürfnisse abstimmte. Dazu gehörte die Streichung aller Geflügelsorten mit Ausnahme von Truthahnfleisch, die zusätzliche Aufnahme von Biofleisch mit niedrigem Fettgehalt, außerdem mehrmals die Woche Fisch und Meeresfrüchte, Reis, viel Gemüse und Obst. Ich schränkte die Auswahl der Bohnen und Hülsenfrüchte ein und strich Butter, Sahne, Schmelzkäse, Mais und Buchweizen. Zusätzlich verschrieb ich Arnold abwehrstärkende Kräuter in Form von Tee und Tabletten, so zum Beispiel Alfalfa, Klette, Echinacea, Ginseng und Ingwer.

Nach drei Monaten war Arnolds Molluscum verschwunden, und er konnte wieder Sport treiben. Er ist bis heute asymptomatisch geblieben, obwohl die Zahl seiner T-Zellen nicht wieder angestiegen ist. Er arbeitet und führt ein relativ aktives Leben. Seine behandelnden Ärzte im Zentrum für Infektionskrankheiten staunen: Arnold ist ein Mensch ohne Immunsystem!

Fallgeschichte: AIDS
Susan, 27: Blutgruppe 0

Nachdem Susan erfahren hatte, daß ihr Mann HIV-positiv war, ließ sie sich testen. Sie war außer sich, als sich herausstellte, daß die Zahl ihrer T-Zellen stark vermindert war. Susan bat mich flehentlich, ihr zu helfen; sie wollte nicht sterben, und sie fürchtete sich vor der Einnahme von AZT und anderen herkömmlichen HIV-Medikamenten.

Ich verordnete ihr zunächst die Blutgruppendiät, außerdem ergänzende Vitamin- und Mineralienpräparate und regelmäßige Bewegung, und forderte sie auf, sich streng an das Programm zu halten.

Einige Monate später rief Susan mich an und berichtete, daß ihre T-Zellen-Zählung über 800 ergeben hatte (normal sind 500 bis 1700). Sie ist seitdem symptomfrei geblieben.

Da es derzeit kein Heilmittel für HIV oder AIDS gibt, läßt sich nicht abschätzen, wie lange Susans Zustand so stabil bleiben wird. Aber ich denke, daß jede neue Erkenntnis über das Immunsystem dazu beitragen wird, AIDS zu einer Krankheit zu machen, mit der man leben kann, anstatt daran zu sterben.

Bronchitis und Lungenentzündung

Menschen der Blutgruppen A und AB leiden im allgemeinen häufiger unter bronchialen Infektionen als Personen der Blutgruppen 0 und B. Diese stärkere Anfälligkeit hängt möglicherweise mit einer falschen Ernährung zusammen, die zu einer übermäßigen Schleimproduktion in den Atemwegen führt. Der Schleim begünstigt das Wachstum von Bakterien, die bestimmte Blutgruppeneigenschaften nachahmen. Das gilt zum Beispiel für die A-ähnlichen Pneumokokken bei den Blutgruppen A und AB, und für die B-ähnlichen Haemophilus-Bakterien bei den Blutgruppen B und AB. (Da der AB-Typ sowohl A-ähnliche als auch B-ähnliche Merkmale aufweist, ist sein Risiko doppelt so hoch.)

Die Blutgruppendiät senkt offenbar bei Personen aller Blutgruppen die Gefahr einer Bronchitis und Lungenentzündung. Aber wir stehen noch ganz am Anfang, was die Erforschung von weiteren schwerwiegenden blutgruppenspezifischen Zusammenhängen betrifft. So hat es beispielsweise den Anschein, daß Typ-A-Kinder mit einem 0-Vater und einer A-Mutter häufiger bereits im Kleinkindalter an Bronchopneumonie sterben. Man nimmt an, daß es während der Geburt zur Sensibilisierung zwischen dem Typ-A-Säugling und den Anti-A-Antikörpern der Mutter kommt, wodurch die Abwehrkraft des Säuglings gegen die Pneumokokkenbakterien geschwächt wird. Über die Ursachen liegen bislang keine gesicherten Forschungsergebnisse vor, aber neue Erkenntnisse in dieser Richtung könnten das Interesse an einem potentiellen Impfstoff wecken. In diesem Bereich sind noch zahlreiche Studien erforderlich, bevor man fundierte wissenschaftliche Aussagen treffen kann.

Candidiasis (Pilzinfektion)

Obwohl der Candidiasis-Organismus keine besondere Vorliebe für eine bestimmte Blutgruppe zeigt, habe ich festgestellt, daß A- und AB-Typen größere Schwierigkeiten haben, eine hartnäckige Pilzinfektion wieder loszuwerden, wenn sich der Organismus erst einmal in ihren toleranten Systemen eingenistet hat. Die Candidiasis verhält sich dann wie der ungeliebte Gast, der allen Vertreibungsversuchen standhält. Menschen der Blutgruppen A und AB werden auch nach Antibiotika-Behandlungen häufiger von Pilzinfektionen heimgesucht, was einleuchtend erscheint, da die Antibiotika das bereits geschwächte Abwehrsystem zerstören.

Im Gegensatz dazu entwickelt der 0-Typ häufiger eine allergieähnliche Hypersensibilität für die Candidiasis-Organismen, vor

allem, wenn seine Ernährung einen hohen Getreideanteil aufweist. Darauf stützen sich die sogenannte Hefepilztheorie und zahlreiche Candida-Diäten. Diese Diäten zeichnen sich durch einen hohen Eiweißanteil und die Vermeidung von Getreideprodukten aus, aber sie werden generell für alle Blutgruppen empfohlen, obwohl offenbar nur der 0-Typ diese Sensibilität gegenüber Hefe entwickelt. Für Menschen mit der Blutgruppe A und AB bietet der Verzicht auf Hefe keinerlei Schutz vor Candida-Infektionen und wird höchstens das Immunsystem weiter schwächen.
Im allgemeinen sind Personen der Blutgruppe B weniger anfällig für diesen Organismus, solange sie sich an die B-Typ-Diät halten. Wenn sie Blutgruppe B haben und schon einmal unter einer Candidiasis gelitten haben, schränken Sie den Anteil der Weizenprodukte in Ihrer Kost ein.

Cholera

Diese Infektionskrankheit ist durch extreme Durchfälle mit dramatischen Flüssigkeits- und Mineralstoffverlusten gekennzeichnet. In einem Bericht über Peru, der kürzlich in der Zeitschrift *Lancet* erschien, wurde die letzte schwere Choleraepidemie darauf zurückgeführt, daß ein hoher Prozentsatz der peruanischen Bevölkerung Blutgruppe 0 hat.
Historisch betrachtet hat die Cholera-Anfälligkeit des 0-Typs vermutlich die Bevölkerung vieler antiker Städte dezimiert. Überlebt haben die choleraresistenteren A-Typen.

Erkältung und Grippe

Es gibt zahllose unterschiedliche Virusstämme, die Erkältungen auslösen, und es wäre unmöglich, die blutgruppenspezifische Wirkung jedes einzelnen Virus zu ermitteln. Untersuchungen bei britischen Soldaten haben allerdings gezeigt, daß Rekruten mit der Blutgruppe A im allgemeinen etwas seltener unter Erkältungsviren

leiden, was im Einklang mit unserer Beobachtung steht, daß Blutgruppe A sich herausbildete, um eine Resistenz gegen diese verbreiteten Viren zu entwickeln. Auch der AB-Typ zeigt eine relativ geringe Anfälligkeit für Erkältungen. Das Antigen A der Blutgruppen A und AB blockt zahlreiche Virusstämme ab und verhindert, daß sie sich an den Schleimhäuten des Rachens und der Atemwege festsetzen.
Auch das gefährlichere Grippevirus befällt eher Personen der Blutgruppen 0 und B als Menschen der Blutgruppen A oder AB. Im Anfangsstadium gleichen die Grippesymptome denen einer einfachen Erkältung. Aber die Grippe führt zu einem Wasserverlust, zu Muskelschmerzen und einer ernsthaften körperlichen Schwächung.
Die Symptome einer Erkältung oder Grippe sind höchst unangenehm, aber sie zeigen, daß das Immunsystem all seine Kräfte mobilisiert, um das angreifende Virus abzuwehren. Man sollte das Immunsystem also in Ruhe seine Arbeit erledigen lassen, aber man kann durchaus einige Maßnahmen ergreifen, um die Koexistenz auf dem Schlachtfeld erträglicher zu gestalten:

1. Achten Sie auf Ihren allgemeinen Gesundheitszustand: Sorgen Sie für ausreichend Erholung und Bewegung und lernen Sie, Streßsituationen konstruktiv zu bewältigen. Streß gehört zu den Hauptfaktoren, die das Immunsystem schwächen. Durch diese Vorsorge schützen Sie sich vor häufigen Infektionen und werden schneller wieder gesund, falls es Sie doch einmal erwischt.
2. Halten Sie sich an die grundlegenden Ernährungsempfehlungen für Ihre Blutgruppe. Dadurch können Sie Ihre Immunreaktion verbessern und die Dauer einer Erkältung oder Grippe abkürzen.
3. Nehmen Sie etwas zusätzliches Vitamin C (250 bis 500 mg) oder erhöhen Sie den Vitamin-C-Anteil in Ihrer Ernährung. Viele Leute sind auch der Ansicht, daß Echinacea in kleinen Dosierungen vor Erkältungen schützt oder zumindest den Krankheitsverlauf abmildert.

4. Erhöhen Sie die Luftfeuchtigkeit in Ihrer Wohnung mit einem Zerstäuber oder Luftbefeuchter, um einer Austrocknung von Hals und Nase entgegenzuwirken.
5. Gurgeln Sie bei Halsschmerzen mit Salzwasser. Ein halber Teelöffel mit ganz gewöhnlichem Tafelsalz, ein großes Glas lauwarmes Wasser und fertig ist die schmerzlindernde und reinigende Spülung. Ein weiteres gutes Mittel zum Gurgeln, vor allem wenn Sie anfällig für Mandelentzündungen sind, ist ein Tee, der zu gleichen Teilen aus Gelbwurz und Salbei besteht. Gurgeln Sie mehrmals am Tag mit dieser Mischung.
6. Wenn Ihre Nase läuft oder verstopft ist, hilft ein Antihistaminikum; es dämpft die Reaktion der Schleimhäute auf das infektiöse Virus und macht die Nase wieder frei. Vorsicht ist bei Antihistaminika der Ephedra-Gruppe geboten, die häufig in Reformhäusern angeboten werden und in einigen rezeptfreien Dekongestionsmitteln enthalten sind. Sie können eine blutdruckerhöhende Wirkung haben, Schlafstörungen auslösen und zu Komplikationen bei Prostataproblemen führen.
7. Antibiotika sind gegen Viren wirkungslos. Wenn Ihnen also jemand einige übriggebliebene Antibiotika anbietet oder Sie selbst noch Reste im Haus haben – lassen Sie die Finger davon.

Pest, Typhus, Pocken und Malaria

Die Pest, seit dem Mittelalter als der Schwarze Tod gefürchtet, ist eine bakterielle Infektion, die größtenteils durch Nagetiere übertragen wird. Personen der Blutgruppe 0 sind empfänglicher für die Pest. Obwohl die Krankheit in den Industrienationen selten geworden ist, bildet sie in den Ländern der Dritten Welt weiterhin ein ernstes Problem. Ein neuerer Bericht der Weltgesundheitsorganisation WHO weist darauf hin, daß sich eine gefährliche Entwicklung im Hinblick auf die Pest und andere Infektionskrankheiten anbahnt, und nennt als Ursachen den leichtfertigen Umgang mit Antibiotika und anderen Medikamenten, die menschliche Besiedelung von bislang unbewohnten Landstrichen, die zunehmenden Fernreisen und die Armut. Die Tatsache, daß diese Krankheiten in den westlichen Industrienationen heute selten auftreten, sollte uns nicht gleichgültig gegenüber ihren sozialen, wirtschaftlichen, kulturellen und menschlichen Kosten machen. Und gelegentlich kommt es auch im Westen zu einem Ausbruch der Krankheit, wie 1980 in Seattle, als einige Leute verunreinigten, nicht pasteurisierten Tofu aßen. Beim handelsüblichen Tofu in versiegelten Verpackungen besteht allerdings kein Grund zur Besorgnis.

Die Pocken, deren Auswirkungen die Weltgeschichte in einem kaum wahrgenommenen Ausmaß beeinflußt haben, sind heute aufgrund der weltweiten Immunisierung offiziell ausgerottet. Menschen der Blutgruppe 0 sind besonders anfällig für diese Krankheit. Das ist vermutlich der Grund, weshalb die amerikanische Urbevölkerung so drastisch dezimiert wurde, als sie zum ersten Mal in Kontakt mit europäischen Siedlern kam, die zur Blutgruppe A oder AB gehörten und die Krankheit einschleppten. Die Indianer haben zu fast 100 Prozent Blutgruppe 0.

Typhus, eine verbreitete Infektion in Gebieten mit niedrigen Hygienestandards oder in Kriegszeiten, befällt normalerweise das Blut und den Verdauungstrakt. Der 0-Typ ist auch hier am stärksten betroffen. Beim Typhus findet sich außerdem eine Verbindung zu den Rhesus-Blutgruppen. Er tritt gehäuft bei Rhesus-negativen Personen auf.

Die Malaria übertragende Anophelesmücke sticht angeblich am liebsten Personen mit Blutgruppe B oder 0, während die gewöhnliche Mücke den A- und AB-Typ vorzuziehen scheint. Auch die Malaria ist eine Krankheit, die in der westlichen Welt relativ unbekannt ist, aber ihre globale Wirkung ist gewaltig. Laut Weltgesundheitsorganisation erkranken jährlich 2,1 Millionen Menschen an Malaria.

Polio und virale Meningitis

Polio, eine Virusinfektion des Nervensystems, tritt gehäuft beim B-Typ auf, der anfällig für viral bedingte Erkrankungen des Nervensystems ist. Vor der Entdeckung der Salk- und Sabin-Impfstoffe war die epidemisch auftretende Polio die Hauptursache für Lähmungen im Kindes- und Jugendalter.
Die virale Meningitis, eine immer häufiger vorkommende schwere Infektion des Nervensystems, tritt beim 0-Typ in signifikant höherer Rate auf als bei allen anderen Blutgruppen, was wahrscheinlich mit der geringen Widerstandskraft des 0-Typs gegen aggressive Infektionen zusammenhängt. Achten Sie auf Symptome wie Müdigkeit, hohes Fieber und das charakteristische Merkmal der Meningitis, die sogenannte nuchale Rigidität, eine Versteifung der Nackenmuskeln.

Sinusinfektionen

Menschen der Blutgruppen 0 und B sind in der Regel auch anfälliger für chronische Sinusinfektionen. Sehr viele Ärzte verschreiben solchen Patienten ein Antibiotikum nach dem anderen und schaffen dadurch das Problem vorübergehend aus der Welt. Aber die Sinusinfektion kehrt unweigerlich zurück, was zum Einsatz von noch mehr Antibiotika führt und meist mit einer Operation endet.
Ich habe festgestellt, daß die Heilpflanze Collinsonie (Bergkraut), die häufig zur Behandlung von Schwellungen, zum Beispiel bei Krampfadern, angewendet wird, auch gegen Sinusitis hilft – vielleicht weil eine chronische Nasennebenhöhlenentzündung eine Art Hämorrhoide oder Krampfader des Kopfes ist. Bei Patienten, die an chronischer Sinusitis leiden, erziele ich mit dieser Heilpflanze häufig erstaunliche Erfolge. Viele Patienten brauchen keine Antibiotika mehr, um die Infektionen zu behandeln, weil Collinsonie die Ursache des Problems beseitigt – die Schwellung der Sinusschleimhäute. Wenn Sie Ärger mit Ihren Nasennebenhöhlen

haben, sollten Sie dieses Heilkraut ausprobieren. Die Collinsonie ist nicht leicht zu finden, aber viele größere Reformhäuser haben sie als Tinktur im Angebot. Lösen Sie 20 bis 25 Tropfen in warmem Wasser auf, und trinken Sie zwei- bis dreimal täglich ein Glas. Sie müssen keine Angst haben, sich zu vergiften; die Pflanze ist ungefährlich.
Hin und wieder entwickelt auch ein A- oder AB-Typ eine Sinusitis; in diesem Fall ist die Ursache fast immer eine schlechte Ernährung, die zu einer erhöhten Schleimbildung führt. Bei Personen der Blutgruppe A reicht meist eine Ernährungsumstellung aus, um die Sinusitis loszuwerden.

Parasiten (Amöbenruhr, Giardia, Bandwurm und Spulwurm)

Wenn Parasiten im Vorteil sind, können sie in jedermanns Verdauungstrakt recht gut leben. Im großen und ganzen scheinen sie allerdings eine besondere Vorliebe für die Verdauungstrakte von Typ A und Typ AB zu haben. Normalerweise ahmen sie das Antigen A nach, um sich vor Entdeckung zu schützen. Außerdem sind Menschen der Blutgruppen A und AB offenbar anfälliger für Komplikationen durch parasitäre Zysten in der Leber. Personen mit den Blutgruppen A und AB, die unter Amöbenruhr leiden, sollten rechtzeitig wirksame Gegenmaßnahmen ergreifen, um zu verhindern, daß sich die Infektion weiter im Körper ausbreitet.
Personen der Blutgruppen A und AB sind auch leichte Beute für einen verbreiteten Parasiten namens Giardia lamblia, bekannter unter dem Namen Montezumas Rache, der durch verunreinigtes Wasser übertragen wird. Dieser schlaue Parasit schlüpft in eine A-ähnliche Gestalt, verschafft sich dadurch Zugang zum Immunsystem von Typ A und Typ AB und gelangt auf diese Weise mühelos in den Verdauungstrakt.
Reisende mit den Blutgruppen A und AB sollten sich mit Berberitze oder Kohletabletten ausrüsten, um sich vor einer Infektion zu schützen. Giardia lamblia lauert auch gern in Brunnenwasser, das

Personen der Blutgruppen A und AB deshalb mit besonderer Vorsicht genießen sollten.
Viele parasitäre Würmer wie der Bandwurm und der Spulwurm weisen A-ähnliche und B-ähnliche Merkmale auf und finden sich häufiger bei Personen mit diesen Blutgruppen. Der AB-Typ mit seinen doppelten Antigenen A und B ist besonders anfällig.

Tuberkulose und Sarkoidose

Die Tuberkulose, die man in den westlichen Industrienationen eine Zeitlang für besiegt hielt, hat in den letzten Jahren wieder zugenommen. Hauptursache ist die hohe Tuberkuloserate bei AIDS-Kranken und Obdachlosen. Ein Immunsystem, das durch schlechte Hygienebedingungen oder chronische Krankheit geschwächt ist, fällt dieser opportunistischen Infektion leicht zum Opfer. Die Lungentuberkulose tritt häufiger beim 0-Typ auf, während die anderen Formen der Tuberkulose häufiger beim A-Typ vorkommen. Sarkoidose ist eine entzündliche Erkrankung der Lunge und des Bindegewebes, wobei es sich möglicherweise um eine Immunreaktion auf die Tuberkulose handelt. Früher hielt man die Sarkoidose für eine Krankheit, die bevorzugt Afroamerikaner befällt, aber in jüngerer Zeit wurde sie gehäuft bei Weißen, insbesondere bei Frauen, diagnostiziert. Der A-Typ ist häufiger betroffen als der 0-Typ. Rhesus-negative Personen sind anscheinend empfänglich für sowohl Tuberkulose als auch Sarkoidose.

Syphilis und Harnwegsinfektionen

Der A-Typ hat offenbar ein erhöhtes Risiko, an der Geschlechtskrankheit Syphilis zu erkranken, und zieht sich häufig einen besonders virulenten Virusstamm zu. Das ist ein zusätzliches Argument für Safer Sex, vor allem, wenn Sie Blutgruppe A haben.
Es ist gut belegt, daß Menschen der Blutgruppen B und AB anfälliger für hartnäckige Blaseninfektionen (Cystitis) sind. Das hängt

damit zusammen, daß die meisten infektionsauslösenden Bakterien wie *E. coli*, Pseudomonas und Klebsiella, B-ähnliche Merkmale aufweisen, und Menschen der Blutgruppen B und AB keine Anti-B-Antikörper produzieren.

Personen mit der Blutgruppe B leiden auch häufiger unter Pyelonephritis, einer Infektion der Nieren. Das gilt insbesondere für Nicht-Sekretoren der Blutgruppe B. Wenn Sie Blutgruppe B haben und unter wiederkehrenden Harnwegsinfektionen leiden, trinken Sie möglichst täglich ein bis zwei Gläser einer Mischung aus Preiselbeer- und Ananassaft.

Lebererkrankungen

Alkoholbedingte Leberleiden

Alkoholismus kann zahlreiche Organe schädigen, aber die wohl verheerendsten Schäden richtet er in der Leber an. Nicht-Sekretoren (siehe Anhang), die etwa 20 Prozent der Bevölkerung ausmachen, sind offenbar am anfälligsten für Alkoholismus, aber ihre Empfänglichkeit hat wenig mit ihrem Sekretorstatus zu tun. Durch einen unglücklichen und möglicherweise zufälligen Dreher auf zellulärer Ebene befindet sich das Gen, das den Nicht-Sekretor-Status festlegt, auf derselben Stelle der DNS wie das Gen, das festlegt, inwieweit die Leber Alkohol abbauen kann. Meine Patienten, die zu den Nicht-Sekretoren gehören, können fast immer auf eine lange Alkoholismustradition in ihrer Familie verweisen.

Merkwürdigerweise sind es auch die Nicht-Sekretoren, deren Herz- und Kreislaufsystem besonders positiv auf einen mäßigen Alkoholkonsum reagiert. Eine dänische Studie ergab, daß bei Nicht-Sekretoren ein erhöhtes Risiko für koronare Herzkrankheiten besteht (eine mangelhafte Durchblutung der Arterien); die Wissenschaftler stellten die These auf, daß ein mäßiger Alkoholkonsum die Rate des Insulinflusses verändert und dadurch die

Fettablagerung in den Blutgefäßen verlangsamt. Diese widersprüchlichen Botschaften sind schwer zu deuten.
Die Antwort ist wahrscheinlich, daß Entscheidungen über die Rolle des Alkohols im Einzelfall und unter Berücksichtigung der Blutgruppe getroffen werden sollten. In Anbetracht der Auswirkungen des Alkohols auf das Verdauungs- und Immunsystem gestattet keine der Blutgruppendiäten hochprozentigen Alkohol.
Klar ist auch, daß der Alkoholismus eine starke Streßkomponente enthält. Ein japanisches Forschungsteam stellte fest, daß Angehörige der Blutgruppe A häufiger wegen Alkoholismus behandelt wurden als Personen mit der Blutgruppe 0 oder B. Man nimmt an, daß der A-Typ dazu neigt, Streß durch die Einnahme von enthemmenden chemischen Stoffen abzubauen. Es ist zweifellos hinreichend dokumentiert, daß der Mensch seit Urzeiten zu Rauschmitteln greift, um sich zu vergnügen, zu trösten, seine Phantasie zu beflügeln oder Schmerzen zu lindern.
Nur etwa drei Prozent des aufgenommenen Alkohols durchwandern den Körper und werden unverändert ausgeschieden. Der Rest wird von der Leber umgewandelt und im Magen und Dünndarm verarbeitet. Bei schwerem und regelmäßigem Alkoholkonsum wird die Leber allmählich geschädigt. Das Ende ist häufig eine Leberzirrhose, eine schwere Mangelernährung durch die ungenügende Aufnahme von Nahrungsbestandteilen und schließlich der Tod.

Gallensteine, Leberzirrhose und Gelbsucht

Natürlich sind nicht alle Lebererkrankungen eine Folge des Alkohols. Auch Infektionen, Allergien und Stoffwechselstörungen können die Leber schädigen. Die Gelbsucht (Ikterus) ist zum Beispiel häufig ein Symptom der Hepatitis, und Gallensteine werden mit Fettleibigkeit in Verbindung gebracht. Eine Zirrhose kann durch Infektionen und verschiedene Erkrankungen der Leber und Gallenwege verursacht werden.
Aus Gründen, die noch nicht vollständig geklärt sind, leiden

Angehörige der Blutgruppen A, B und AB häufiger unter Gallensteinen, Erkrankungen der Gallengänge, Gelbsucht und Zirrhose als Personen mit der Blutgruppe 0, wobei der A-Typ die größte Anfälligkeit zeigt. Der A-Typ entwickelt außerdem überdurchschnittlich häufig Tumoren der Bauchspeicheldrüse.

Leberegel und andere tropische Infektionen

Verbreitete tropische Infektionen, die zur vermehrten Bindegewebsbildung oder Vernarbung der Leber führen, treten beim A-Typ in stark gehäuftem Maße auf, und etwas seltener bei Angehörigen der Blutgruppen 0 und AB. Der 0-Typ, der möglicherweise frühzeitig schützende Antikörper Anti-A und Anti-B gegen diese Parasiten entwickelt hat, ist relativ immun.
Mit den in Kapitel 10 beschriebenen Heilkräutern habe ich in meiner Praxis viele Fälle von Lebererkrankungen erfolgreich behandelt. Bei den Patienten handelt es sich überwiegend um Nicht-Sekretoren der Blutgruppen A und B.

Fallgeschichte: Leberleiden
Gerard, 38: Blutgruppe B

Der 39jährige Gerard litt unter sklerosierender Cholangitis, einer chronischen Entzündung der Gallenwege, die eine Leberfibrose auslöst. Normalerweise macht dieses Leiden eine Lebertransplantation erforderlich. Als ich Gerard im Juli 1994 kennenlernte, war seine Haut gelblich verfärbt, und er litt unter fürchterlichem Juckreiz (Pruritis), der durch Einlagerungen des Gallenfarbstoffs Bilirubin in der Haut hervorgerufen wurde. Seine Cholesterinwerte waren aufgrund der Krankheit ebenfalls erhöht (325). Die im Serum enthaltenen Gallensäuren lagen bei einem Wert von über 2000 (normal sind unter 100), er hatte einen Bilirubinspiegel von 4,1 (normal unter 1), und alle Leberenzyme waren stark erhöht, was auf eine ausgedehnte Zerstörung des Lebergewebes hindeutete. Gerard war ein sehr kluger Mann und wußte ganz genau, wie es um ihn stand – man könnte auch sagen, er bereitete sich auf den Tod vor.

Ich setzte Gerard auf die B-Typ-Grunddiät und verordnete ihm außerdem eine Reihe von leberspezifischen pflanzlichen Antioxidantien. Diese Antioxidantien lagern sich eher in der Leber ab als in anderen Organen. Im darauffolgenden Jahr ging es Gerard sehr gut, nur einmal flammten Juckreiz und Gelbsucht wieder auf.
Vor kurzem ließ er sich die Gallenblase operativ entfernen. Die Chirurgin teilte ihm hinterher mit, daß Leber und Hauptgallengänge keine krankhaften Veränderungen mehr aufwiesen, auch wenn das Gewebe um die Gallengänge etwas dünner war als üblich.

Fallgeschichte: Zirrhose
Estel, 67: Blutgruppe A

Die 67jährige Estel kam erstmals im Oktober 1991 in meine Praxis. Sie litt unter einer Leberentzündung, der sogenannten primären biliären Zirrhose, die zur Zerstörung der Leber führt. In den meisten Fällen wird schließlich eine Transplantation durchgeführt.
Estel erklärte, daß sie früher stark getrunken, inzwischen aber aufgehört hätte. Ihr Zustand hing zweifellos mit einem lebenslangen Alkoholkonsum zusammen. Dabei muß Estel nicht unbedingt Alkoholikerin im strengen Sinn gewesen sein. Wer vierzig Jahre lang täglich drei oder vier Drinks zu sich nimmt, kann durchaus eine Leberzirrhose entwickeln.
Estels Leberenzyme waren signifikant erhöht: Die alkalischen Phosphatasen lagen zum Beispiel weit über 800. Normal sind unter 60. Da Estel Blutgruppe A hatte und Nicht-Sekretor war, setzte ich sie sofort auf die A-Typ-Diät und verschrieb ihr einige leberspezifische Antioxidantien. Die Therapie schlug fast augenblicklich an und Estels Zustand verbesserte sich stetig weiter.
Im September 1992, etwa ein Jahr, nachdem Estel mich das erste Mal aufgesucht hatte, war der Wert ihrer alkalischen Phosphatasen auf 500 gefallen.
Der Zustand der Leber hat sich seitdem nicht weiter verschlechtert. Eine Venenschwellung im Bereich der Speiseröhre, wie sie häufig bei Leberkrankheiten auftritt, konnte erfolgreich behandelt

werden. Estel ist wohlauf, und eine Lebertransplantation steht nicht mehr zur Debatte.

Fallgeschichte: Leberleiden
Sandra, 70: Blutgruppe A

Sandra kam im Januar 1993 mit einem schwer zu bestimmenden Leberleiden in meine Praxis. Ihre gesamten Leberenzyme waren erhöht, außerdem litt sie an Aszites, einer Flüssigkeitsansammlung in der Bauchhöhle. Ein Aszites ist häufig ein Zeichen für eine fortgeschrittene Leberzirrhose. Der Internist, bei dem Sandra in Behandlung war, hatte gegen die Lebererkrankung nichts unternommen, wahrscheinlich, weil er davon ausging, daß eine Transplantation ohnehin unvermeidlich sein würde. Er hatte ihr einige Diuretika verschrieben, um den Flüssigkeitsabbau in der Bauchhöhle zu fördern, aber die harntreibenden Mittel führten zu einem starken Kaliumverlust, der wahrscheinlich für Sandras überwältigende Müdigkeit verantwortlich war.

Ich verschrieb die A-Typ-Diät und leberspezifische Pflanzenheilmittel. Nach vier Monaten waren alle Anzeichen einer Flüssigkeitsstauung verschwunden, und die Leberenzyme lagen wieder im Normbereich. Sandra war anfangs stark anämisch – ihr Hämatokritwert, also der Anteil der roten Blutkörperchen am Gesamtblut, lag bei 27,1 Prozent (der Normwert für Frauen liegt bei über 38). Im Februar 1994 war der Hämatokritwert auf 40,8 gestiegen. Sandra ist bis heute asymptomatisch.

Hautkrankheiten

Bislang liegen uns nur wenige Erkenntnisse über blutgruppenspezifische Zusammenhänge bei Hautkrankheiten vor. Man weiß jedoch, daß Erkrankungen wie das Kontaktekzem (Dermatitis) und die Schuppenflechte (Psoriasis) normalerweise durch im Blut wirkende allergene Chemikalien verursacht werden. Auch hier sei noch einmal darauf hingewiesen, daß die blutgruppenspezifisch wirkenden Lectine, die in zahlreichen Nahrungsmitteln enthalten

sind, mit dem Blut und dem Darmgewebe interagieren und dadurch die Freisetzung von Histamin und anderen entzündungsauslösenden Stoffen bewirken.
Allergische Hautreaktionen auf chemische Stoffe oder Hautabschürfungen treten am häufigsten bei Angehörigen der Blutgruppen A und AB auf. Von der Schuppenflechte ist eher der 0-Typ betroffen. Nach meiner Erfahrung haben Personen der Blutgruppe 0, die an der Schuppenflechte erkranken, häufig einen zu hohen Getreide- und Milchanteil in ihrer Ernährung.

Fallgeschichte: Schuppenflechte

Dr. Anne Marie Lambert, Spezialistin für Naturheilkunde, Honolulu, Hawaii

Mariel, 66: Blutgruppe 0

Meine Kollegin Dr. Lambert wendete mein Blutgruppenprotokoll an, um einen komplizierten Fall von Schuppenflechte bei einer älteren Frau zu behandeln.
Mariel suchte Dr. Lambert erstmals im März 1994 auf. Ihre Symptome umfaßten eine schwere Kurzatmigkeit, Schwierigkeiten beim Gehen und eine eingeschränkte Bewegungsfähigkeit aller Gliedmaßen; Psoriasisläsionen bedeckten 70 Prozent der Hautoberfläche, und Mariel litt unter einem brennenden Schmerz im ganzen Körper, vor allem in Muskeln und Gliedmaßen. Ihre Anamnese ergab eine lange Liste von gesundheitlichen Problemen: Operationen an Vagina/Blase/Darm (1944–45), Blinddarmoperation (1949), Hysterektomie (1974), Eierstockzysten, Schuppenflechte (1978), stationäre Behandlung einer Lungenentzündung (1987), Schuppenflechte mit Gelenkbeteiligung (Psoriasis arthropatica, 1991) und Oesteoporose (1992).
Mariel berichtete Dr. Lambert, daß sie sich größtenteils von Milchprodukten, Weizen, Mais, Nüssen und verarbeiteten Lebensmitteln mit hohem Zucker- und Fettgehalt ernährte. Sie erklärte, daß sie süchtig nach Süßigkeiten, Nüssen und Bananen sei. Nun wäre das für fast jeden Menschen eine fürchterliche Ernährung, aber für jemanden mit Mariels Blutgruppe war es eine Katastrophe.

Dr. Lambert setzte Mariel auf eine eingeschränkte 0-Typ-Diät, die anfangs rotes Fleisch und Nüsse ausschloß. Zusätzlich verordnete die Ärztin Vitamine und Mineralien. Nach zwei Monaten waren die Schwellungen an Armen und Beinen erheblich abgeklungen, die Atembeschwerden hatten nachgelassen, und die Psoriasisläsionen heilten. Im Juni bedeckte die Schuppenflechte nur noch 20 Prozent der Hautoberfläche, und die Läsionen waren fast vollständig abgeheilt. Mariels Atmung hatte sich deutlich verbessert, alles tat nur noch halb so weh, und die Bewegungsfähigkeit der Gliedmaßen nahm stetig zu. Im Juli war von der Schuppenflechte nichts mehr zu sehen, die Schwellungen an Armen und Beinen waren auf ein Minimum zurückgegangen, und Mariel bekam wieder ordentlich Luft.

Bei der Nachsorgeuntersuchung am 10. Oktober 1994 hatte sich Mariels Atmung noch weiter verbessert, und auf der Haut waren keine neuen Läsionen aufgetreten.

Seit Beginn ihrer Krankheit hatte Mariel zahlreiche Ärzte konsultiert. Sie hatte alle möglichen konventionellen und alternativen Behandlungsmethoden ausprobiert, einschließlich spezieller Diäten für Psoriasis arthropatica und Asthma. Diese Diäten waren gut gemeint, aber keine war speziell auf eine Verträglichkeit mit Mariels Blutgruppe abgestimmt. Die 0-Typ-Diät bot die notwendigen Nährstoffe, ohne daß bestimmte Lebensmittel, die für Mariels Blutgruppe unverträglich waren, zu gesundheitlichen Problemen führten. Abgesehen von der leicht schmerzlindernden Wirkung einiger chinesischer Heilkräuter hatte keine der vorherigen Therapien angeschlagen. Mariel kam es wie ein Wunder vor, daß ihr Zustand sich verbesserte!

Schwangerschaft und Unfruchtbarkeit

Zahlreiche Schwangerschaftskomplikationen haben ihre Ursache in einer Blutgruppenunverträglichkeit, entweder zwischen Mutter und Fötus oder zwischen Mutter und Vater. Leider steht die Erforschung dieses Phänomens noch ganz am Anfang, und wir wissen wenig darüber, wie es sich im einzelnen auswirkt. Bitte lassen Sie sich im folgenden Abschnitt vom Wunsch nach objektiver Wissenserweiterung leiten, nicht von diffusen Ängsten. Manchmal kann ein Teilwissen gefährlich sein, wenn man den Blick für das Ganze verliert.

Schwangerschaftstoxikose

Schon im Jahr 1905 wurde die These aufgestellt, daß einige Formen der Blutgruppensensibilisierung eine Schwangerschaftstoxikose hervorrufen – eine Blutvergiftung, die gegen Ende der Schwangerschaft auftritt und zu schwerer Krankheit und sogar zum Tod führen kann. In einer späteren Studie wurde festgestellt, daß überdurchschnittlich viele Frauen mit Blutgruppe 0 von der Toxikose betroffen waren, möglicherweise aufgrund einer Reaktion auf einen A-Typ- oder B-Typ-Fetus.

Angeborene Krankheiten und Fehlbildungen (kongenitale Schädigungen)

Die Blutgruppenunverträglichkeit, die zwischen einer 0-Mutter und einem A-Vater auftreten kann, ist mit mehreren kongenitalen Schädigungen in Verbindung gebracht worden, wie zum Beispiel mit Blasenmole (eine Übergröße des Mutterkuchens mit Zotten aus traubenförmig angeordneten wasserklaren Blasen), Zottenhautkarzinom, Spina bifida (offener Rücken) und Anenzephalie (Fehlen der Großhirnhälften, der Neurohypophyse und des Zwischenhirns sowie des Schädeldaches). Einige Studien legen den Schluß nahe, daß diese Schädigungen durch eine AB0-Unverträglichkeit der Mutter mit dem fötalen Nerven- und Blutgewebe verursacht werden.

Morbus haemolyticus

Die hämolytische (blutkörperchenauflösende) Erkrankung des Neugeborenen steht in direkter Verbindung mit dem Rhesusfaktor des Blutes (siehe Anhang). Diese Krankheit betrifft ausschließlich Kinder von Rh-negativen Frauen. Wenn Sie also 0, A, B oder AB positiv sind, haben Sie nichts zu befürchten.

Vor etwa fünfzig Jahren entdeckten Wissenschaftler, daß bei Rh-negativen Frauen ein Antigen fehlt, was sie in eine Ausnahmesituation bringt, wenn sie Rh-positive Kinder austragen. An den Blutkörperchen der Rh-positiven Föten befindet sich das Rh-Antigen. Anders als beim primären Blutgruppensystem, wo sich die Antikörper gegen andere Blutgruppen von Geburt an entwickeln, bilden Rh-negative Personen erst dann einen Antikörper gegen das Rh-Antigen, wenn es zu einer Sensibilisierung kommt. Diese Sensibilisierung erfolgt normalerweise während der Geburt, wenn sich das Blut von Mutter und Kind vermischt. Das Immunsystem der Mutter hat in diesem Fall nicht genügend Zeit, um auf das Kind zu reagieren, so daß das erste Baby keinen Schaden nimmt. Kommt es aber bei der sensibilisierten Rh-negativen Frau erneut zu einer Schwangerschaft mit dem Rh-positiven Kind, so kann die vermehrte Antikörperbildung der Mutter zu schweren Mißbildungen und sogar zum Tod des Neugeborenen führen. Glücklicherweise gibt es einen Impfstoff gegen diese Krankheit, den Rh-negative Frauen nach der Geburt des ersten Kindes und nach jeder folgenden Geburt erhalten. Es dürfte hier eigentlich keine Probleme geben, aber Sie sollten auf jeden Fall Ihren Rhesus-Status kennen, damit Sie sicher sein können, daß der Impfstoff verabreicht wird.

Unfruchtbarkeit und wiederholte Fehlgeburten

Seit vierzig Jahren versuchen Wissenschaftler zu ergründen, weshalb Kinderlosigkeit bei Frauen mit den Blutgruppen A, B oder AB häufiger auftritt als bei Frauen mit Blutgruppe 0. Nach Ansicht zahlreicher Forscher könnten Unfruchtbarkeit und häufige Fehlgeburten damit zusammenhängen, daß es zu Wechselwirkungen zwischen Antikörpern im Vaginalsekret der Frau und Blutgruppen-Antigenen im Sperma des Mannes kommt. Eine 1975 durchgeführte Untersuchung von 288 Fehlgeburten ergab, daß Föten mit den Blutgruppen A, B oder AB überwogen, was möglicherweise auf eine Unverträglichkeit mit 0-Müttern und deren Antikörpern Anti-A und Anti-B zurückzuführen ist.

Eine umfassende Familienstudie zeigte, daß die Rate der Fehlgeburten am höchsten war, wenn Mutter und Vater eine AB0-Unverträglichkeit aufwiesen, wie zum Beispiel bei einer 0-Typ-Mutter und einem A-Typ-Vater. Bei weißen und afrikanischen Müttern kam es am häufigsten zu Fehlgeburten, wenn eine Unverträglichkeit zwischen Blutgruppe 0 oder A der Mutter und einem B-Typ-Fötus bestand.

Dieser Zusammenhang ist noch nicht ausreichend belegt. In meiner eigenen Praxis habe ich festgestellt, daß Fertilitätsprobleme viele unterschiedliche Ursachen haben können, einschließlich Nahrungsmittelallergien, schlechter Ernährung, Fettleibigkeit und Streß.

Fallgeschichte: Wiederholte Fehlgeburten
Lana, 42: Blutgruppe A

Lana kam im September 1993 in meine Praxis, nachdem sie bereits zahlreiche Fehlgeburten erlitten hatte. Sie hatte meinen Namen von einer anderen Patientin erfahren, mit der sie im Wartezimmer ihres Frauenarztes ins Gespräch gekommen war. Lana war verzweifelt. In den vergangenen zehn Jahren hatte sie über 20 Fehlgeburten erlitten. Sie fürchtete, daß ihr Wunsch nach einer Familie für immer unerfüllt bleiben würde. Ich schlug ihr vor, die A-Typ-Diät auszuprobieren. Im folgenden Jahr hielt sich Lana gewissenhaft an die vorgeschriebene Kost und nahm außerdem einige pflanzliche Präparate, die den Muskultonus ihrer Gebärmutter kräftigen sollten.

Am Ende des Jahres wurde Lana schwanger. Sie war überglücklich, aber auch sehr besorgt. Sie fürchtete nicht nur eine Fehlgeburt, sondern machte sich jetzt außerdem Sorgen wegen ihres Alters und eines möglichen Down-Syndroms beim Fötus. Ihr Geburtshelfer empfahl eine Fruchtblasenpunktion, eine verbreitete

Vorsorgemaßnahme bei Schwangeren über vierzig, aber ich riet davon ab, weil das Verfahren das Risiko einer Fehlgeburt erhöht. Nachdem Lana sich mit ihrem Mann beraten hatte, beschloß sie, auf die Fruchtwasseruntersuchung zu verzichten, auch auf die Gefahr hin, ein behindertes Kind zu bekommen. Im Januar 1995 brachte sie einen gesunden Sohn zur Welt.

Fallgeschichte: Unfruchtbarkeit
Nieves, 44: Blutgruppe B

Nieves, eine 44jährige südamerikanische Massagetherapeutin, suchte mich erstmals 1991 wegen vielfältiger Verdauungsprobleme auf. Nachdem sie sich ein Jahr lang an die B-Typ-Diät gehalten hatte, waren die meisten dieser Beschwerden verschwunden.
Eines Tages verkündete Nieves mit verlegenem Stolz, daß sie schwanger sei. Sie hatte vorher nie ein Wort darüber verloren, aber jetzt erzählte sie mir, daß sie und ihr Mann sich schon seit Jahren vergeblich ein Kind gewünscht und schließlich die Hoffnung aufgegeben hatten. Sie war überzeugt, daß die B-Typ-Diät ihre Empfängnisfähigkeit wiederhergestellt hatte. Etwa neun Monate später wurde Nieves von einer gesunden Tochter entbunden. Die Eltern tauften sie auf den Namen Nasha, was ›Geschenk Gottes‹ bedeutet.

Anmerkung: Geschlechterverhältnis

Sowohl bei europäischen als auch bei nicht-europäischen Populationen ist die Rate der männlichen Neugeborenen höher, wenn Mutter und Kind beide Blutgruppe 0 haben. Das gilt auch, wenn Säugling und Mutter beide der Blutgruppe B angehören. Das Gegenteil trifft für A-Kinder von A-Müttern zu – hier überwiegen die weiblichen Nachkommen.

Menopause und Menstruationsprobleme

Das Klimakterium trifft jede Frau im mittleren Lebensalter, unabhängig von der Blutgruppe. Die sinkende Produktion der beiden wichtigsten weiblichen Hormone, Östrogen und Progesteron, führt

bei vielen Frauen zu schweren seelischen und körperlichen Beschwerden wie Hitzewallungen, Libidoverlust, Depressionen, Haarausfall und Hautveränderungen.
Die Abnahme der weiblichen Hormone erhöht auch das Risiko von Herz-Kreislauf-Erkrankungen, da das Östrogen offenbar eine herzschonende und cholesterinsenkende Wirkung hat. Die Osteoporose, eine Verminderung der Gesamtknochenmasse, die zu vermehrter Knochenbrüchigkeit und sogar zum Tode führen kann, ist eine weitere Folge des sinkenden Östrogenspiegels.
Aufgrund neugewonnener Erkenntnisse über die Risiken, die mit der verringerten Hormonproduktion verbunden sind, verschreiben zahlreiche Ärzte eine Hormonersatztherapie mit hochdosierten Östrogen- und manchmal auch Progesteron. Viele Frauen stehen der konventionellen Östrogenersatztherapie allerdings skeptisch gegenüber, nachdem einige Studien gezeigt haben, daß diese Behandlung das Brustkrebsrisiko erhöht – vor allem, wenn es in der Familie bereits Fälle von Brustkrebs gegeben hat. Die Frage, ob man diese synthetischen Hormone nehmen sollte oder nicht, ist schwer zu beantworten.
Die Kenntnis Ihrer Blutgruppe könnte ein erster Schritt zur Lösung dieses Dilemmas sein und Ihnen bei der Entscheidung helfen, welcher Ansatz Ihren persönlichen Bedürfnissen am besten entspricht.
Wenn Sie Blutgruppe 0 oder B haben und in die Wechseljahre kommen, sollten Sie regelmäßig Sport treiben, und zwar so, wie es für Ihre Blutgruppe empfohlen wird und wie es Ihrer gegenwärtigen Kondition und Lebensweise angemessen ist. Achten Sie außerdem auf einen hohen Eiweißanteil in Ihrer Ernährung. Wenn kein erhöhtes Brustkrebsrisiko besteht, sprechen Frauen der Blutgruppen 0 und B im allgemeinen recht gut auf eine konventionelle Östrogenersatztherapie an.
Angehörige der Blutgruppe A oder AB sollten aufgrund ihres hohen Brustkrebsrisikos (siehe Kapitel 10) auf eine konventionelle Östrogenersatztherapie verzichten. Benutzen Sie statt dessen die neuen Phytoöstrogene, das sind östrogen- und progesteronähnliche Substanzen, die aus Pflanzen, in erster Linie aus Sojabohnen,

Alfalfa und der Yamswurzel gewonnen werden. Viele dieser Präparate sind als Cremes erhältlich, die Sie mehrmals täglich auf die Haut auftragen können. Phytoöstrogene enthalten normalerweise einen hohen Anteil Estriol, während chemische Östrogene auf Estradiol basieren. Die medizinische Fachliteratur zeigt, daß Ersatztherapien mit Estriol eine brustkrebshemmende Wirkung haben.

Phytoöstrogene sind schwächer als chemische Östrogene, aber sie helfen eindeutig gegen viele Symptome der Menopause wie Hitzewallungen oder vaginale Austrocknung. Weil es sich um schwache Östrogene handelt, unterdrücken sie im Gegensatz zu den chemischen Präparaten nicht die körpereigene Östrogenproduktion. Für Frauen, die keinerlei Östrogenersatz nehmen, weil es in der Familie mehrere Fälle von Brustkrebs gab, sind die Phytoöstrogene ein Geschenk des Himmels. Sprechen Sie mit Ihrem Frauenarzt über die Verwendung dieser Präparate. Wenn bei Ihnen keine speziellen Risikofaktoren für Brustkrebs bestehen, können Sie durch das stärkere chemische Östrogen nicht nur die Symptome der Menopause behandeln, sondern auch das Risiko von Herzerkrankungen und Osteoporose effektiver senken.

Interessanterweise gibt es in Japan, wo die typische Ernährung reich an Phytoöstrogenen ist, kein entsprechendes Wort für Menopause. Der weitverbreitete Gebrauch von Sojaprodukten, in denen die Phytoöstrogene Genestin und Diaziden enthalten sind, trägt zweifellos dazu bei, die schweren Symptome der Menopause abzumildern.

Fallgeschichte: Menstruationsprobleme
Patty, 45: Blutgruppe 0

Patty, eine 45jährige Afroamerikanerin, hatte mit einer Vielzahl gesundheitlicher Probleme zu kämpfen: Sie litt unter Arthritis, hohem Blutdruck und einem schweren prämenstruellen Syndrom mit starken Blutungen. Ich lernte Patty im Dezember 1994 kennen, als sie gemeinsam mit ihrem Ehemann in meine Praxis kam. Zu jenem Zeitpunkt wurde sie mal mit diesem, mal mit jenem Medikament gegen ihre Beschwerden behandelt. Ich erfuhr, daß

sich Patty im großen und ganzen vegetarisch ernährte. Insofern überraschte es mich wenig, daß sie außerdem anämisch war. Ich riet ihr, regelmäßig Sport zu treiben, die 0-Typ-Diät mit einem hohen Proteinanteil einzuhalten, und verschrieb ihr außerdem einige pflanzliche Präparate.
Nach zwei Monaten nahm Pattys Zustand eine erstaunliche Wende. Arthritis: geheilt. Hypertonie: unter Kontrolle. Prämenstruelles Syndrom: alle Symptome verschwunden. Menstruationsfluß: normal.

Ich wünschte, ich könnte Ihnen eine noch detailliertere und vollständigere Liste von Krankheiten unterbreiten. Vielleicht könnte man dann die Verbindung zwischen Krankheiten und spezifischen Blutgruppen noch besser einschätzen.
Ursache und Wirkung von Krankheiten lassen sich häufig nicht genau eingrenzen. Krebs trifft zum Beispiel jung und alt gleichermaßen, scheinbar wahllos und ohne Rücksicht auf Lebenssituation und Umwelteinflüsse.
Dennoch steht zweifelsfrei fest, daß bestimmte Krankheiten eine starke Neigung zu spezifischen Blutgruppen haben. Ich hoffe, daß meine Ausführungen über Blutgruppen und Krankheiten diesen Zusammenhang überzeugend belegt haben. Wenn wir unsere Chancen kennen, die Risikofaktoren einschätzen und die eigene Situation verstehen, haben wir zumindest die Möglichkeit, aktiven Einfluß auf Kräfte zu nehmen, denen wir uns andernfalls hilflos ausgeliefert fühlen.
Und nun zum Thema Krebs. Krebs ist eine so häufige Todes- und Krankheitsursache – und steht in so eindeutigem Zusammenhang mit den Blutgruppen –, daß ich diesem Thema ein ganzes Kapitel gewidmet habe.

10 Blutgruppe und Krebs: *Der Kampf um Heilung*

Immer wenn ich den Zusammenhang untersuche, der zwischen der Blutgruppe eines Menschen und Krebs besteht, muß ich an meine Mutter denken. Meine Mutter stellte in unserer Familie eine Besonderheit dar – sie hatte die Blutgruppe A und aß, was ihr gefiel. Sie hatte den notorischen starken Willen der Bewohner Katalaniens, ihrer Heimat. In ihrem Haushalt (meine Eltern waren geschieden) wurde eine schlichte Mittelmeerkost serviert, die aus Fleisch, Salaten und einigen verarbeiteten Lebensmitteln bestand. Trotz der Forschungsarbeit meines Vaters über den Zusammenhang von Blutgruppenzugehörigkeit und Gesundheit war weit und breit keine Sojabohne, keine Hülsenfrucht zu sehen, solange wir Kinder bei der Mutter lebten.

Jeder, der miterlebt hat, wie ein Familienangehöriger oder ein Freund einen tapferen, aber letztlich aussichtslosen Kampf gegen den Krebs führt, weiß, daß es nichts Herzzerreißenderes gibt. Als ich sah, wie meine Mutter erst eine Brustamputation, dann eine Chemotherapie durchmachte, die Krankheitserscheinungen kurz nachließen und es dann zu einem Rückfall kam, sah ich die Scharen unsichtbarer Eindringlinge praktisch vor mir, die sich in die gesunden Zellen meiner Mutter stahlen und sich dort zusammenrotteten, ehe sie durch das Immunsystem stürmten wie Barbaren bei einem Überraschungsangriff. Am Ende ließen sie sich durch nichts stoppen. Sie trugen den Sieg davon.

In den Jahren seit dem Tod meiner Mutter bin ich immer wieder zu den Geheimnissen des Krebses zurückgekehrt. Ich habe mich oft gefragt, ob meine Mutter von der Krankheit verschont geblieben wäre, wenn sie eine A-Typ-Diät gehalten hätte, oder ob sie aufgrund ihrer Gene dazu auserwählt war, diesen Kampf auszufechten und zu verlieren. Ich habe mich der Aufgabe gewidmet, in ihrem Namen eine Antwort darauf zu finden. Man könnte sagen,

daß ich eine Art Rachefeldzug nicht nur gegen alle Krebserkrankungen führe, sondern besonders gegen den Brustkrebs.
Findet Krebs einen erblich bedingten fruchtbareren Boden, so daß er im Körper des einen Stoffwechseltyps besser wachsen und gedeihen kann als in einem anderen? Die Antwort ist ein nachdrückliches Ja.
Es gibt unwiderlegbare Beweise dafür, daß Menschen mit der Blutgruppe A oder AB insgesamt eine höhere Krebsquote aufweisen und schlechtere Überlebenschancen als Menschen mit der Blutgruppe 0 oder B haben. Schon in den vierziger Jahren dieses Jahrhunderts befand die American Medical Association, daß der AB-Typ die höchste Krebsquote hat, doch gelangte diese Nachricht nicht in die Schlagzeilen, wahrscheinlich weil die AB-Typen einen solch geringen Prozentsatz in der Bevölkerung ausmachen. Die hohen Todeszahlen, die statistisch gesehen gering waren, stießen nicht auf dasselbe Interesse in der Öffentlichkeit wie die Informationen über den verbreiteten 0-Typ. Aus meiner Sicht ist das aber ein nur geringer Trost für AB-Typen. Möglicherweise behandeln Forscher den Krebs, als wäre es ein Zahlenspiel; ich behandle ihn lieber wie eine persönliche Krise im Leben eines Menschen.
Bei 0- und B-Typen findet man eine viel niedrigere Krebshäufigkeit, doch haben wir noch nicht genug Informationen, um die genauen Gründe dafür angeben zu können. Es gibt jedoch wichtige Hinweise, die sich auf die Antigen- und Antikörper-Aktivität der verschiedenen Blutgruppen beziehen, die man erkunden kann.
Der Zusammenhang von Blutgruppe und Krebs ist allerdings sehr komplex und in vieler Hinsicht ungeklärt. Seien Sie sich darüber im klaren, daß es nicht sicher, ja nicht einmal wahrscheinlich ist, daß Sie persönlich an Krebs erkranken werden, weil Sie die Blutgruppe AB oder A haben, genausowenig allerdings, daß Sie verschont bleiben werden, weil Sie die Blutgruppe 0 oder B haben. Krebs hat viele Ursachen, und es ist nach wie vor rätselhaft, warum manche Menschen ohne offenkundige Risikofaktoren daran erkranken.
Immer deutlicher hat sich die Blutgruppe als ganz entscheidender Krankheitsfaktor herausgeschält, doch ist sie nur ein Teil des

Puzzles. Es gibt zahlreiche Ursachen für Krebs – chemische Karzinogene, radioaktive Strahlung und genetische Umstände, um nur einige zu nennen, die weitgehend unabhängig von der Blutgruppe wirken. So könnte das Rauchen die Verbindung von Blutgruppe und Krebs leicht verdecken oder abschwächen, weil Zigaretten genügend krebserregende Stoffe enthalten – ungeachtet der angeborenen Anfälligkeit oder Nichtanfälligkeit der betreffenden Person.

Es gibt ungeheuer viele Forschungsarbeiten über die molekulare Beziehung zwischen Blutgruppe und Krebs. Die Forscher haben aber nahezu vollkommen die Frage ignoriert, ob für eine Person mit der einen oder anderen Blutgruppe eine bessere Chance besteht, die Krebserkrankung zu überleben.

Wer lebt und wer stirbt? Wer überlebt und wer nicht? In den Antworten auf diese Fragen steckt meiner Meinung nach das bislang fehlende Verbindungsglied in der Erforschung des Zusammenhangs zwischen Krebs und Blutgruppe. Die tatsächliche Verbindung von Blutgruppe und Krebs ist eher in der Rückfallquote als in der Häufigkeit der Erkrankung unter den Blut-Typen zu suchen. Und diese Verbindung stellt vielleicht der »Klebstoff« der Lectine dar.

Die Verbindung von Krebs und Lectinen

Shakespeare schrieb einmal: »Auch dem Bösen wohnt etwas Gutes inne.« In manchen Fällen wie der Chemotherapie, die man zur Krebsbehandlung einsetzt, ist es zweckmäßig und sogar nützlich, ein Gift zu verwenden. Im Zusammenhang mit einer Krebserkrankung dienen Lectine auf zweierlei Weise: Man kann sie dazu verwenden, daß sie Krebszellen agglutinieren, so daß sie im Immunsystem als Katalysator wirken – als eine Art Weckruf, sich an die Arbeit zu begeben und die gesunden Zellen zu schützen.

Wie geschieht dies? Unter normalen Umständen ist die Produktion von Oberflächenzuckern durch eine Zelle ein ganz spezifischer, kontrollierter Vorgang. Nicht so bei einer Krebszelle. Weil das genetische Material durcheinandergewürfelt wird, verlieren die Krebszellen die Kontrolle über die Produktion ihrer Oberflächenzucker und produzieren sie in größeren Mengen, als es eine normale Zelle täte. Krebszellen neigen eher als normale Zellen dazu, sich zu verklumpen, wenn sie mit dem geeigneten Lectin in Kontakt kommen.

Maligne (bösartige) Krebszellen sind bis zu hundertmal empfindlicher gegen die agglutinierende Einwirkung von Lectinen als normale Zellen. Wenn man zwei Objektträger präpariert, so daß sich auf dem einen normale Zellen befinden und auf dem anderen bösartige, verwandelt eine gleiche Dosis des geeigneten Lectins die malignen Zellen in einen riesigen verklumpten Haufen, wohin-

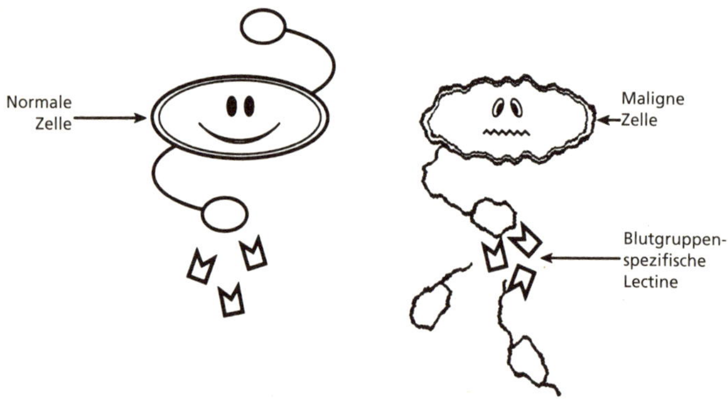

Warum Lectine Krebszellen agglutinieren. Auf der linken Seite der Zeichnung sind normale Zellen zu sehen. Weil die Produktion von Oberflächenzucker durch intaktes genetisches Material gesteuert wird, haben normale Zellwände Oberflächenzucker, die in einem übersichtlichen Muster angeordnet sind. Maligne Zellen weisen sehr viel mehr Zuckermoleküle auf, weil das genetische Material fehlerhaft ist. Dies führt dazu, daß die maligne Zelle unkontrolliert große Mengen dieser Zuckermoleküle produziert. Fügt man einer Lösung normaler und maligner Zellen ein blutgruppenspezifisches Lebensmittel-Lectin hinzu, tritt es in eine aggressivere Wechselwirkung mit den »eckigeren« bösartigen Zellen als mit den »runderen« normalen Zellen ein.

gegen man auf dem Objektträger mit normalen Zellen kaum oder gar keine Veränderung sieht.
Wenn maligne Zellen agglutinieren und riesige Klumpen von Hunderten, Tausenden oder Millionen von Krebszellen bilden, wird das Immunsystem von neuem aktiviert. Jetzt können die Antikörper die Krebszellenklumpen ins Visier nehmen, identifizieren und vernichten. Diesen Auftrag des Suchens und Zerstörens führen normalerweise die gewaltigen, in der Leber vorkommenden Freßzellen aus.
Gäbe man in den Computer einer medizinischen Datenbank das Stichwort Lectine und Krebs ein, würde der Drucker tagelang Überstunden machen. Lectine werden ausgiebig bei der molekularbiologischen Untersuchung von Krebserkrankungen verwendet, weil sie ausgezeichnete »Sonden« ergeben, mit deren Hilfe man spezifische Antigene, Marker genannt, auf der Oberfläche von Krebszellen bestimmen kann.
Darüber hinaus werden die Lectine nur begrenzt eingesetzt, eine Schande, wenn man bedenkt, daß sie in so vielen verbreiteten Nahrungsmitteln vorkommen. Bestimmt man die Blutgruppe eines Menschen mit einer besonderen Krebserkrankung und setzt die geeigneten, aus der Blutgruppendiät abgeleiteten Lectine ein, kann der Krebspatient ein wirksames neues Mittel nutzen, um so seine Überlebenschancen zu erhöhen.

Die Blutgruppe tritt auf den Plan

Im Laufe des Lebens vollzieht sich im menschlichen Organismus eine ungeheuer große Zahl von Zellteilungen. Angesichts dieses Umstands ist es verblüffend, daß nicht mehr Menschen an Krebs erkranken. Das liegt vermutlich daran, daß das Immunsystem eine spezielle Eigenschaft besitzt, die Mehrzahl der Mutationen, die sich täglich vollziehen, zu entdecken und zu eliminieren. Wahrscheinlich resultiert Krebs aus einem Zusammenbruch dieses Überwachungssystems, wobei die »erfolgreichen« Krebszellen das Immunsystem betrügen und machtlos machen, indem sie die normalen Zellen nachahmen. Wie wir bereits gesehen haben, sind die Blutgruppen mit einzigartigen Überwachungsfähigkeiten ausgestattet, die sich nach Gestalt und Form des Eindringlings richten.

Damit hat man eine ungefähre Vorstellung vom Zusammenwirken von Blutgruppen, Lectinen und Krebs. Die naheliegende nächste Frage lautet: Was bedeutet das? Und wenn Sie sich persönlich Sorgen machen, Sie könnten an Krebs erkranken: Was bedeutet das für Sie?

Ich will ganz offen sein: Bis heute gibt es für den Zusammenhang zwischen der Blutgruppenzugehörigkeit und bestimmten Krebserkrankungen nur eine wesentliche Information, und diese bezieht sich auf den Brustkrebs. Darüber möchte ich anschließend im Detail berichten. Bei den anderen bösartigen Geschwulsten bietet sich kein so klares Bild, was die Blutgruppen betrifft. Die wenigen bekannten Tatsachen möchte ich hier vorstellen. Auch weiß man, daß es zahlreiche ernährungsbedingte Zusammenhänge gibt, die zweifellos für alle, oder doch die meisten, Krebsarten gelten. Diese werden sorgfältig im Licht dessen untersucht, was wir über das Verhältnis von Ernährung und Blutgruppe wissen. Außerdem finden einige neue naturheilkundliche Therapien zunehmend mehr Anerkennung.

Die Forschungsarbeit geht weiter, doch handelt es sich um einen langwierigen Prozeß. Jetzt, während ich diese Zeilen schreibe, beginne ich mit dem achten Jahr einer zehnjährigen klinischen Versuchsreihe über Krebserkrankungen des Fortpflanzungsapparates unter Verwendung der Blutgruppendiät. Die Ergebnisse machen Mut. Bislang findet sich unter den Frauen in meiner klinischen Versuchsreihe eine doppelt so hohe Überlebensrate wie bei den Frauen, für die die American Cancer Society Zahlen veröffentlicht hat. Wenn ich die Ergebnisse nach Ablauf der nächsten beiden Jahre der Öffentlichkeit vorstelle, rechne ich damit, wissenschaftlich nachweisen zu können, daß die Blutgruppendiät beim vorübergehenden Abklingen einer Krebserkrankung eine Rolle spielt.

Brustkrebs

Vor einigen Jahren, als ich die Krankengeschichten neuer Patientinnen aufnahm, fiel mir auf, daß viele Frauen, die irgendwann in der Vergangenheit an Brustkrebs erkrankt und völlig genesen waren, entweder die Blutgruppe 0 oder B hatten. Die Genesungsquote war besonders beeindruckend, weil mir die meisten Frauen erzählten, daß sie keine besonders aggressive Behandlung verordnet bekommen hatten – in aller Regel handelte es sich lediglich um eine Entfernung der Geschwulst, wozu in seltenen Fällen auch eine Strahlenbehandlung oder Chemotherapie hinzukam.

Wo liegen die Gründe? Die Statistiken über den Brustkrebs zeigen, daß selbst bei der aggressivsten Therapie nur 19 bis 25 Prozent der Frauen den Zeitraum von fünf bis zehn Jahren nach der Diagnose überleben. Dennoch hatten diese Frauen einen sehr viel längeren Zeitraum mit einer lediglich minimalen Therapie überlebt. Half es möglicherweise, daß man die Blutgruppe 0 oder B hatte, so daß diese Frauen gegen die Ausweitung der Krankheit oder einen Rückfall geschützt waren?

Im Laufe der Jahre fiel mir außerdem auf, daß Brustkrebs bei Frauen mit der Blutgruppe A sowie bei Frauen mit der seltenen Blutgruppe AB eine aggressivere Malignität aufwies und die Frauen kürzer überlebten, und zwar selbst dann, wenn die aus den Lymphknoten entnommenen Gewebsproben zeigten, daß die Frauen frei von Krebs waren. Aufgrund meiner klinischen Erfahrungen und des Studiums der Fachliteratur kam ich zu dem Schluß, daß eine wichtige Verbindung zwischen dem Überleben einer Krebserkrankung und der Zugehörigkeit zu einer bestimmten Blutgruppe besteht.

1991 wurde im *Lancet*, einer englischen medizinischen Fachzeitschrift, eine Untersuchung veröffentlicht, anhand deren sich die Frage vielleicht teilweise beantworten läßt. Dort heißt es, man könne offenbar eine Vorhersage darüber treffen, ob sich ein Brustkrebs auf Grund seiner Charakteristika in die Lymphknoten ausbreitet oder nicht, wenn man die Krebszellen im Labor mit einem Färbungsmittel behandele, das ein Lectin der Weinbergschnecke

Helix pomatia enthält. Zwischen der Aufnahme des Schnecken-Lectins und der nachfolgenden Entwicklung der Metastasen in den Lymphknoten bestehe ein enger Zusammenhang. Anders ausgedrückt: Die Antigene auf den Zellen der Primärgeschwulst änderten sich, und diese Veränderung gestattete dem Krebs die Ausbreitung in die Lymphknoten. Nun, hier kommt die Pointe: Das Lectin der *Helix pomatia* wirkt hochspezifisch – auf das Blut der Gruppe A.

Die Forscher, die den Brustkrebs untersuchten, fanden heraus, daß sich die Krebszellen, während sie sich änderten, A-ähnlich machten. Dies erlaubte ihnen, sämtliche Abwehrsysteme des Körpers zu umgehen und ungehindert das Lymphsystem zu erobern.

Hatten meine Patientinnen mit der Gruppe 0 überlebt, weil sie die Blutgruppe 0 besaßen? Hatten meine Patientinnen mit der Gruppe B überlebt, weil sie die Blutgruppe B hatten? Es sah ganz danach aus.

Außerdem bestätigt diese Untersuchung unsere wissenschaftlichen Erkenntnisse über den Krebs. Viele Tumorzellen haben auf ihrer Oberfläche einzigartige Antigene (Marker). So weisen Brustkrebspatientinnen häufig eine große Menge des Krebs-Antigens 15-3 (CA15-3) auf, ein Marker für Brustkrebs, und bei Patientinnen mit Gebärmutterkrebs findet man eine hohe Zahl des Krebs-Antigens 125 (CA125), während Patienten mit Prostatakrebs unter Umständen ein prostataspezifisches Antigen (PSA) besitzen; und so weiter. Diese Antigene werden oft eingesetzt, wenn man dem Fortschreiten der Krankheit und der Wirksamkeit der Behandlung nachspüren will; man bezeichnet sie als Tumor-Marker. Viele Tumor-Marker kennzeichnet eine blutgruppenspezifische Einwirkung. Manchmal handelt es sich bei den Tumor-Markern um unvollständige oder entartete Blutgruppen-Antigene, die bei einer normalen Zelle weiterhin einen Teil des Blutgruppensystems der betreffenden Person gebildet hätten.

Es ist nicht überraschend, daß viele dieser Tumor-Marker A-ähnliche Eigenschaften haben, wodurch sie leicht Zugang zum Organsystem des A- und AB-Typs bekommen. Sie werden willkommen geheißen, als gehörten sie zum Körper. Offensichtlich lassen sich die A-ähnlichen Eindringlinge leichter aufspüren und vernichten, wenn sie sich in ein Organsystem des 0- oder B-Typs einschleichen.

Brustkrebs-Marker sind zum überwiegenden Teil A-ähnlich. Das ist die Antwort auf meine Frage hinsichtlich der unterschiedlichen Rückfallquoten bei meinen Patientinnen. Die Patientinnen mit der Blutgruppe 0 und B waren zwar an Brustkrebs erkrankt, doch ihre Anti-A-Antigene war besser imstande, die im Frühstadium befindlichen Krebszellen zu bekämpfen, einzukreisen und zu vernichten. Dagegen vermochten sich die Patientinnen mit den Blutgruppen A und AB nicht so gut zur Wehr zu setzen, weil sie ihre Gegner nicht sahen. Wohin sie sich auch wandten, die Zellen sahen genauso aus wie sie – und deshalb konnten sie die mutierten Krebszellen in ihrer schlauen Verkleidung nicht entdecken.

Fallgeschichte: Vorsorge bei Brustkrebs
Anne, 47: Blutgruppe A

Vor vier Jahren kam Anne zu mir in die Praxis, um eine Vorsorgeuntersuchung machen zu lassen, ohne daß sie irgendwelche erheblichen körperlichen Beschwerden hatte. Doch als ich die Anamnese erhob, erfuhr ich, daß viele Familienangehörige, sowohl von mütterlicher als auch väterlicher Seite, an Brustkrebs erkrankt waren – und daß die Sterblichkeitsziffer bei den Erkrankten sehr hoch lag.

Anne wußte Bescheid über ihre genetischen Risikofaktoren, reagierte jedoch überrascht, als ich ihr mitteilte, daß ihre Blutgruppe A einen zusätzlichen Risikofaktor darstellte. »Aber eigentlich spielt das keine Rolle«, meinte sie. »Entweder ich bekomme Brustkrebs oder nicht. Dagegen kann man ja ohnehin nichts machen.«

Ich erklärte Anne, daß sie mehrere Schritte unternehmen könne. Wegen des gehäuften Vorkommens von Brustkrebs in der Familie sollte sie ganz besonders auf verdächtige Knoten in der Brust achten, häufig die Brust abtasten und in regelmäßigen Abständen eine Mammographie vornehmen lassen.

»Wann haben Sie zuletzt eine Mammographie machen lassen?«

fragte ich Anne. Kleinlaut antwortete sie, die letzte Mammographie läge sieben Jahre zurück. Wie sich erwies, widerstrebte es ihr enorm, sich der Untersuchungsmethoden der Schulmedizin zu bedienen. Sie hatte sich Kenntnisse über die Heilwirkungen von Kräutern und Vitaminen angeeignet und dieses Wissen auch häufig zur erfolgreichen Eigenbehandlung angewendet. Doch sobald sie sich eingehender behandeln lassen sollte, schreckte sie zurück. Sie versprach mir immerhin, eine Mammographie machen zu lassen.

Das Ergebnis war negativ, und Anne begann ein konzentriertes Behandlungsprogramm zur Krebsvorsorge. Die Umstellung auf die A-Typ-Diät fiel ihr leicht, da sie sich bereits vornehmlich vegetarisch ernährte. Ich verfeinerte die Diät mit antikarzinogenen Lebensmitteln – insbesondere erhöhte ich die Menge an Soja, und verordnete spezifisch wirkende Heilkräuter. Anne begann mit Yoga. Sie sagte mir, zum erstenmal in ihrem Leben habe sie keine Angst mehr, an Krebs zu erkranken.

Ein Jahr später ließ Anne eine weitere Mammographie machen. Diesmal entdeckte man in der linken Brust einen verdächtigen Knoten. Die Gewebeprobe ergab, daß es sich um eine Vorform von Krebs handelte, ein sogenanntes Neoplasma. In der Hauptsache deutet ein Neoplasma auf die Anwesenheit entarteter Zellen hin. Es ist zwar keine bösartige Geschwulst, doch kann sich daraus ein Karzinom entwickeln, wenn die Zellen weiter entarten und sich vervielfältigen. Während der Gewebeentnahme entfernte Annes Arzt den präkanzerösen Knoten völlig.

Drei Jahre später haben wir noch keine neuen Wucherungen entdeckt; allerdings beobachten wir Anne sehr sorgfältig. Sie hält weiterhin voll Überzeugung die A-Typ-Diät und sagt, sie habe sich nie gesünder gefühlt.

Von allen Aufgaben, die ein Arzt erfüllt, ist keine schöner und lohnender, als die erfolgreiche Prophylaxe und das erfolgreiche Einschreiten gegen eine Erkrankung. Ich war froh, daß Anne mich aufgesucht hatte und alle richtigen Schritte unternahm.

Der Antigen-Impfstoff

Brustkrebs ist immer noch eine verwirrende und allzu oft tödlich verlaufende Krankheit. Es gibt aber einige Anzeichen dafür, daß der Blutgruppe bei der Behandlung der Patientin eine Schlüsselrolle zukommt.

Dr. George Springer, Forscher am Bligh Cancer Center der University of Chicago School of Medicine, hat die Wirkungen eines Impfstoffs erforscht, dessen Basis ein Molekül ist, das sogenannte T-Antigen. Seit den fünfziger Jahren dieses Jahrhunderts zählt Springer zu den wichtigsten Forschern, die sich mit der Rolle der Blutgruppe bei der Entstehung bestimmter Krankheiten befassen. Seine Beiträge auf diesem Forschungsgebiet sind von größter Bedeutung. Seine Forschungsarbeiten über das T-Antigen sind äußerst vielversprechend.

Springer ist der Überzeugung, daß man mit Hilfe eines Impfstoffes, der sich aus dem T-Antigen und dem Tumor-Marker CA15-3 zusammensetzt, das untätige Immunsystem von Krebspatienten aufrütteln und zu neuem Leben erwecken kann, so daß es dazu beiträgt, die krebsartigen Zellen anzugreifen und zu vernichten. In den letzten zwanzig Jahren haben Springer und seine Kollegen einen Impfstoff verwendet, der aus dem T-Antigen abgeleitet ist und bei Dauerbehandlungen gegen das Wiederauftreten von Brustkarzinomen eingesetzt wird.

Wenn auch die Testgruppe zahlenmäßig klein ist – weniger als 25 Frauen –, so sind doch die Ergebnisse eindrucksvoll. Alle elf Brustkrebspatientinnen mit einer Geschwulst im weit fortgeschrittenen Stadium (Stadium III und Stadium IV) überlebten einen Zeitraum von über fünf Jahren – ein bemerkenswertes Resultat bei einem Krebs im Endstadium. Dagegen überlebten sechs dieser Frauen (bei dreien befand sich die Geschwulst im Stadium III und bei dreien im Stadium IV) einen Zeitraum zwischen zehn bis achtzehn Jahren. Diese Ergebnisse grenzen an ein Wunder.

Springers fortgesetzte Studien über den Zusammenhang von Blutgruppe und Krebs überzeugen mich davon, daß uns die unaufhaltbare Weiterentwicklung der Kenntnisse auf dem Gebiet der Blutgruppen schließlich nicht nur Informationen über die Risikofaktoren liefern, sondern auch eine Heilbehandlung für jede Erscheinungsform der Krankheit bescheren wird.

Weitere Krebsarten

Der pathologische Befund dieser Krankheit ist bei allen Krebserkrankungen grundsätzlich der gleiche. Dennoch gibt es Abweichungen, die sowohl mit der Ursache als auch der Blutgruppe zusammenhängen. Die A-ähnlichen oder B-ähnlichen Tumor-Marker kontrollieren auf erhebliche Weise, wie das körpereigene Immunsystem auf das Eindringen und das Wachstum des Krebses reagiert.

Fast alle Karzinome befallen bevorzugt Menschen mit der Blutgruppe A oder AB. Es gibt allerdings gelegentlich vorkommende Formen, die B-ähnlich sind – zum Beispiel Krebserkrankungen des weiblichen Fortpflanzungsapparats und der Blase. Menschen mit der Blutgruppe 0 scheinen sehr viel resistenter gegenüber der Entwicklung fast aller Krebsarten zu sein. Der Stoffwechsel des 0-Typs verhält sich, wie ich glaube, intolerant und feindselig, und seine eher einfachen Fucosemoleküle prädisponieren ihn dafür, die A-ähnlichen – in manchen Fällen auch B-ähnlichen – Krebszellen zu entfernen und Anti-A- oder Anti-B-Antikörper zu entwickeln.

Leider wissen wir wenig über die Folgen des Zusammenhangs von Blutgruppe und Krebs bei anderen bösartigen Geschwülsten – abgesehen vom Brustkrebs. Höchstwahrscheinlich besteht aber eine ähnliche Verbindung. Untersuchen wir einige der verbreitetsten Krebsarten.

Gehirntumore: Die meisten Krebserkrankungen des Gehirns und des Nervensystems, wie das Glioblastoma multiforme und das Astrozytom, befallen häufig Personen mit der Blutgruppe A oder AB. Die Tumor-Marker sind A-ähnlich.

Krebserkrankungen des weiblichen Fortpflanzungsapparats: Karzinome des weiblichen Fortpflanzungsapparats (der Gebärmutter, des Gebärmutterhalses, der Eierstöcke und der Schamlippen) befallen häufig Frauen mit der Blutgruppe A oder AB. Jedoch gibt es auch eine große Zahl von Frauen der Blutgruppe B, die an diesen Krebserkrankungen leiden. Dies bedeutet, daß je nach den Umständen verschiedene Tumor-Marker produziert werden. Eierstockzysten und fibroide Bindegewebsgeschwülste der Gebärmutter, die in aller Regel gutartig sind, aber auch auf eine Krebsanfälligkeit hindeuten können, bilden übermäßige Mengen an Antigenen der Gruppe A und Gruppe B.
Wie ich bereits erwähnt habe, arbeite ich zur Zeit im achten Jahr an einem auf zehn Jahre angelegten Klinikversuch mit Frauen, die an Karzinomen des Fortpflanzungsapparats leiden. Die meisten der Patientinnen haben die Blutgruppe A, einige die Blutgruppe B. Nur gelegentlich behandle ich eine Frau mit der Blutgruppe AB, vermutlich, weil sie so selten ist.

Dickdarmkrebs: Die Blutgruppe ist nicht der hauptsächliche Bestimmungsfaktor für die verschiedenen Formen von Dickdarmkrebs. Die tatsächlichen Risikofaktoren für die Leiden, die zum Dickdarmkrebs führen, hängen mit der Ernährung, der Lebensweise und der Veranlagung des Patienten zusammen. Die Colitis ulcerosa, der Morbus Crohn und das Reizkolon führen schließlich dazu, daß der Organismus erschöpft und krebsanfällig wird. Eine fettreiche Ernährung, kombiniert mit Rauchen und Alkoholkonsum, schafft ein ideales Umfeld für Krebserkrankungen des Magen-Darm-Trakts. Das Risiko ist größer, wenn es in der Familie gehäuft zu Dickdarmkrebs gekommen ist.

Krebserkrankungen des Mundes und des oberen Verdauungstrakts: Krebserkrankungen der Lippen, der Zunge, des Gaumens und der Wange, Tumore der Speicheldrüse, Speiseröhrenkrebs – sie alle weisen eine enge Verknüpfung zum A-Typ und zum AB-Typ auf. Die meisten dieser Krebse sind selbst verursacht, das heißt, die Risiken lassen sich mindern, wenn man Tabak meidet, den Alkoholgenuß verringert und auf die richtige Ernährung achtet.

Krebserkrankungen des Magens und der Speiseröhre: Magenkrebs entsteht leichter bei einem niedrigen Magensäurespiegel, ein wichtiges Merkmal bei Menschen mit den Blutgruppen A und AB. In weit über 63 000 untersuchten Fällen von Magenkrebs stellten den höchsten Anteil Personen der Gruppen A und AB.
Magenkrebs tritt in China, Japan und Korea verbreitet auf, weil die landesübliche Kost reich an geräucherten, eingelegten und fermentierten Nahrungsmitteln ist. Diese asiatischen Hauptnahrungsmittel wirken offenbar den verschiedenen positiven Wirkungen der Sojabohne entgegen, weil sie randvoll mit krebserzeugenden Nitraten sind. Asiaten mit der Blutgruppe B, die einen erhöhten Magensäurespiegel haben, sind nicht ganz so anfällig für Magenkrebs, selbst wenn sie einige derselben Speisen essen.

Krebserkrankungen der Bauchspeicheldrüse, der Leber, der Gallenblase und der Gallengänge: Diese Krebsgeschwülste finden sich selten beim 0-Typ, der einen robusten Verdauungsapparat hat. A- und AB-Typen sind am stärksten gefährdet, B-Typen sind in geringem Maß anfällig – vor allem, wenn sie viele »rauhe« Nahrungsmittel wie Nüsse und Samen zu sich nehmen.
Im Rahmen etlicher älterer Therapien zur Bekämpfung dieser Karzinome verwendete man große Portionen an frischer Schafs-, Pferde- und Büffelleber. Diese Behandlungsformen schienen zwar zu helfen, aber niemand wußte, warum. Später fand man heraus, daß die Leber dieser Tiere Lectine enthielt, die das Wachstum und die Ausbreitung des Bauchspeicheldrüsen-, Leber-, Gallenblasen- und Gallengangkrebses verlangsamten.

Fallgeschichte: Leberkrebs
Cathy, 49: Blutgruppe A

Cathy kam erstmals Ende der achtziger Jahre zu mir in ärztliche Behandlung, und zwar wegen einer verdächtigen Geschwulst, die sich als bösartige Form von Leberkrebs erwies. Sie wurde im Deaconess Hospital der Harvard University in Boston, Massachusetts, behandelt und erhielt schließlich eine Lebertransplantation. 1990 wurde Cathy an mich verwiesen.

In den folgenden zwei Jahren legte ich das Hauptaugenmerk auf die Verwendung naturheilkundlicher Verfahren. Sie sollten an die Stelle der Medikamente treten, die das Immunsystem unterdrückten und die erforderlich waren, damit die transplantierte Leber nicht wieder vom Körper abgestoßen wurde. Cathys Zustand besserte sich so weit, daß die medikamentöse Therapie eingestellt werden konnte.

1992 fühlte sich Cathy etwas kurzatmig, und bei einer Untersuchung in der Harvard-Klinik entdeckten die Ärzte auf der Röntgenaufnahme des Brustkorbs verdächtige Schatten. Diese erwiesen sich als Krebs.

Cathy und die Ärzte waren in einer äußerst schwierigen Lage. Beide Lungenflügel waren so stark von Krebs durchzogen, daß eine Operation nicht in Frage kam (»das wäre so, als ob man Kirschen pflückte«, sagte ihr Chirurg), und aufgrund des Lebertransplantats kam eine Chemotherapie nicht in Frage.

Wir machten uns an die Arbeit, wobei ich die Grunddiät bei Krebserkrankungen auf Basis der A-Lectine verwendete und zusätzlich das Immunsystem stärkende pflanzliche Stoffe verordnete. Außerdem empfahl ich ein Wirkstoffpräparat aus Haifischknorpeln, das Cathy oral einnehmen und als Klistier anwenden sollte.

In mehreren höchst aufschlußreichen Briefen hielt mich das Chirurgenteam der Harvard-Klinik über Cathys Fortschritte auf dem laufenden. In einem Brief vom 3. September 1992 informierte man mich, daß die Schatten auf Cathys Lunge geschrumpft seien und eher wie Narbengewebe aussähen. Die folgenden Briefe bestätigten diese Ergebnisse. 1993 verschwand dann allmählich sogar das Narbengewebe.

Cathy war verblüfft und überglücklich. »Als mir die Ärzte sagten, daß die Krankheitserscheinungen langsam nachließen, hatte ich das Gefühl, als hätte ich sechs Richtige im Lotto«, sagte sie überglücklich. Cathy lebte noch drei Jahre, in denen sie keine Symptome hatte. Leider kehrte der Krebs danach zurück, und bald darauf verstarb sie.

Der Fall ist aus zwei Gründen besonders interessant. Zum einen, weil Cathy während dieser Zeit ausschließlich mit Naturheilver-

fahren behandelt wurde. Und zum anderen, weil das Behandlungsteam der Harvard-Klinik aufgeschlossen und unterstützend darauf reagierte, daß sie einen Naturheilmediziner konsultierte. Vielleicht haben wir in diesem Fall einen kleinen Blick in die Zukunft getan, in der die Angehörigen aller medizinischen Fächer zum Wohl des Patienten zusammenarbeiten.
Die Gesamtkosten für Cathys Behandlung mit den Mitteln der Naturheilkunde betrugen übrigens weniger als 1500 Dollar. Bei einer konventionellen schulmedizinischen Therapie hätte sie dagegen vermutlich Zehntausende ausgegeben.

Maligne Lymphome, Leukämien und Hodgkin-Krankheit: Ersteres ist eine Krebsart, für die eventuell Menschen mit der Blutgruppe 0 anfällig sind. Die Krebserkrankungen des Blutes und des Lymphsystems befallen zwar bevorzugt Personen der Gruppe 0, doch handelt es sich dabei möglicherweise gar nicht um richtiggehende Krebserkrankungen, sondern um außer Kontrolle geratene Virusinfektionen. Das ergäbe durchaus Sinn im Licht dessen, was wir über den 0-Typ wissen; er kann die meisten Krebserkrankungen eigentlich recht gut bekämpfen, aber das Antigen der Gruppe 0 ist nicht zur Bekämpfung von Viren geschaffen.

Lungenkrebs: Lungenkrebs trifft tatsächlich die Angehörigen aller Blutgruppen. Er zählt zu den wenigen Krebserkrankungen, bei denen kein besonderer Zusammenhang mit der Zugehörigkeit des Patienten zu einer bestimmten Blutgruppe besteht. Lungenkrebs wird hauptsächlich durch das Rauchen verursacht.
Beim Lungenkrebs spielen aber noch viele andere Umstände eine Rolle. Es gibt Menschen, die nie geraucht haben und an Lungenkrebs sterben, während Sie diesen Satz lesen. Aber uns allen ist bewußt, daß Rauchen die bedeutendste Ursache für Lungenkrebs ist. Tabak ist bereits für sich genommen ein derart stark krebserzeugender Stoff, daß er solch offensichtliche Umstände wie Veranlagung umgeht.

Prostatakrebs: Es scheint ein häufigeres Vorkommen von Prostatakrebs bei Sekretoren zu geben (vgl. Anhang). Meiner Erfahrung nach erkranken mehr Männer der Blutgruppen A und AB an

Prostatakrebs als Männer der Blutgruppe 0 oder B. Für den A- oder AB-Sekretor besteht das größte Krankheitsrisiko.

Krebserkrankungen der Haut und der Knochen: Hautkrebse sind insofern einzigartig, weil es eine größere Zahl von Personen der Gruppe 0 gibt, die daran erkranken. Vielleicht reagiert die hellere Haut der Nordeuropäer, die überwiegend zur Gruppe 0 gehören, auf die zunehmende, durch die Verschmutzung der Umwelt verursachte Zunahme der ultravioletten Strahlung.
Das maligne Melanom ist die tödlichste Form des Hautkrebses. Für A- und AB-Typen besteht ein besonders hohes Krankheitsrisiko. Allerdings sind Personen der Gruppen 0 und B nicht immun dagegen.
Knochenkrebs scheint bevorzugt Personen der Gruppe B zu befallen. Es besteht jedoch ein geringes Risiko für A- und AB-Typen.

Krebserkrankung des Harnapparats: Blasenkrebs entsteht bei Männern wie Frauen häufig bei Personen der Gruppen A und B. Bei Angehörigen der Gruppe AB, die die doppelte Last der A- und B-Merkmale zu tragen haben, besteht das vermutlich überhaupt größte Risiko.
Weitaus stärker als Menschen mit der Blutgruppe A sollten Personen der Gruppe B, die an wiederkehrenden Blasen- und Niereninfektionen leiden, besonders sorgfältig mit diesen Beschwerden umgehen, da sie unweigerlich zu einer ernsthafteren Krankheit führen.
Verwirrend und noch ungeklärt ist folgender Zusammenhang: Das Weizenkeim-Agglutinin, das Lectin, das sowohl beim lobulären als auch beim intraduktalen Brustkrebs vorteilhaft wirkt, beschleunigt paradoxerweise das Wachstum von Blasenkrebszellen.

Der Krankheit widerstehen

Krebs ist wohl immer eine furchtbare Vorstellung. Ich stelle mir vor, daß Sie – wenn Sie die Blutgruppe A oder AB haben – düstere Gedanken hegen. Denken Sie aber daran, daß die Anfälligkeit

ein Faktor unter vielen ist. Ich bin davon überzeugt, daß die Kenntnis der Veranlagung, an Krebs zu erkranken, und die Kenntnis der Wirkungsweise der speziellen Blutgruppe, mehr Möglichkeiten bietet, als man sonst hätte, der Krankheit widerstehen zu können. Die folgenden Strategien zeigen einen Weg auf, wie man selbst etwas tun kann, besonders dann, wenn man die Blutgruppe A oder AB hat. Vor allem sind viele der empfohlenen Nahrungsmittel für diese Bluttypen maßgeschneidert. Neuere Forschungen haben sich vornehmlich auf die A-ähnlichen Marker für Brustkrebs konzentriert, und man hat nur wenige Untersuchungen hinsichtlich der B-ähnlichen Krebserkrankungen durchgeführt. Leider bedeutet dies, daß die krebsbekämpfenden Nahrungsmittel, die hier vorgeschlagen werden, zwar bei Personen mit den Blutgruppen A und AB sehr gut wirken können, doch den Personen mit der Blutgruppe B oder 0 nicht unbedingt helfen werden. Vielmehr führen viele dieser Nahrungsmittel (Erdnüsse, Linsen und Weizenkeime) bei diesen Blutgruppen zu anderen Problemen.
Die klinischen Testreihen, die ich derzeit durchführe, werden uns eines Tages, zusammen mit der Arbeit weiterer Wissenschaftler und Forscher, ein tieferes Verständnis für den Zusammenhang zwischen Krebs und Ernährung bei allen Stoffwechseltypen vermitteln. Bis dahin können die B- und 0-Typen das Risiko, Zellmutationen auszubilden, die zu Krebs führen können, verringern, indem sie sich an ihre Blutgruppendiät halten. Wenn Sie bereits ein Krebsleiden haben, sollten Sie besonders auf die anderen Therapieformen in diesem Abschnitt achten, vor allem auf den Pneumovax-Impfstoff. Die weiteren Forschungen werden ein umfassenderes Bild liefern.

1. Man lebt so, wie man ißt

Ein Mensch mit der Blutgruppe A hat einen Verdauungstrakt, dem es schwerfällt, tierische Fette und Eiweiße aufzuspalten. Personen der Gruppen A und AB sollten eine Diät halten, die reich an Ballaststoffen ist und wenig Tierprodukte enthält.

Es gibt spezielle Nahrungsmittel, mit denen man Krebs vorbeugen kann und denen man besondere Beachtung schenken muß.

Sojabohnen ... wieder einmal

Jedes Stück Tofu besteht zu drei bis elf Prozent aus Sojabohnen-Agglutininen. Sojabohnen-Agglutinine sind in der Lage, früh mutierte Zellen, die das A-Typ-Antigen produzieren, selektiv zu bestimmen und aus dem Organismus zu beseitigen, während die normalen A-Typ-Zellen in Ruhe gelassen werden.

Insbesondere trifft das Sojabohnen-Agglutinin Unterscheidungen hinsichtlich der Krebszellen. Es wirkt so spezifisch, daß man es zur Entfernung von krebsartigen Zellen aus entnommenem Knochenmark verwendet hat. Im Rahmen experimenteller Studien wurde Brustkrebspatientinnen Knochenmark entfernt. Anschließend wurden sie mit Chemotherapie und Bestrahlungen in hoher Dosierung bombardiert. Normalerweise hätten die Mittel der Onkologie das Knochenmark zerstört. Statt dessen wurde das – durch das Sojabohnen-Lectin gereinigte – entnommene Knochenmark den Patientinnen wieder eingepflanzt. Das Sojabohnen-Lectin enthält außerdem die östrogenähnlichen Verbindungen Genestein und Diaziden. Diese Verbindungen helfen nicht nur, die Wirkung des weiblichen Östrogenspiegels auszugleichen, sondern enthalten darüber hinaus noch weitere Eigenschaften, die dazu beitragen können, die Blutzufuhr zu den Tumorzellen zu verringern.

Sojabohnen als allgemeines Mittel zur Krebsvorbeugung tut Menschen mit den Blutgruppen A und AB in jeder Form gut. Da diese Personen die pflanzlichen Eiweiße im Soja eher leicht verwerten, ist es sehr ratsam, jede Abneigung, die man gegen Tofu und Tofuprodukte hat, noch einmal zu überdenken. Stellen Sie sich Tofu nicht nur als Nahrungsmittel vor, sondern als starke Arznei. Menschen mit der Blutgruppe B dürfen Sojaerzeugnisse essen. Es ist aber nicht sicher, ob sie im Blut dieser Personen die gleiche Wirkung erzielen.

Unter Japanerinnen ist Brustkrebs so wenig verbreitet, weil der Verzehr von Tofu und Tofuprodukten in der japanischen Ernährung immer noch eine große Rolle spielt. Da sich die Kost verwestlicht, ist es möglich, daß man einen proportionalen Anstieg bestimmter Krebsarten erleben wird. So zeigte eine Untersuchung unter japanischen Einwanderern in San Francisco, daß es unter ihnen eine doppelt so hohe Krebsrate gab wie bei den in ihrer Heimat lebenden Japanern – zweifellos aufgrund veränderter Eßgewohnheiten.

Erdnüsse

Auch vom Erdnuß-Agglutinin hat man festgestellt, daß es ein spezifisch wirkendes Lectin enthält, das empfindlich gegen Brustkrebszellen ist, vor allem denen der medullären Form. Das Erdnuß-Lectin wirkt in einem geringeren Ausmaß gegen alle anderen Formen, einschließlich der intraduktalen, lobulären und der szirrhösen. Dieser Zusammenhang trifft wahrscheinlich auch auf andere A-ähnliche Brustkrebse zu.
Essen Sie frische Erdnüsse mit der Haut – der Haut, nicht der Schale. Erdnußcreme stellt wahrscheinlich keine gute Quelle für dieses Lectin dar, da sie meist einfach zu stark verarbeitet und homogenisiert ist.

Linsen

Das Speiselinsen-Lectin in den weitverbreiteten braunen oder grünen Linsen weist eine starke spezifische Anziehung bei Mammakarzinomen der lobulären, medullären, intraduktalen und der stromalen Formen auf und hat wahrscheinlich Einfluß auf andere A-ähnliche Karzinome.

Limabohnen

Das Limabohnen-Lectin zählt zu den wirkungsstärksten Agglutinantien sämtlicher Zellen des A-Typs, ob sie nun krebsartig sind oder nicht. Wenn Sie gesund sind, schaden Ihnen Limabohnen – also sollten sie kein Teil Ihrer Vorsorgestrategie sein. Wenn man jedoch an einem A-ähnlichen Krebs leidet, sollte man Limabohnen essen. Das Lectin wird unzählige Krebszellen verklumpen. Außerdem wird es einige völlig unschuldige und aufrechte A-Typ-Zellen zerstören, aber dieser Tausch lohnt sich.

Weizenkeime

Das Agglutinin in Weizenkeimen zeigt eine große Anziehung für Krebserkrankungen bei Menschen mit der Blutgruppe A. Es konzentriert sich in der Samenschale, der äußeren Hülle, die normalerweise entfernt wird. Unbehandelte Weizenkleie liefert die wichtigste Menge dieses Lectins. Man kann allerdings auch industriell hergestellte Weizenkeimerzeugnisse verwenden.

Schnecken

Wenn Sie die Blutgruppe A oder AB haben, sollten Sie beim nächsten Mal, wenn Sie in einem schicken französischen Restaurant essen, Weinbergschnecken bestellen. Betrachten Sie die Schnecke als eine Arznei in glamouröser, köstlicher Gestalt.
Die Weinbergschnecke *Helix pomatia* ist ein starkes Brustkrebs-Agglutinin, das zu bestimmen vermag, ob die krebsartigen Zellen in die Lymphknoten metastasieren.
Der Gedanke, Schnecken zu essen, verursacht bei manchen Menschen Ekel (wirklich, sie schmecken sehr gut). Aber schaden können sie nicht.

2. Weitere Strategien

Achten Sie auf Ihre Leber und Ihren Dickdarm!

Frauen sollten sich bewußt machen, daß die Leber und der Dickdarm zu den wichtigsten Regionen des Körpers zählen, in denen Östrogene abgebaut werden können. Wenn die Funktion dieser Organe gestört ist, kann der Östrogenspiegel im ganzen Körper steigen. Eine erhöhte Östrogenaktivität kann krebsartige Zellen zum Wachstum anregen.
Ernähren Sie sich ballaststoffreich, damit sich der Buttersäurensalzspiegel in den Zellen der Dickdarmwand erhöht. Die Salze der Buttersäure fördern, wie Sie vielleicht erinnern, die Normalisierung der Gewebe.
Auch das Getreide Amaranth enthält ein Lectin, das eine spezielle Affinität zu den Krebszellen im Dickdarm hat und diese zerstört.

Der Pneumovax-Impfstoff

Pneumovax (Pneumokokken-Impfstoff) erhöht die Menge der Anti-A-Antikörper. Personen der Gruppen 0 und B produzierten eine höhere Menge dieser Anti-A-Antikörper, als man ihnen diesen Impfstoff verabreichte. Dadurch waren sie noch besser in der Lage, A-ähnliche Krebserkrankungen zu bekämpfen. Dabei handelt es sich um die erste vielversprechende Behandlungsmethode für Krebskranke der Gruppe B oder 0, da durch die Stärkung der Abwehrkräfte gegen A-ähnliche krebsartige Mutationen spezielle Krebserkrankungen wie Brust-, Magen-, Leber- und Bauchspeicheldrüsenkrebs besser bekämpft werden können.

Menschen mit Blutgruppe A produzieren natürlich keinen Anti-A-Antikörper. Der Impfstoff kann aber das Immunsystem in Schwung bringen und helfen, die krebsartigen Mutationen zu entdecken, die normalerweise unentdeckt bleiben. Da die meisten Krebserkrankungen A-ähnliche Neigungen haben, kann der Impfstoff die Menge der Anti-A-Antikörper erhöhen und dadurch das Immunsystem der Angehörigen aller Blutgruppen mobilisieren.

Der Pneumokokken-Impfstoff hat noch viele andere positive Seiten: Er ist ungefährlich, preiswert und beugt einigen Formen der Lungenentzündung vor. Und was am wichtigsten ist: Er erzeugt Isohämagglutinine.

Isohämagglutinine sind viel stärkere Antikörper als die chemischen Verbindungen, die der Körper gegen einen Virus oder ein Bakterium produziert. Isohämagglutinine sind »Terminatoren«. Sie agglutinieren und töten ihre Opfer im Alleingang, wobei sie nicht auf den Beistand der übrigen normalen »Killer«-Zellen des Immunsystems angewiesen sind.

Personen mit Blutgruppe 0 oder B können ihre Anti-A-Antikörper mit einer Pneumovax-Impfung alle acht bis zehn Jahre auf Touren bringen. Personen der Blutgruppe A oder AB sollten sich häufiger – alle fünf Jahre – nachimpfen lassen.

Antioxidantien

Es gibt so viele widersprüchliche Informationen über Antioxidantien, über deren angeblichen Nutzen bzw. Nicht-Nutzen, daß es schwierig ist, die besten Wirkstoff-Kombinationen zu empfehlen. Vitamin-Antioxidantien hat man hinsichtlich ihrer Einwirkung auf Brustkrebs untersucht. Dabei wurde nachgewiesen, daß sie zur Vorsorge gegen diese Krankheit wenig beitragen. Vitamin E und Beta-Karotine lagern sich nicht in genügend hohen Konzentrationen im Brustgewebe ein, um eine positive Veränderung herbeiführen zu können.

Die Antioxidantien auf pflanzlicher Basis scheinen dagegen etwas ausrichten zu können, müssen aber mit zusätzlichen Vitamin-C-Ergänzungsmitteln kombiniert werden, damit sie die beste synergetische Wirkung entfalten können. Gelbe Zwiebeln haben einen sehr hohen Gehalt an Quercetin, ein besonders starkes Antioxidans. Es hat keine der östrogenisierenden Wirkungen des Vitamin E und ist hundertmal stärker als ein Vitamin-Antioxidans. Quercetin ist als Ergänzungsmittel in vielen Naturkostläden erhältlich.

Frauen mit erhöhtem Brustkrebsrisiko, die eine Östrogenersatztherapie erwägen oder absolvieren, sollten aus Naturprodukten gewonnene Phytoöstrogene verwenden statt synthetischer Östrogene. Östrogene auf pflanzlicher Basis enthalten in großen Mengen Estriol, eine schwächere Form des Östrogenhormons als das synthetisch hergestellte Estradiol. Estriol scheint das Risiko zu verringern, an Brustkrebs zu erkranken. Die synthetischen Stoffe erhöhen das Risiko.

Tamoxifen, ein Östrogen blockierendes Medikament, das Krebspatientinnen mit Brusttumoren verordnet wird, die gegen Östrogen empfindlich sind, ist selbst eine schwächere Form des Östrogens. Genestein ist eine östrogennahe Verbindung, die im Sojabohnenlectin vorkommt. Dieses Phytoöstrogen hemmt die Gefäßbildung und stört die Produktion neuer Blutgefäße, die zur Förderung des Wachstums von Krebstumoren nötig sind.

Allgemeine Linderungsmittel

Verschaffen Sie sich viel Bewegung. Ruhen Sie in angemessener Weise aus. Meiden Sie bekannte Schadstoffe und Schädlingsbekämpfungsmittel. Essen Sie das empfohlene Obst und Gemüse. Menschen mit der Blutgruppe A oder AB sollten viel Tofu essen. Nehmen Sie nicht wahllos Antibiotika ein. Wenn Sie erkranken, gestatten Sie Ihrem Abwehrsystem, die Krankheit zu bekämpfen. Sie werden viel gesünder sein, wenn Sie diese Ratschläge befolgen, statt sich auf Grippemittel oder Antibiotika zu verlassen. Diese unterdrücken die natürlichen Reaktionen des Immunsystems, das sehr stark sein kann, wenn man ihm eine Chance gibt.

Fallgeschichte: Brustkrebs im fortgeschrittenen Stadium
Jane, 50: Blutgruppe AB

Jane kam im April 1993 zu mir in die Praxis. Sie hatte wegen eines infiltrierenden duktulären Brustkrebses, der ausgedehnt in die Lymphknoten metastasiert war, bereits eine Brustamputation und mehrere chemotherapeutische Behandlungsreihen hinter sich. Zur Zeit der Erstdiagnose hatte Jane zwei getrennte Tumoren in der linken Brust – der eine maß 4, der andere 1,5 cm im Durchmesser. Niemand hatte große Hoffnung, daß Jane langfristig würde überleben können.

Ich verordnete Jane eine abgewandelte Krebs-Diät für den AB-Typ, wobei ich das Hauptaugenmerk auf Soja legte (reich an A-Lectinen), verabreichte ihr eine Pneumokokken-Impfung und verschrieb ihr pflanzliche Wirkstoffe, die ich bei Personen der Gruppe A mit Brustkrebs verwende. Janes Tumor-Marker, das CA15-3, der 166 betrug, als sie zu mir kam (normal ist unter 10), fiel fast sofort auf 87 im Juni und auf 34 im August. Ich empfahl, George Steiner in Chicago aufzusuchen, um herauszufinden, ob sie an der klinischen Testreihe über den Impfstoff teilnehmen könne. Das tat Jane.

Bis zum heutigen Tag geben alle Ergebnisse Anlaß zur Hoffnung, einschließlich der Ultraschalluntersuchungen der Knochen. Allerdings hat Jane die Blutgruppe AB, so daß ich zögere, Jane zu diesem Zeitpunkt für geheilt zu erklären. Das kann nur die Zeit erweisen.

Die Krebsprophylaxe und die natürliche Stärkung des Immunsystems bieten die größten Hoffnungen für die Zukunft. Durch die Genforschung rückt für uns das Verständnis – eines Tages vielleicht sogar die Beherrschung – für das zelluläre Wirken dieser erstaunlichen Maschine, dem menschlichen Körper, immer näher.
Wissenschaftler am National Institute of Allergy and Infections Diseases in Bethesda, Maryland, gaben am 9. Mai 1996 bekannt, man habe ein Protein gefunden, das das Eindringen des AIDS-Virus in das Immunsystem ermöglicht. Die Entdeckung könnte eines Tages zum Testen neuer Medikamente und Impfstoffe verwendet werden, die auf die Bekämpfung des AIDS-Virus und vieler Krebserkrankungen abzielen. Dieser aufsehenerregende Durchbruch trägt zudem zur Erklärung bei, warum manche mit dem AIDS-Virus infizierte Menschen über Jahre gesund bleiben und keine Symptome zeigen, während andere seinen Verwüstungen erliegen. Wäre es nicht erstaunlich, wenn die tragische Geißel AIDS uns einer Behandlungsmethode gegen Krebs näherbrächte?
Krebs zählt seit langem zu den Krankheiten, vor denen Menschen besonders große Angst haben. Anscheinend sind wir ihm machtlos ausgeliefert und können uns, unsere Angehörigen und Freunde vor seinem schonungslosen Klammergriff nicht schützen. Die Analyse der Blutgruppen erlaubt uns, unsere Anfälligkeit für bestimmte Krankheiten besser zu begreifen. Indem wir untersuchen, inwieweit wir sowohl umweltbedingten als auch ernährungsbedingten Karzinogenen unterliegen, und die daraus gewonnenen Entscheidungen nutzen, unsere Lebensweise und Ernährung zu ändern, lassen sich die Auswirkungen der Zellschädigungen verringern.
Die Blutgruppenanalyse bietet außerdem die Möglichkeit, die Fähigkeit des Immunsystems zu stärken, krebsartige und mutierte Zellen aufzuspüren und zu vernichten, solange sie erst in geringer Zahl im Organismus vorhanden sind. Krebspatienten sind in der Lage, ihre Kenntnisse über ihre Blutgruppe dazu zu verwenden, ihr Immunsystem vollständig zur Krankheitsbekämpfung mitein-

zubeziehen. Außerdem werden sie besser die Mechanismen begreifen, die am Wachstum und an der Ausbreitung eines Krebses beteiligt sind.

Die Behandlungsmethoden bei Krebserkrankungen sind bei weitem nicht vollkommen, auch wenn viele Menschen durch die jüngsten Fortschritte in den Bereichen Therapie und Wissenschaft gerettet worden sind. Für diejenigen unter Ihnen, die Krebs haben, und diejenigen unter Ihnen, in deren Familie gehäuft Krebserkrankungen vorgekommen sind, gibt es einen klaren Ratschlag: Ändern Sie Ihre Ernährung, ändern Sie Ihre Einstellung, und beginnen Sie, antioxidative Präparate einzunehmen. Wenn Sie diese Empfehlungen beherzigen, werden Sie in der Lage sein, mehr Einfluß auf Ihr Leben und mehr Seelenfrieden zu erlangen. Wir alle fürchten diese furchtbare Krankheit, doch wir können etwas gegen sie tun.

Epilog
Ein kurzer Augenblick in der Geschichte der Erde

Historisch gesehen ist die Blutgruppe 0 die älteste. Wann genau zum erstenmal Menschen mit der Gruppe A, B oder der jüngsten Gruppe AB auftraten, wissen wir nicht. Aber beständig lernen wir dazu. Heutzutage wendet das »Human Genome Project« (Projekt zur Erforschung der Genome des Menschen) die ausgeklügeltsten wissenschaftlichen Techniken und Verfahren an – in dem Bestreben, die gesamte genetische Struktur des menschlichen Körpers zu kartographieren. Gen um Gen, Chromosom um Chromosom soll der Zweck jeder lebenden Zelle in dem grandiosen Entwurf eines »Großen Baumeisters« bezeichnet werden. Bislang hat es in unserer Kenntnis der riesigen zellulären Netzwerke, aus denen wir bestehen, zahlreiche bahnbrechenden Erkenntnisse gegeben. Dazu gehört auch die Entdeckung eines Brustkrebs-Gens. Ende Mai des Jahres 1996 gaben Wissenschaftler, die am »Human Genome Project« mitarbeiten, bekannt, sie hätten soeben das für Arthritis verantwortliche Gen entdeckt. Bald werden wir in der Lage sein, unser genetisches Schicksal wie nie zuvor zu beherrschen.
Oder doch nicht?
Evolution ist etwas, das sich im Laufe einer großen Zeitspanne entfaltet. Was kann sich heute, zum Ende des 20. Jahrhunderts noch entfalten? Das Teleskop der Raumsonde »Hubble« späht in die fernsten Winkel eines offenbar endlosen Universums, in dem es vor noch nicht kartographierten Milchstraßen nur so wimmelt. Forscher gaben daraufhin bekannt, daß es 400 oder 500 Milliarden mehr Galaxien gibt, als man bislang vermutet hat. Auch behaupten sie, daß sich das beobachtbare Universum mindestens 15 Milliarden Lichtjahre weit in den Raum erstreckt – in jeder Richtung. Das Internet lockt. Nachrichten werden fast in Sekundenbruchteilen übermittelt. In allen Wissensgebieten hat sich ein explosionsartiger Anstieg des Wissens vollzogen, und weitere Kenntnisse werden dazukommen. Wir sind ein hochintelligentes, zunehmend

in Städten lebendes Volk. Der Mensch befindet sich in der genetischen Blüte!

Nun ja, das galt zu ihrer Zeit auch für die Neandertaler. Und Jahrtausende beherrschte der Cro-Magnon-Mensch unseren Planeten. Als die barbarischen Horden brandschatzend durch Europa zogen und eine Invasionswelle der anderen folgte, muß es den Menschen in den eroberten Gebieten so vorgekommen sein, als würde dieses Geschehen niemals aufhören. Doch unser Leben und unser Gedächtnis ist kurz – wir sind Teil des Geschehens, Teil der Geschichte. Die Revolution ist noch nicht zu Ende. Sie findet noch statt.

Die Evolution ist etwas sehr Subtiles. Unsere genetische Ausstattung und die unserer Nachkommen verändert sich weiter, und zwar auf eine uns unbekannte, nicht erfaßbare Art. Manche Menschen mögen glauben, die Revolution der Entwicklungsgeschichte sei vorüber. Ich bin überzeugt, daß es sich um einen fortdauernden, kinetischen Prozeß handelt.

Die Revolution geht weiter

In jüngster Zeit ist es zu Ausbrüchen seltener Infektionskrankheiten gekommen. Gleichzeitig sind wir in die noch verbliebenen unberührten Urwälder auf unserem Planeten vorgedrungen. Die Krankheiten widersetzen sich dem heilenden Eingreifen. Wird unser Körper Antworten auf die Herausforderungen, die die unbekannte Zukunft stellt, finden?

Vor diesen Herausforderungen stehen wir:

- dem Anstieg der ultravioletten Strahlung, hervorgerufen durch die Zerstörung der Ozonschicht
- der verstärkten Verschmutzung unserer Luft und unseres Wassers
- der zunehmenden Verunreinigung unserer Lebensmittel

- Überbevölkerungskrisen und Hungersnöten
- Infektionskrankheiten, die sich unserer Kontrolle entziehen
- unbekannten Seuchen, die aus all dem oben Genannten entstehen.

Wir werden überleben. Wir haben stets überlebt. Welche Form dieses Überleben annehmen wird und wie die Welt und die Belastungen für die Überlebenden aussehen werden, das wissen wir nicht. Vielleicht wird eine neue Blutgruppe auf den Plan treten – nennen wir sie C. Diese neue Blutgruppe wird in der Lage sein, Antikörper zu erzeugen, die jedes heute existierende Antigen und jede zukünftige Veränderung von Antigenen, die entstehen, abwehren. In unserer überbevölkerten, verschmutzten Welt, in der nur noch wenige natürliche Ressourcen übriggeblieben sind, werden die Menschen mit der neuen Blutgruppe C ihre Gesellschaften beherrschen. Die Menschen mit antiquierten Blutgruppen werden mit der Zeit aussterben, in einer zunehmend feindlichen Umwelt, für die sie nicht mehr gerüstet sind. Schließlich wird der C-Typ herrschen.

Vielleicht wird sich auch ein anderes Szenario entwickeln, eines, in dessen Rahmen uns die wissenschaftlichen Kenntnisse schließlich erlauben, die Herrschaft über die schlimmsten Regungen der Menschen zu erlangen, so daß sich die Zivilisation von den selbstmörderischen Impulsen zu befreien vermag, die sie allem Anschein nach auf den Untergang zutreiben.

Wir verfügen über einen wahrhaft riesigen Wissensschatz, und wir haben allen Grund zur Hoffnung, daß die fähigsten Köpfe unseres Zeitalters, denen das Wohl von uns allen am Herzen liegt, ihr Augenmerk darauf lenken, wie wir mit den Realitäten unserer Welt – Gewalt, Krieg, Kriminalität, Unwissenheit, Intoleranz, Haß und Krankheiten – fertig werden können, und uns so aus diesem zerstörerischen Teufelskreis befreien.

Keine Entwicklung ist irgendwann abgeschlossen. Nichts ist vollständig. Diese Welt und unser Zweck darin bilden eine sich fortwährend wandelnde Gleichung, in der jeder von uns einen Augenblick lang ein integraler Bestandteil ist. Die Revolution wird weitergehen, mit uns oder ohne uns. Die Zeit sieht uns nur für einen flüchtigen Moment. Es ist dieses Fehlen der Dauer, das unser Leben so wertvoll macht.

Indem ich Sie an der Faszination meines Vaters für die Blutgruppendiät und an meinen wissenschaftlichen Erkenntnissen teilhaben lasse, hoffe ich, einen positiven Beitrag für das Leben aller Leser und Leserinnen zu leisten.

Wie mein Vater vor mir bin auch ich Arzt für Naturheilverfahren. Ich habe mich der naturheilkundlichen Wissenschaft und Forschung verschrieben. Dieses Werk setze ich seit vielen Jahren mit großer Leidenschaft fort. Am Beginn stand ein Geschenk meines Vaters, und aus diesem wurde, für mich, ein Geschenk an meinen Vater. Dieses Geschenk ist die Blutgruppendiät, der revolutionäre Durchbruch, der unsere Ernährungs- und Lebensweise verändern wird.

Nachwort
Ein medizinischer Durchbruch auf Jahrhunderte

Wir leben in einer unglaublich aufregenden Zeit für die naturheilkundliche Medizin. Die moderne Schulmedizin hat endlich die analytischen Mittel und die Informationsgrundlage bereitgestellt, mit denen wir die Mechanismen der jahrhundertealten Weisheit des Heilens verstehen können. Von den zahlreichen Gesundheitslehren weltweit wurden nur wenige einer wissenschaftlichen Prüfung unterzogen, da es nicht viele Naturheilmediziner gibt, die die fachliche Befähigung oder die emotionale Neigung haben, sich gründlich mit der Forschungsliteratur zu befassen. Damit die Naturmedizin zu einem integralen Bestandteil des heutigen Gesundheitssystems werden kann, muß sie die Erwartungen erfüllen, die man heute an Verläßlichkeit und Glaubwürdigkeit stellt.

Die Bastyr-Universität in Seattle im Bundesstaat Washington hat diese Ansprüche erwiesenermaßen erfüllt. Die 1978 gegründete Hochschule hat es seither als ihre Aufgabe betrachtet, allen Menschen den Nutzen einer glaubwürdigen Naturmedizin auf der Basis wissenschaftlicher Forschungen bekannt zu machen. Die Bastyr-Universität bietet eine staatlich anerkannte, qualitativ hochstehende Ausbildung, aufschlußreiche Forschungsarbeiten und leistungsfähige klinische Dienste auf dem Gebiet der Naturheilmedizin. Ihre Absolventen sind auf ihrem Gebiet führend.

Dr. Peter D'Adamo absolvierte 1982 sein Studium als einer der ersten im Studiengang Naturheilmedizin. Seine bahnbrechende Forschungsarbeit könnte die Praxis der Medizin für die nächsten Jahrhunderte verändern. Ausgehend von den Theorien seines Vaters hinsichtlich der Bedeutung der Blutgruppe für die Vorhersage der biochemischen Reaktionsweise eines Menschen, hat D'Adamo seit mehr als einem Jahrzehnt mit Studenten der Bastyr-Universität zusammengearbeitet und dabei mehr als 1000 Aufsätze der wissenschaftlichen Forschungsliteratur durchgearbeitet. Dieses erschöpfende Studium der medizinischen und anthropologischen Forschungsarbeiten, kombiniert mit klinischer Beobachtung und wissenschaftlicher Forschungsarbeit, reifte zu einer zusammenhängenden Theorie mit einem glaubwürdigen Fundament. Die vernunftgeprägten Leitsätze, die D'Adamo entwickelte, werden die Gesundheit des Menschen grundlegend verbessern und ein tieferes Verständnis dafür liefern, wie die genetische Herkunft eines Menschen seine Biochemie bestimmt und seine Anfälligkeit für Krankheiten und Umwelteinflüsse, einschließlich der Ernährung, diktiert. Dieses Werk wird Ärzten, die sich mit der Behandlung vieler Krankheiten befassen, deren Ursachen noch nicht bekannt sind, mit Sicherheit wichtige Einsichten liefern. Ich erfuhr von diesem einzigartigen Konzept zur Verwendung der Blutgruppen, mit denen sich die jeweils besonderen Ernährungs- und biochemischen Bedürfnisse eines Menschen besser verstehen lassen, als D'Adamo an der Bastyr-Universität studierte. Einer der Kurse, die ich in dem Studiengang Naturheilmedizin gab, erforderte, daß die Studenten ein sie interessierendes Thema sorgfältig recherchierten und den Kursteilnehmern in sowohl schriftlicher als auch mündlicher Form vorstellten. Während einer besonders denkwürdigen Seminarsitzung im Jahr 1981 sorgte D'Adamo für erhebliche Aufregung und eine lebhafte Diskussion, als er unerwartet die Theorie vorstellte, die sein Vater aus der Intuition heraus entwickelt hatte: nämlich, daß die Blutgruppe ein bestimmender Faktor der Gesundheit sein kann. Wie zu erwarten war, wurden weitaus mehr Fragen gestellt, als D'Adamo beantworten konnte. Das große Interesse und die vielen aufschlußreichen Fragen schienen seine intellektuelle Neugierde besonders anzustacheln und ihn anzuregen, seine bedeutende Arbeit fortzusetzen.

Im Laufe der nächsten Jahre hat D'Adamo zahlreiche Studien durchgeführt. Ich erinnere mich an viele faszinierende Gespräche, die dazu führten, daß ich einige besonders gute Studenten der Bastyr-Universität heranzog, ihm bei der Durchsicht der medizinischen und anthropologischen Fachliteratur zu helfen. In diesen Jahren rief er mich häufig an, weil er mich an seiner Begeisterung teilhaben lassen wollte, als er die überraschend große Menge relevanter Forschungen aufdeckte, die in einem breiten Spektrum wissenschaftlicher Fächer durchgeführt worden waren. Doch erst D'Adamo hat das Bild zusammengefügt und die Implikationen der unterschiedlichen Forschungsergebnisse durchdacht.

Seine Untersuchungen gipfelten 1989 in seiner bahnbrechenden Rede auf der Jahresversammlung der *American Association of Naturophatic Physicians* in Rippling River, im Bundesstaat Oregon. Die Zuhörerschaft war begeistert von der klinischen Anwendbarkeit der Studien, so daß sich eine lebhafte Diskussion anschloß. Seither setzen viele Kliniker in leitender Stellung D'Adamos Blutgruppendiät in der Praxis ein.

Hippokrates soll gesagt haben: »Laßt eure Arzneien eure Nahrungsmittel sein und eure Nahrungsmittel eure Medizin.« Aber wie soll man das erreichen? Zu den größten Herausforderungen, mit denen sich jeder passionierte Arzt konfrontiert sieht, zählt die Festlegung der Kost, die er Patienten empfehlen soll. Zwar ist es relativ einfach, allen Menschen zu sagen, sie sollten sich ausgewogen ernähren und nur Lebensmittel aus biologisch-kontrolliertem Anbau und artgerechter Tierhaltung zu sich nehmen, doch übersieht man dabei die Einzigartigkeit des betreffenden Menschen. Genetische und Umweltfaktoren ändern den Stoffwechsel einer Person drastisch, so daß ein Arzt ohne ein Instrumentarium zur objektiven Bestimmung dieser Änderungen nur raten oder die neueste Theorie blind anwenden kann. Im Laufe der Jahrhunderte sind zahlreiche Theorien über die Möglichkeiten zur Verbesserung der Eßgewohnheiten gekommen und gegangen, aber keine dieser Lehren hat den Test der Zeit überdauert, denn keine gründete auf Forschungsergebnissen. Dank der Arbeiten von Dr. Peter D'Adamo und seines Vaters Dr. James D'Adamo hat sich das jetzt geändert. Hier liegt nun das Zeugnis der Tatsache vor, daß die ursprünglichen Ideen in Verbindung mit einer streng wissenschaftlichen Sichtweise den Lauf der Medizin ändern können.

Dr. Joseph Pizzorno, Arzt für Naturheilkunde
Rektor der Bastyr-Universität
Seattle, Washington
Juni 1996

Dr. Pizzorno, Präsident der Bastyr-Universität in Seattle im US-Bundesstaat Washington, der ersten staatlich anerkannten, fachübergreifenden Hochschule für Naturheilmedizin in den USA, ist ein führender Vertreter auf dem Gebiet der Naturheilmedizin. Als Herausgeber und Mitautor des international hochgelobten Buchs »A Textbook of Natural Medicine« und des Bestsellers »Encyclopedia of Natural Medicine« hat er dazu beigetragen, bestimmte Standards für die Naturheilmedizin zu setzen, und damit die Grenzen der Naturheilkunde erweitert.
Im Jahr 1993 wurde Dr. Pizzorno zu einer Anhörung zur Rolle der Naturheilkunde im Gesundheitssystem vor die Kommission zur Reform des Gesundheitswesens unter der Schirmherrschaft der First Lady der USA Hillary Clinton geladen. Er ist Mitglied des »Office of Technology Assessments Advisory Panel«, das Sicherheit und Wirksamkeit von Nahrungsergänzungen kontrolliert, und Mitglied im Ausschuß zur Bekämpfung unlauteren Wettbewerbs.

Anhang

Übersichtstafeln zu den einzelnen Blutgruppen

Der 0-Typ: Der »Jäger«
stark, selbstbewußt, durchsetzungskräftig

Stärken	Schwächen	Krankheitsrisiken	Ernährungsprofil	wichtig für Gewichtsreduktion	Nährstoffergänzungen	körperliche Betätigung
robuster Verdauungstrakt starkes Immunsystem natürliche Abwehr gegen Infektionen Organismus bestimmt für wirksamen Stoffwechsel u. Erhalt der Nährstoffe	unverträglich gegen neue Ernährungs- und Umweltbedingungen Immunsystem kann ÜBERaktiv sein und sich selbst angreifen	Blutgerinnungsstörungen Entzündungskrankheiten Arthritis niedrige Schilddrüsenhormonproduktion Geschwüre Allergien	eiweißreich: Fleischesser Fleisch Fisch Gemüse Obst eingeschränkt: Getreide Bohnen Hülsenfrüchte	vermeiden: Weizen Mais Kidneybohnen Linsen Weiß- und Rotkohl Rosenkohl Blumenkohl Senfkohlblätter hilfreich: Kombualgen Fisch und Meeresfrüchte Salz Leber rotes Fleisch Brokkoli Spinat Grünkohl	Vitamin B Vitamin K Calcium Jod Süßholz Echter Blasentang	intensive körperliche Betätigung wie: Aerobic Kampfsportarten Spielsportarten Laufen

Der A-Typ: Der »Landwirt«
seßhaft, kooperativ, friedfertig

Stärken	Schwächen	Krankheitsrisiken	Ernährungsprofil	wichtig für Gewichtsreduktion	Nährstoffergänzungen	körperliche Betätigung
paßt sich gut an Ernährungs- und Umweltveränderungen an Immunsystem erhält und metabolisiert Nährstoffe leichter	empfindlicher Verdauungstrakt anfälliges Immunsystem, offen für das Eindringen von Mikroorganismen	Herzkrankheiten Krebs Anämie Typ-I-Diabetes Leber- und Gallenblasenstörungen	Vegetarier Gemüse Tofu Fisch und Meeresfrüchte Getreide Bohnen Hülsenfrüchte Obst	vermeiden: Fleisch Milchprodukte Kidneybohnen Limabohnen Weizen hilfreich: Pflanzenöle Sojaprodukte Gemüse Ananas	Vitamin B_{12} Folsäure Vitamin C Vitamin E Weißdorn Echinacea Quercetin Mariendistel	Beruhigende, konzentrationsfördernde Übungen wie: Yoga Tai Chi

Der B-Typ: Der »Nomade«
ausgewogen, flexibel, kreativ

Stärken	Schwächen	Krankheitsrisiken	Ernährungsprofil	wichtig für Gewichtsreduktion	Nährstoffergänzungen	körperliche Betätigung
starkes Immunsystem vielseitige Anpassung an Ernährungs- und Umweltveränderungen ausgewogenes Nervensystem	keine natürlichen Schwächen, aber Unausgewogenheit verursacht Neigung zum Zusammenbruch des Autoimmunsystems und zu seltenen Viruskrankheiten	Typ-I-Diabetes chronisches Müdigkeitssyndrom Autoimmunerkrankungen – amyotrophische Lateralsklerose, Lupus, Multiple Sklerose	Ausgewogener Allesesser Fleisch (kein Hühnerfleisch) Milchprodukte Getreide Bohnen Hülsenfrüchte Gemüse Obst	vermeiden: Mais Linsen Erdnüsse Sesam Buchweizen Weizen hilfreich: Blattgemüse Eier Wild Leber Süßholz Tee	Magnesium Süßholz Ginkgo Lecithin	mittlere Beanspruchung, mit geistigem Ausgleich wie Wandern Radfahren Tennis Schwimmen

Der AB-Typ: Der »Rätselhafte«
selten, charismatisch, geheimnisvoll

Stärken	Schwächen	Krankheitsrisiken	Ernährungsprofil	wichtig für Gewichtsreduktion	Nährstoffergänzungen	körperliche Betätigung
bestimmt für heutige Lebensbedingungen sehr tolerantes Immunsystem verbindet Vorzüge des A- und B-Typs	empfindlicher Verdauungstrakt Neigung zu übermäßig tolerantem Immunsystem, gestattet Eindringen von Mikroorganismen reagiert negativ auf A-ähnliche und B-ähnliche Bedingungen	Herzkrankheiten Krebs Anämie	Mischkost in Maßen Fleisch Fisch und Meeresfrüchte Milchprodukte Tofu Bohnen Hülsenfrüchte Getreide Gemüse Obst	vermeiden: rotes Fleisch Kidneybohnen Limabohnen Samen Mais Buchweizen hilfreich: Tofu Fisch und Meeresfrüchte Milchprodukte Blattgemüse Kombualgen Ananas	Vitamin C Weißdorn Echinacea Baldrian Quercetin Mariendistel	beruhigende konzentrationsfördernde Übungen wie: Yoga Tai Chi kombiniert mit mäßiger Betätigung wie: Wandern Tennis

Häufige Fragen

Meiner Erfahrung nach reagieren die meisten Menschen voller Enthusiasmus auf die Nachricht, daß zwischen der Blutgruppe und der richtigen Ernährung ein Zusammenhang besteht. Dennoch ist es viel leichter, eine gewagte Idee zu seiner eigenen zu machen, als sich gründlich mit allen Details zu befassen.

Die Blutgruppendiät stellt eine umwälzende neue Diätform dar und erfordert insofern viele grundlegende Umstellungen in der Ernährung. Manche Menschen finden dies leichter als andere, je nachdem, in welchem Maße sie sich bereits im alltäglichen Leben nach den Anforderungen ihrer Blutgruppe richten. Die meisten Fragen, die mir gestellt werden, drehen sich um ähnliche Themen. Die häufigsten Fragen – und die Antworten – habe ich weiter unten aufgeführt. Sie können Ihnen helfen, besser zu verstehen, welche Folgen die Blutgruppendiät für Sie hat.

Muß ich alle Umstellungen in meiner Ernährung auf einmal vornehmen, damit die Blutgruppendiät bei mir Erfolg hat?

Nein. Vielmehr möchte ich Ihnen vorschlagen, langsam anzufangen und schrittweise die Nahrungsmittel vom Speisezettel zu streichen, die für Sie nicht bekömmlich sind, und vermehrt die sehr bekömmlichen Nahrungsmittel zu sich zu nehmen. Viele Diäten drängen dazu, die Lebensweise sofort zu ändern. Ich finde es realistischer und letztlich erfolgversprechender, wenn man sich einem Lernprozeß unterzieht. Glauben Sie mir nicht einfach aufs Wort. Man muß die Veränderung körperlich empfinden.

Bevor Sie mit der Blutgruppendiät anfangen, wissen Sie vielleicht kaum etwas über die Lebensmittel, die für Sie gesund oder ungesund sind. Man ist es gewohnt, die Nahrungsmittel nach den Geschmacksknospen, der familiären Tradition sowie aktuellen Diätratgebern auszuwählen. Aller Wahrscheinlichkeit nach essen Sie einige Nahrungsmittel, die für Sie bekömmlich sind. Die Blutgruppendiät liefert Ihnen ein höchst wirksames Hilfsmittel, mit

dem man bei jedem Nahrungsmittel eine kluge Auswahl treffen kann.
Sobald Sie den für Sie optimalen Verzehrplan kennen, steht es Ihnen frei, gelegentlich von der Diät abzuweichen. Sturheit ist der Feind der Lebensfreude; ich bin mit Sicherheit kein Befürworter starrer Vorschriften. Die Blutgruppendiät soll dazu beitragen, daß Sie sich gut fühlen, nicht schlecht und benachteiligt. Natürlich wird es Zeiten geben, da Ihnen der gesunde Menschenverstand rät, ein wenig gegen die Regeln zu verstoßen – zum Beispiel, wenn Sie zum Essen eingeladen sind.

Ich habe die Blutgruppe A und mein Mann die Blutgruppe 0. Wie ist es möglich, gemeinsam zu kochen und zu essen? Ich möchte nicht zwei verschiedene Mahlzeiten zubereiten.

Meine Ehefrau Martha und ich befinden uns in genau der gleichen Lage. Martha hat die Blutgruppe 0, ich habe die Blutgruppe A. Wir haben festgestellt, daß wir meist drei Viertel einer Mahlzeit gemeinsam essen dürfen. Der Hauptunterschied liegt in den Proteinquellen. Wenn wir zum Beispiel etwas Kurzgebratenes essen, macht sich Martha manchmal getrennt ein wenig Hühnerfleisch, während ich gebratenen Tofu esse. Da wir außerdem festgestellt haben, daß viele Nahrungsmittel für Personen der Blutgruppen 0 und A gleichermaßen bekömmlich sind, legen wir besonderes Augenmerk auf diese Speisen. So essen wir zum Beispiel ein Gericht mit Lachs, Reis und Brokkoli. Das fällt uns inzwischen relativ leicht, weil wir die Besonderheiten der Blutgruppendiät des anderen recht gut kennen. Es hilft, wenn man sich mit den Nahrungsmittellisten des Partners/der Partnerin vertraut macht. Man kann sogar eine gesonderte Liste aufstellen, die die Lebensmittel aufführt, die Sie beide essen dürfen. Es wird Sie überraschen, wie viele es sind.
Viele Menschen haben Angst, die Blutgruppendiät könnte sie sehr stark in ihrer Ernährung einschränken. Aber überlegen Sie einmal. Zu jeder Diät sind über 200 Lebensmittel aufgeführt – viele davon lassen sich mit der Kost aller Bluttypen vereinbaren. Angesichts

der Tatsache, daß man im Durchschnitt nur ungefähr 25 Speisen ißt, bieten die einzelnen Diätformen in Wahrheit eine größere, nicht eine kleinere Auswahl.

Ich komme aus einer italienischen Familie, und es ist bekannt, was wir essen. Da ich die Blutgruppe A habe, weiß ich nicht, ob ich mir noch meine geliebten italienischen Speisen – vor allem Tomatensauce – schmecken lassen darf!

Die Ernährungsweise einer bestimmten ethnischen Gruppe wird in aller Regel mit ein, zwei bevorzugten Gerichten in Verbindung gebracht, z. B. Spaghetti Bolognese. Aber die italienische Küche schließt eine Menge ganz verschiedener Lebensmittel ein. Viele süditalienischen Gerichte, die meist mit Olivenöl statt mit einer schweren Sauce zubereitet werden, sind eine willkommene Alternative sowohl für Menschen mit der Blutgruppe A als auch mit der Blutgruppe AB. Probieren Sie einmal statt einem Teller mit Pasta, die förmlich in einer Tomatensauce »schwimmen«, die delikate Kombination von Olivenöl und Knoblauch, Pesto oder eine leichte Weißweinsauce. Frisches Obst oder geschmacksintensives, aber leichtes italienisches Speiseeis sind schwerem Gebäck vorzuziehen.

Mein 70jähriger Mann hat schon seit langem ein Herzleiden und hat eine Bypass-Operation vornehmen lassen müssen. Es fällt ihm immer noch schwer, sich von den falschen Lebensmitteln fernzuhalten. Er hat die Blutgruppe B, und meiner Ansicht nach wäre die B-Typ-Diät ideal für ihn. Aber er wehrt sich entschieden dagegen, Diät zu halten. Besteht die Möglichkeit, ihm diese Diätform ohne viel Aufhebens näherzubringen?

Es ist nicht leicht, im Alter von siebzig Jahren seine Ernährung radikal umzustellen – und das ist sicherlich der Grund, warum es ihrem Mann so schwerfällt, sich gesund zu ernähren, selbst nach der Operation. Statt ihn ständig zu ermahnen, was meist ohnehin keinen Erfolg hat, sollten Sie schrittweise die für den B-Typ bekömmlichen Nahrungsmittel auf seinen Speiseplan setzen und zugleich die Lebensmittel daraus streichen, die für den B-Typ nicht bekömmlich sind. Vermutlich wird ihr Mann eine Vorliebe für die verträglichen Nahrungsmittel entwickeln, und der Magen-Darm-Trakt wird sich auf ihre positiven Eigenschaften umstellen.

Ich bin gegen Erdnüsse allergisch, aber Sie sagen, Erdnüsse bekämen meinem Stoffwechseltyp sehr gut. Soll ich trotzdem Erdnüsse essen? Ich habe Blutgruppe A.

Nein. Menschen mit Blutgruppe A stehen hervorragende Eiweißquellen zur Verfügung – auch ohne Erdnüsse. Die Reaktionen werden vom Immunsystem hervorgerufen, das Antikörper erzeugt, die sich gegen das Lebensmittel zur Wehr setzen. Wahrscheinlich sind A-Typen gegen Erdnüsse nicht allergisch, da diese A-ähnliche Eigenschaften haben, die diesem Bluttyp entgegenkommen. Vielleicht reagiert Ihr Organismus trotzdem empfindlich auf Erdnüsse. Das heißt, Sie bekommen nach deren Verzehr Verdauungsbeschwerden. Diese können von verschiedenen Faktoren herrühren, einschließlich einer insgesamt schlechten Ernährung. Vielleicht haben Sie früher einmal – neben anderen problematischen Lebensmitteln – Erdnüsse gegessen und haben diese verantwortlich gemacht.
Aber man muß ja Erdnüsse nicht auf den Speisezettel setzen. Vielleicht stellen Sie jedoch fest, daß Sie sie recht gut vertragen, nachdem Sie sich auf die A-Typ-Diät umgestellt haben.

Ich habe die Blutgruppe B und finde die Auswahl der Fleischsorten, die ich essen darf, recht merkwürdig. Offenbar darf ich nur Lammfleisch, Hammel, Wild und Kaninchen essen – alles Dinge, die ich NIE esse. Warum darf ich kein Hühnerfleisch essen?

Der völlige Verzicht auf Hühnerfleisch stellt für die meisten Menschen mit der Blutgruppe B, die ich behandle, die schwierigste Ernährungsumstellung dar. Hühnerfleisch ist nicht nur für viele ethnische Gruppen eine wichtige Proteinquelle, die meisten Menschen sind auch in dem Glauben erzogen worden, daß Hühnerfleisch gesünder als Rindfleisch und andere Fleischarten sei. Ich betone es nochmals: Es gibt keine einzelne Ernährungsvorschrift, die auf alle Menschen zutrifft. Hühnerfleisch enthält im Muskelfleisch ein Lectin, das für Menschen mit der Blutgruppe B sehr schädlich ist. Das Positive ist: Sie dürfen Pute essen und können aus einer großen Vielfalt von Fischsorten auswählen.

Was heißt »neutral«? Sind diese Nahrungsmittel gesund für mich?

Die drei Kategorien sollen Ihr Interesse auf diejenigen Lebensmittel lenken, die Ihnen besonders gut bekommen, und diejenigen, die besonders abträglich sind, je nachdem, wie Ihr Bluttyp auf bestimmte Lectine reagiert. Die sehr bekömmlichen Lebensmittel wirken wie Arzneien; die Nahrungsmittel, die man meiden soll, wirken wie Gifte. Die neutralen Lebensmittel wirken einfach wie Essen. Zwar haben die neutralen Nahrungsmittel wohl keine positiven Wirkungen auf die Gesundheit, aber sie tun Ihnen sicherlich gut in dem Sinn, daß sie viele Nährstoffe enthalten, die der Körper braucht.

Muß ich alle Lebensmittel essen, die als »sehr bekömmlich« gekennzeichnet sind?

Es wäre unmöglich, alles zu essen, was in der Diät steht! Betrachten Sie die Blutgruppendiät wie die Palette eines Malers, von der man die Farben in verschiedenen Farbtönen und Mischungen auswählen kann. Versuchen Sie aber, möglichst gleichmäßig Lebensmittel aus allen Nahrungsmittelgruppen zu verzehren. Die Häufigkeit ist wahrscheinlich von größerer Bedeutung als die Portionsgröße; wenn Sie also die Blutgruppe 0 haben und klein von Statur sind, sollten Sie versuchen, 5 bis 7mal pro Woche tierisches Eiweiß zu verzehren. Essen Sie aber kleinere Portionen, vielleicht Portionen zu 60 bis 90 Gramm, statt zu 120 bis 150 Gramm. Dadurch sorgen Sie dafür, daß die wertvollsten Nährstoffe weiter gleichbleibend ins Blut gelangen.

Hilft es, Nahrungsmittel zu kombinieren, wenn ich die Blutgruppendiät mache?

Im Rahmen mancher Diäten wird die Kombination bestimmter Lebensmittel empfohlen, was unter anderem heißt, daß man zum Zweck einer besseren Verdauung bestimmte Nahrungsgruppen in Verbindung mit anderen essen soll. Viele dieser Ratgeber sind unsinnig und stellen zahlreiche unnötige Regeln und Vorschriften auf. Möglicherweise ist das einzig Wichtige, worauf Sie bei der Verbindung von Nahrungsmitteln achten müssen, die Kombination von tierischem Eiweiß, z. B. Fleisch, mit großen Mengen an Kohlenhydraten wie Brot und Kartoffeln zu vermeiden. Das ist deshalb wichtig, weil tierische Produkte im Magen in stark saurem Milieu, Kohlenhydrate im Darm dagegen in stark basischem Milieu verdaut werden. Kombiniert man diese Nahrungsmittel, »knabbert« der Körper abwechselnd am Eiweiß, dann an den Kohlenhydraten, dann wieder am Eiweiß, dann wieder an den Kohlenhydraten – wohl kaum eine sehr wirksame Methode. Trennt man diese Nahrungsmittelgruppen, kann sich der Magen voll und ganz auf die vorliegende Arbeit konzentrieren. Nehmen Sie statt dessen kohlenhydratarme, ballaststoffreiche Gemüsebeilagen zu sich, beispielsweise Blattgemüse. Daß man eiweißreiche und kohlenhydratreiche Lebensmittel nicht verbinden soll, gilt nicht für Tofu und andere pflanzliche Proteine, die im wesentlichen vorverdaut sind.

Was soll ich tun, wenn »ein Nahrungsmittel, das man meiden sollte«, in einem Rezept an vierter oder fünfter Stelle steht?

Das hängt vom Schweregrad Ihres Leidens ab beziehungsweise davon, wie Ihr Organismus auf das Lebensmittel reagiert. Wenn man unter einer Lebensmittelallergie oder einer Dickdarmentzündung leidet, sollte man auf das Nahrungsmittel vermutlich ganz verzichten. Viele Patienten, die stark auf ein Lebensmittel ansprechen, meiden es ganz und gar, obwohl das nach meiner Auffassung übertrieben ist. Den meisten Menschen schadet es nicht, wenn sie gelegentlich ein Nahrungsmittel essen, das in ihrer Diät nicht aufgeführt ist – es sei denn, sie leiden an einer speziellen Allergie.

Nehme ich ab, wenn ich mich an die Blutgruppendiät halte?

Wenn Sie das Kapitel für Ihre Blutgruppe durchlesen, finden Sie spezielle Empfehlungen, was das Abnehmen betrifft. Diese Empfehlungen unterscheiden sich von Bluttyp zu Bluttyp. Der Grund dafür ist, daß sich die Lectine in den einzelnen Lebensmitteln verschieden auswirken. So kann beispielsweise ein Mensch mit der Blutgruppe 0 Fleisch wirksam verdauen und verstoffwechseln, während Fleisch beim Menschen mit der Blutgruppe A die Verdauungs- und Stoffwechselprozesse verlangsamt.
Die Blutgruppendiät ist maßgeschneidert und kann jede Unausgewogenheit, die zur Gewichtszunahme führt, eliminieren. Wenn Sie sich an Ihre Diät halten, stellt sich Ihr Stoffwechsel auf das normale Niveau um, so daß Sie die aufgenommenen Kalorien wirksamer verbrennen; das Verdauungssystem verarbeitet dann die Nährstoffe richtig und reduziert die Wasseransammlung im Körper. Auf diese Weise nimmt man sofort ab.
Ich habe im Rahmen meiner Arbeit festgestellt, daß die meisten Patienten mit Gewichtsproblemen schon die verschiedensten Diäten ausprobiert haben. Man würde vermuten, daß das ständige Diäthalten zum Abnehmen führt. Das ist aber nicht der Fall, wenn die Zusammensetzung der Kost und die darin enthaltenen Lebensmittel allem widersprechen, was speziell für Ihren Organismus sinnvoll ist.
In unserer Kultur werden meist Diäten favorisiert, die »für alle passen«, und dann wundern wir uns, daß wir keine Erfolge erzielen. Die Antwort liegt auf der Hand! Die Angehörigen der verschiedenen Blutgruppen reagieren unterschiedlich auf bestimmte Lebensmittel. Deshalb müßten Sie eigentlich, wenn Sie das empfohlene Trainingsprogramm befolgen, sehr rasch positive Ergebnisse erzielen.

Spielt die Kalorienaufnahme im Rahmen der Blutgruppendiät eine Rolle?

Ebenso wie die meisten grundsätzlichen Fragen zu einer Diät löst diese spezielle Diät auch ganz automatisch das Problem der Kalorienaufnahme. Die meisten meiner neuen Patienten, die die Richtlinien zur Ernährung und zur sportlichen Betätigung befolgen, nehmen ein wenig ab. Manche beschweren sich sogar, daß sie zuviel abnehmen. Wenn man sich an die Blutgruppendiät hält, kommt zunächst eine Phase der Umstellung, so daß man im Laufe der Zeit die Lebensmittelmengen herausfindet, die den eigenen Bedürfnissen entsprechen. Die Tabellen in den einzelnen Lebensmittelkategorien geben allerdings erste Anhaltspunkte.
Es ist wichtig, sich die Mengengrößen bewußt zu machen. Egal, was Sie essen – wenn Sie zuviel davon essen, nehmen Sie zu. Das scheint so offensichtlich, daß es eigentlich nicht erwähnenswert ist. Aber der Verzehr zu großer Portionen zählt mittlerweile zu den schwierigsten und bedrohlichsten Gesundheitsproblemen in den Industrieländern. Millionen von Menschen sind wegen ihres enormen Nahrungsmittelkonsums viel zu dick und leiden unter Verdauungsstörungen. Wenn man exzessiv ißt, dehnt sich die Magenwand wie ein Ballon, den man aufbläst. Die Magenmuskeln sind zwar elastisch und dazu geschaffen, sich zusammenzuziehen und auszudehnen, doch wenn sie stark erweitert sind, sind die Magenwandzellen einer enormen Belastung ausgesetzt. Wenn Sie immer so viel essen, daß Sie sich völlig gesättigt und nach dem Essen träge fühlen, sollten Sie versuchen, weniger zu essen. Lernen Sie, auf Ihren Körper zu hören.

Ich habe Probleme mit dem Herzen, und man hat mir geraten, Fett und Cholesterin völlig zu meiden. Ich habe die Blutgruppe 0. In welcher Form darf ich Fleisch zu mir nehmen?

Zunächst müssen Sie erkennen, daß das Getreide, nicht das Fleisch, bei Menschen mit der Blutgruppe 0 der Übeltäter ist, der das Herz-Kreislauf-System schädigt. Das ist besonders interes-

sant, weil man fast jedem Menschen, der am Herzen erkrankt ist, bzw. aus Gründen der Prävention, rät, eine überwiegend auf komplexen (langkettigen) Kohlenhydraten beruhende Diät zu halten. Beim Menschen mit der Blutgruppe 0 erhöht eine hohe Zufuhr bestimmter Kohlenhydrate, normalerweise in Form bestimmter Weizenbrotsorten, den Insulinspiegel. Der Körper reagiert darauf, indem er in den Geweben zusätzlich Fett speichert, so daß sich der Fettgehalt im Blut erhöht.
Denken Sie auch daran, daß Ihr Cholesterinspiegel im Blut durch die Nahrungszufuhr von Lebensmitteln, die einen hohen Cholesteringehalt aufweisen, in relativ geringem Maße gesteuert wird. Ungefähr 85 bis 90 Prozent wird in Wahrheit von der Produktion und vom Stoffwechsel des Cholesterins in der Leber reguliert.

Ich habe die Blutgruppe 0 und möchte nicht so viel Fett zu mir nehmen. Was schlagen Sie vor?

Eine eiweißreiche Diät bedeutet nicht zwangsläufig, daß sie viel Fett enthält, insbesondere, wenn man stark mit Fett durchzogene Fleischsorten meidet. Es ist zwar teurer, aber versuchen Sie dennoch, Fleisch aus kontrolliert-biologischer Aufzucht zu verwenden, bei der die Tiere keiner übermäßigen Verwendung von Antibiotika und anderen chemischen Substanzen ausgesetzt sind. Unsere Vorfahren verzehrten recht mageres Wild oder Haustiere, die sich von Alfalfa und anderen Gräsern ernährten; die heutigen fettreichen Fleischsorten werden durch die Verwendung großer Maisfuttermengen erzeugt.
Wenn Sie es sich nicht leisten können oder kein Fleisch aus kontrollierter Aufzucht erhältlich ist, wählen Sie möglichst magere Stücke und entfernen Sie vor dem Zubereiten alles sichtbare Fett. Für Menschen mit der Blutgruppe 0 stehen außerdem viele andere gute Proteinquellen bereit, die natürlicherweise weniger Fett enthalten – Hühnerfleisch, Fisch und Meeresfrüchte. Das Fett von Fischen enthält viele Omega-3-Fettsäuren, die nachweislich den Cholesterinwert senken und das Herz stärken.

Wie kann ich dafür sorgen, daß ich beim Einkauf besonders naturbelassene und frische Lebensmittel erhalte?

Reformhäuser und Naturkostläden sind Alternativen zu großen Handelsketten, wenn man frische, naturbelassene Lebensmittel einkaufen möchte, doch begehen Sie nicht den Denkfehler, man müßte in einem Naturkostgeschäft weniger kritisch sein. Viele Naturkostläden, vor allem die kleineren, haben keinen so großen Umsatz wie gutgehende Gemüsegeschäfte oder Supermärkte, so daß die Lebensmittel dort möglicherweise nicht so frisch sind.

Sind Lebensmittel aus biologisch-kontrolliertem Anbau gesünder als andere?

Eine gute Faustregel lautet: Verwenden Sie Gemüse aus biologisch-kontrolliertem Anbau, wenn es nicht ausgesprochen teuer ist. Es schmeckt besser und ist gesünder. Wenn Ihnen aber nur ein begrenztes Einkommen zur Verfügung steht, und Sie keine den Marktpreisen angemessenen Produkte aus biologisch-kontrolliertem Anbau finden, ist gegen hochwertige, sachgerecht gesäuberte, frische, nicht-biologisch angebaute Waren nichts einzuwenden.
Außerdem nehmen immer mehr Supermärkte Produkte aus biologisch-kontrolliertem Anbau ins Sortiment auf. Vermutlich wird der Druck von Seiten der Verbraucher immer größer, mehr Anbauer von Gemüse und Obst zum biologisch-kontrollierten Anbau zu drängen – und wenn nur aufgrund des Umstands, daß die Kosten für industrielle Düngemittel, die aus petrochemischen Substanzen hergestellt werden, das Obst und Gemüse in der Herstellung teurer werden lassen als die alternativen Produkte.

Schaden Lebensmittelkonserven meiner Diät?

Lebensmittelkonserven, die unter großer Hitze und großem Druck hergestellt werden, verlieren einen Großteil ihres Vitamingehalts, insbesondere werden die Antioxidantien wie Vitamin C zerstört. Allerdings bleiben die Vitamine erhalten, die nicht hitzeempfindlich sind, wie z. B. Vitamin A.

Lebensmittelkonserven haben in der Regel einen niedrigeren Ballaststoffgehalt als die vergleichbaren frischen Produkte und einen höheren Gehalt an Salz, das normalerweise hinzugefügt wird, um den Geschmacksverlust durch die Herstellung auszugleichen. Diese Konserven, die kaum noch etwas von den »lebendigen« Inhaltsstoffen enthalten, die wir in frischen Lebensmitteln und Gemüsen finden und die weniger natürliche Enzyme aufweisen (da sie durch Hitze zerstört werden), sollten deshalb – wenn überhaupt – sparsam verwendet werden. Letztendlich bezahlt man sehr viel mehr pro Gewichtseinheit für Lebensmittelkonserven und bekommt nicht sehr viel dafür zurück.
Nach den frischen Lebensmitteln stehen die tiefgekühlten Lebensmittel an zweiter Stelle. Das Einfrieren ändert den Nährstoffgehalt des Lebensmittels kaum (dies kann durch die Zubereitung vor dem Einfrieren geschehen), doch häufig haben Geschmack und Beschaffenheit gelitten.

Warum ist es von Vorteil, Speisen unter Rühren kurz zu braten?

Das Pfannenrühren, wie man es in der asiatischen Küche kennt, ist gesünder als das herkömmliche Braten in schwimmendem Fett. Man verwendet weniger Öl, und das Öl selbst, üblicherweise Sesam- oder Erdnußöl, ist hitzebeständiger als Färberdistel- oder Rapsöl. Die Idee, die dem Pfannenrühren zugrunde liegt, besteht darin, die Poren des Lebensmittels zu verschließen; das hat die zusätzliche Wirkung, daß die Geschmacksstoffe erhalten bleiben. Die meisten Gerichte lassen sich auf diese Weise im Wok zubereiten. Aufgrund der tiefen, kegelförmigen Form des Woks konzentriert sich die Hitze in einem kleinen Bereich an der tiefsten Stelle – dort werden die Nahrungsmittel gar und lassen sich dann zum kühleren oberen Rand der Pfanne bewegen. Beim Kochen mit dem Wok verwendet man meist Gemüse, Fisch und Meeresfrüchte oder Fleisch. Garen Sie zunächst das Fleisch und das Gemüse, das länger erhitzt werden muß, schieben Sie es dann zur Oberkante des Woks, und geben Sie das Gemüse, das weniger Hitze benötigt, hinein.

Auch das Dünsten von Gemüse ist eine rasche, wirksame Kochmethode, die zudem zum Erhalt der Nährstoffe beiträgt. Verwenden Sie einen einfachen Bambuskorbeinsatz zum Dünsten von Gemüse, den Sie in Fachgeschäften oder Kaufhäusern bekommen. Stellen Sie ihn in einen großen Topf, den Sie mit Wasser bis zur Höhe des Einsatzes füllen. Dann geben Sie das Gemüse dazu, schließen den Topf und kochen es bißfest. Nicht zu verkochtes Gemüse hat mehr Geschmack und einen höheren Nährwert.

Soll ich täglich ein Multivitamin-Präparat einnehmen, wenn ich mich nach der Blutgruppendiät richte?

Wenn Sie gesund sind und Ihre Ernährung an der Blutgruppendiät ausrichten, sollten Sie eigentlich keine Nährstoffpräparate brauchen. Es gibt allerdings Ausnahmen. Schwangere sollten ihre Kost mit Eisen, Calcium und Folsäure ergänzen. Darüber hinaus sind die meisten Frauen zusätzlich auf Calcium angewiesen – insbesondere, wenn die Ernährung wenig Milchprodukte enthält.
Wer schwere körperliche Arbeit verrichtet, Menschen mit besonderem beruflichen Streß, Senioren, Kranke und starke Raucher sollten regelmäßig Nährstoffpräparate einnehmen. Genauere Informationen finden Sie in der Empfehlung für Ihre Blutgruppe.

Wie wichtig sind Kräuter und Kräutertees?

Das hängt von der Blutgruppe ab. Menschen mit der Blutgruppe 0 reagieren gut auf allgemein beruhigende Heilkräuter. Personen der Gruppe A auf die stärker anregenden Kräuter, und Angehörige der Gruppe B kommen recht gut ohne die meisten von ihnen aus. AB-Typen sollten die Empfehlungen für die A-Typen befolgen, unter der Bedingung, daß sie auf jene Kräuter verzichten, die sowohl A- als auch B-Typen meiden sollen.

Warum finden sich so wenig Pflanzenöle in der Blutgruppendiät? Ich dachte, alle Pflanzenöle seien bekömmlich?

Wahrscheinlich haben Sie in der Werbung gehört, daß Pflanzenöle kein Cholesterin enthalten. Nun, das ist für jemanden, der sich auch nur etwas in Ernährungsfragen auskennt, nichts Neues. Pflanzen bilden nicht das Cholesterin, das sich in tierischen Produkten befindet. Doch spricht sonst kaum etwas für das cholesterinfreie Öl.
Vermeiden Sie stets tropische Öle, z.B. Kokosnußöl. Sie sind reich an gesättigten Fettsäuren, die das Herz-Kreislauf-System schädigen können. Die meisten heute im Handel erhältlichen Speiseöle, einschließlich Färberdistel- und Rapsöl, enthalten mehrfach ungesättigte Fettsäuren, was eine Verbesserung gegenüber Schmalz und tropischen Ölen darstellt. Es kann jedoch sein, daß der übermäßige Genuß von Ölen mit mehrfach ungesättigten Fettsäuren bestimmte Krebsformen begünstigt, insbesondere, wenn diese Fette beim Kochen stark erhitzt werden. Im allgemeinen verwende ich beim Kochen so oft es geht Olivenöl. Ich glaube, daß Olivenöl das am besten verträglichste und bekömmlichste von allen Speiseölen ist. Sein Gehalt an einfach ungesättigten Fettsäuren scheint positive Wirkungen auf das Herz und die Arterien auszuüben. Es sind viele verschiedene Öle im Handel erhältlich. Die beste Qualität liefert das kaltgepreßte (aus erster Pressung, extra vergine) Öl. Es hat eine leicht grünliche Farbe und ist fast geruchslos. Wird es leicht erhitzt, riecht es herrlich nach Oliven. Olivenöl wird in der Regel kalt gepreßt, ohne Erhitzung oder Beifügung chemischer Stoffe. Je weniger ein Speiseöl verarbeitet ist, desto besser ist seine Qualität.

Ich mag Tofu überhaupt nicht. Muß ich ihn essen, wenn ich die Blutgruppe A habe?

Viele Menschen mit der Blutgruppe A oder AB ziehen die Augenbrauen hoch und verziehen vor Widerwillen das Gesicht, wenn ich Ihnen empfehle, Tofu zum Hauptbestandteil der Ernährung zu

machen. Tofu ist kein »edles« Lebensmittel, das gebe ich zu. Ich habe die Blutgruppe A und habe während des Studiums jahrelang fast täglich Tofu mit Gemüse und braunem Reis gegessen. Es war ein preiswertes Gericht und schmeckte mir tatsächlich.
Tofu an sich ist nun wirklich nicht gerade ein Geschmackserlebnis. Wenn Sie Tofu verwenden möchten, sollten Sie ihn mit Gemüse und starken Gewürzen Ihrer Wahl wie Knoblauch, Ingwer und Sojasauce zubereiten und kombinieren.
Tofu ergibt eine ganze Mahlzeit, die in ernährungsphysiologischer Hinsicht vollständig ist, sättigt und äußerst preiswert ist. Personen mit der Blutgruppe A mögen aufhorchen: Der Weg zur Gesundheit ist mit Sojakäse gepflastert!

Von vielen Getreiden, die Sie erwähnen, habe ich noch nie etwas gehört. Wo kann man sich informieren?

Wenn Sie nach alternativen Getreidesorten suchen, sind Naturkostläden und Reformhäuser eine wahre Goldgrube. In den letzten Jahren hat man viele alte Getreidesorten, die überwiegend in Vergessenheit geraten waren, neu entdeckt. Heute werden sie wieder angebaut. Beispiele sind hier Amaranth, ein Getreide aus Mexiko, sowie Dinkel, ein Weizenabkömmling, der offenbar keine der Probleme verursacht, die sich beim Verzehr von Weizenvollkornprodukten ergeben.
Probieren Sie diese Getreide! Sie schmecken gut. Dinkelmehl ergibt ein herzhaftes, weiches, recht schmackhaftes Brot, und inzwischen werden auch interessante Getreideflockenerzeugnisse aus Amaranth hergestellt. Man kann aber auch Brote aus gekeimten Weizenkörnern verwenden, manchmal als Essener Brot bezeichnet, da die Glutenlectine, die sich vornehmlich in der Samenschale befinden, durch den Keimungsprozeß vernichtet werden. Diese Brote verderben rasch und finden sich normalerweise in den Kühlregalen von Naturkostläden und Reformhäusern. Es handelt sich um »lebendige« Lebensmittel – mit vielen bekömmlichen, wirksamen Enzymen. Meiden Sie industriell hergestellte Keimlingsbrote, da sie normalerweise einen geringen

Gehalt an Auswuchsweizen und eine überwiegende Menge aus Vollkornweizen in der Rezeptur enthalten. Keimlingsbrot schmeckt ein wenig süßlich, da durch den Keimungsprozeß auch Zucker freigesetzt wird. Deshalb ist es feucht und weich. Getostet schmeckt es herrlich.

Ich habe die Blutgruppe A und jogge seit vielen Jahren. Durch das Laufen kann ich meinen Streß toll abbauen. Ihr Ratschlag, keine anstrengende Sportart zu betreiben, verwirrt mich.

Es gibt zahlreiche Anhaltspunkte, daß die Blutgruppe Ihre individuelle Reaktionsweise auf Streß mitbestimmt und daß A-Typen weniger beanspruchende Bewegung meist besser bekommt. Mein Vater hat das in den 35 Jahren, in denen er diesen Zusammenhang untersucht hat, sehr oft beobachtet. Da wir auf diesem Gebiet aber längst noch nicht alles wissen, zögere ich, Ihnen das Joggen zu untersagen.
Statt dessen sollten Sie Ihren allgemeinen Gesundheitszustand und Ihr Energieniveau neu bewerten. Zu mir kommen oft Patienten, die sinngemäß sagen: »Ich bin schon immer Jogger gewesen«, oder »Ich habe schon immer Hühnerfleisch gegessen« – als bedürfte es keines weiteren Beweises, wenn man definieren will, ob eine Sportart oder ein Nahrungsmittel gesundheitsfördernd ist. Häufig leiden genau diese Personen unter den unterschiedlichsten körperlichen Beschwerden und Belastungen, die sie nie mit besonderen Betätigungen oder Lebensmitteln in Zusammenhang gebracht haben. Vielleicht gehören Sie zu den Personen der Gruppe A mit einem kleinen »Dreh« – denen beanspruchende körperliche Aktivität besonders gut bekommt. Vielleicht entdecken Sie aber auch, daß Ihnen dabei die Kräfte ausgehen.

Glossar

AB0-Blutgruppensystem: Das AB0-System ist das wichtigste der Blutbestimmungssysteme und der entscheidende Faktor bei Transfusionsreaktionen und Organtransplantationen. Im Gegensatz zu den übrigen Blutbestimmungssystemen hat das AB0-System weitreichende Bedeutungen, die über Bluttransfusionen und Organtransplantationen hinausgehen, einschließlich der Bestimmung zahlreicher Eigenschaften des Verdauungs- und Immunsystems des menschlichen Körpers. Das AB0-System umfaßt vier Blutgruppen: 0, A, B und AB. Die Gruppe 0 hat kein eigentliches Antigen, trägt aber Antikörper sowohl gegen Blut der Gruppe A als auch der Gruppe B. Blutgruppe A und Blutgruppe B tragen das nach ihrer Blutgruppe benannte Antigen und sind untereinander Antikörper. Blut der Gruppe AB produziert keine Antikörper gegen die anderen Blutgruppen, weil es sowohl A- als auch B-Antigene hat.
Anthropologen verwenden das AB0-System ausgiebig als Leitfaden zur Erforschung der Entwicklung der frühen Völker. Viele Krankheiten, insbesondere Verdauungsstörungen, Krebs und Infektionen, bevorzugen und wählen zwischen den AB0-Blutgruppen aus. Diese Ausdrucksformen eines Gens werden weder von der Ärzteschaft noch von der Allgemeinbevölkerung verstanden oder anerkannt.

Agglutinieren: Abgeleitet vom lateinischen Verb »zusammenkleben, zusammenballen«. Der Prozeß, durch den Zellen zum Zusammenballen gebracht werden, in der Regel durch die Wirkung eines Agglutinins, zum Beispiel eines Antikörpers oder Lectins. Bestimmte Viren und Bakterien vermögen zudem Blutzellen zu agglutinieren. Viele Agglutinine, vor allem die in der Nahrung enthaltenen Lectine, wirken blutgruppenspezifisch. Bestimmte Nahrungsmittel verklumpen nur die Zellen einer Blutgruppe, reagieren aber nicht mit den Zellen der anderen Gruppen.

Anthropologie: Das Studium der menschlichen Rasse hinsichtlich ihrer Verteilung, ihres Ursprungs und ihrer Klassifizierung. Anthropologen untersuchen körperliche Eigenschaften, das Verhältnis zwischen den Völkern, umweltabhängige und soziale Beziehungen sowie kulturelle Fragen. Das AB0-Blutgruppensystem wird von Anthropologen in großem Maße zum Studium der Bevölkerung der Frühzeit verwandt.

Antigen: Jede chemische Verbindung, die einen Antikörper erzeugt, durch den das Immunsystem auf sie reagiert. Die chemischen Marker, die die Blutgruppe bestimmen, gelten als Blutgruppen-Antigene, weil andere Blutgruppen Antikörper gegen sie tragen können. Antigene befinden sich üblicherweise auf der Oberfläche von Krankheitserregern und werden vom Immunsystem eingesetzt, um körperfremdes Material aufzuspüren. Häufig produzieren Krebszellen spezialisierte Antigene; diese bezeichnet man als Tumor-Antigene. Viele Krankheitserreger und Krebs-Antigene können gut die Blutgruppe des Wirtsorganismus nachahmen und sich auf diese Weise der Entdeckung entziehen.

Antikörper: Eine Klasse chemischer Verbindungen, auch als Immunglobuline bezeichnet, die von den Zellen des Immunsystems produziert werden, damit sie körperfremdes Material im Wirtsorganismus spezifisch fangen oder identifizieren. Antikörper verbinden sich mit sogenannten »Markern« – Antigenen –, die sich auf Viren, Bakterien oder anderen Giften finden, und verklumpen sie. Das Immunsystem ist imstande, Millionen unterschiedlicher Antikörper gegen eine ganze Reihe möglicher Eindringlinge zu produzieren. Die Blutgruppen 0, A und AB besitzen Antikörper gegen die anderen Blutgruppen. AB, das universelle Empfängerblut, produziert keine Antikörper gegen die übrigen Blutgruppen.

Antioxidantien: Darunter versteht man Vitamine, die das Immunsystem stärken und Krebs vorbeugen, indem sie freie Radikale, die die Zellen angreifen, abwehren. Die Vitamine C, E und Beta-Carotin sind die stärksten Antioxidantien.

Cro-Magnon-Mensch: Der Cro-Magnon-Mensch – der erste moderne Mensch – entstand zwischen 70 000 bis 40 000 vor Chr. und wanderte in großem Umfang von Afrika nach Europa und Asien. Er war ein meisterhafter Jäger und führte größtenteils ein Leben als Jäger und Sammler. Die typischen Eigenschaften des Verdauungssystems des Menschen mit der Blutgruppe 0 leiten sich vom Cro-Magnon-Menschen her.

Differenzierung: Der Zellprozeß, durch den Zellen ihre spezialisierten Eigenschaften und Aufgaben entfalten. Die Differenzierung wird durch den Genapparat der Zelle gesteuert. Krebszellen, die häufig fehlerhafte Gene haben, entwickeln sich meist zurück. Sie verlieren viele Eigenschaften der normalen Zelle und kehren häufig zu älteren embryologischen Formen zurück, die seit der Entwicklung der Frühzeit lange unterdrückt worden waren.

Gen: Ein Bestandteil der Zelle, der die Übertragung der Erbcharakteristik steuert, indem es den Bau eines besonderen Proteins oder Enzyms im einzelnen bestimmt. Gene bestehen aus langen Ketten Desoxyribonucleinsäure (DNS), die in den Chromosomen des Zellkerns enthalten sind.

Indoeuropäer: Ein frühes weißhäutiges Volk, das ungefähr in der Zeit zwischen 7000 und 3500 v. Chr. aus seiner ehemaligen Heimat in Asien und im Vorderen Orient Richtung Westen nach Europa zog. Die Indoeuropäer waren wahrscheinlich die Vorfahren der Menschen mit dem Blut der Gruppe A in Westeuropa.

Ketose: Ein Zustand, der aus einer eiweißreichen kohlenhydratarmen Kost resultiert. Die eiweißreiche Ernährung unserer Vorfahren mit der Blutgruppe 0 bewirkte das Verbrennen von Fett, um Energie zu erhalten, sowie die Bildung von Ketonen – ein Zeichen für ein schnelles Verstoffwechseln.

Lectin: Jede in der Natur vorkommende chemische Verbindung, meist ein Protein, das mit den Oberflächen-Antigenen in den Zellen des Körpers in eine Wechselwirkung tritt und deren Zusammenballung verursacht. Lectine kommen häufig in weit verbreiteten Nahrungsmitteln vor; viele Lectine wirken blutgruppenspezifisch. Weil Krebszellen häufig große Mengen an Antigenen auf ihrer Oberfläche produzieren, ziehen viele Lectine die Agglutination der Krebszellen gegenüber der Zusammenballung normaler Zellen vor.

Neolithikum (Jungsteinzeit): Die Zeit der Entwicklung der Frühmenschen, die durch die Entstehung der Landwirtschaft und den

Gebrauch von Töpferwaren und polierten Werkzeugen gekennzeichnet ist. Der radikale Wandel in der Lebensweise des Menschen, fort von der vorhergehenden Existenz als Jäger und Sammler, war wahrscheinlich ein bedeutsamer Anreiz für das Entstehen der Blutgruppe A.

Panhämagglutinin: Lectine, die bei allen Blutgruppen agglutinierend wirken, zum Beispiel das Tomatenlectin.

Phytotherapeutika: Jedes Naturprodukt mit spezifischen gesundheitlichen Anwendungsmöglichkeiten. Die meisten Phytotherapeutika sind traditionelle Heilkräuter und Heilpflanzen.

Polymorphismus: Bedeutet wörtlich übersetzt Vielgestaltigkeit. Ein Polymorphismus ist jede körperliche Erscheinungsform unter Arten lebender Organismen, die durch den Einfluß von Genen variiert werden kann. Die Blutgruppen bilden einen bekannten Polymorphismus.

Schleim: Sekrete, die von spezialisierten Geweben, den Schleimhäuten, produziert werden, die die Aufgabe haben, die empfindlichen inneren Auskleidungen des Körpers zu befeuchten und zu schützen. Schleim enthält Antikörper, die den Körper vor Krankheitserregern schützen. Bei Menschen, die man als Sekretoren bezeichnet, werden große Mengen von Blutgruppen-Antigenen in den Schleim ausgeschieden, der die Aufgabe hat, Bakterien und Parasiten mit feindlich wirkenden Blutgruppeneigenschaften herauszufiltern.

Triglyceride: Fette, die auch im Blut enthalten sind. Ein hoher Gehalt von Triglyceriden kann Ursache für Herzerkrankungen sein.

Die Untergruppen im Blutgruppensystem

Mehr als 90 Prozent aller Erbfaktoren, die mit den Blutgruppen in Verbindung stehen, hängen mit dem wichtigsten, dem AB0-System zusammen. Es gibt jedoch viele weniger wichtige Blutuntergruppen, von denen die meisten eine unbedeutende Rolle spielen. Von allen Untergruppen haben lediglich drei irgendwelche Auswirkungen auf das Blutgruppenprofil bzw. Einfluß auf die Gesundheit und Diät. Ich erwähne die Untergruppen hier nur, weil sie gelegentlich als nützliche Verfeinerungen im Gesundheitsplan erscheinen. Aber lassen Sie mich betonen: Zu wissen, ob man die Blutgruppe 0, A, B oder AB hat, ist die einzige Information über die Blutgruppen, die man wirklich benötigt.

Die drei Untergruppen, die eine untergeordnete Rolle spielen, lauten:

- Sekretor/Nicht-Sekretor-Status
- Rhesus positiv (Rh+) und Rhesus negativ (Rh-)
- Das MN-Blutgruppensystem

Sekretoren und Nicht-Sekretoren

Jeder Mensch trägt ein Blutgruppen-Antigen in seinen Blutzellen, doch besitzen manche Personen auch Blutgruppen-Antigene, die in ihren Körpersekreten frei umherfließen. Diese Personen bezeichnet man als Sekretoren, weil sie die Blutgruppen-Antigene in den Speichel, den Schleim, das Sperma und andere Körperflüssigkeiten ausscheiden. Die Blutgruppe eines Sekretors läßt sich nicht nur an seinem Blut, sondern auch an diesen anderen Flüssigkeiten erkennen. Die Bevölkerung besteht zu 80 Prozent aus Sekretoren und zu 20 Prozent aus Nicht-Sekretoren.

Der Sekretor-Status hat wichtige Implikationen für die Rechtssprechung. So läßt sich anhand einer Spermaprobe eines Vergewaltigungsopfers der Vergewaltiger überführen, wenn er ein Sekretor ist und seine Blutgruppe der Blutgruppe entspricht, die man im Sperma identifiziert hat. Wenn er dagegen der kleinen Bevölkerungsgruppe der Nicht-Sekretoren angehört, läßt sich die Blutgruppe anhand keiner der Körperflüssigkeiten bestimmen – ausgenommen dem Blut.

Menschen, die ihre Blutgruppen-Antigene nicht in andere Körperflüssigkeiten außer dem Blut ausscheiden, nennt man Nicht-Sekretoren. Ob man ein Sekretor oder ein Nicht-Sekretor ist, ist unabhängig von der AB0-Blutgruppe; sie wird von einem anderen Gen bestimmt. So kann eine Person ein A-Sekretor sein und ein anderer ein A-Nicht-Sekretor.

Weil Sekretoren mehr Orte zur Verfügung stehen, an denen sie ihre Blutgruppen-Antigene plazieren können, besitzen sie mehr Blutgruppen-Merkmale im Körper als Nicht-Sekretoren. Herauszufinden, ob man ein Sekretor ist oder nicht, ist so einfach, wie die Blutgruppen festzustellen. Die übliche Art, den Sekretor-Status zu bestimmen, ist das Testen des Speichels nach der Anwesenheit einer Blutgruppenaktivität. Der Test ist nicht weitverbreitet. Ehe Sie Ihren Sekretor-Status nicht mit Sicherheit kennen, sollten Sie nach der Wahrscheinlichkeitsrechnung vorgehen und davon ausgehen, daß Sie ein Sekretor sind.

Wenn bei Ihnen ein Sekretor-Status-Test durchgeführt wird, benutzt man dabei wahrscheinlich das sogenannte Lewis-System. Im Lewis-System gibt es zwei mögliche Antigene, die sich erzeugen lassen, genannt Lewis a und Lewis b (nicht zu verwechseln mit den Gruppen A und B des AB0-Systems); ihr Zusammenspiel bestimmt den Sekretor-Status. LEWIS a+ b- bedeutet Nicht-Sekretor. LEWIS a- b+ bedeutet Sekretor.

Positiv oder Negativ

Wenn wir in meiner Praxis die Blutgruppe bestimmen, fragen die Patienten fast sofort, ob sie negativ oder positiv seien. Viele Menschen wissen nicht, daß es sich hierbei um eine zusätzliche, gesonderte Form der Blutgruppenbestimmung handelt, das sogenannte Rhesus- oder Rh-System, das überhaupt nichts mit den AB0-Blutgruppen zu tun hat. Allerdings hat es eine wichtige Auswirkung für Schwangere.

Das Rh-System wird nach dem Rhesusaffen bezeichnet, einem gebräuchlichen Labortier, in dessen Blut dieser Faktor zuerst entdeckt wurde. Viele Jahre blieb es den Ärzten ein Rätsel, warum sich bei manchen Frauen, deren erste Schwangerschaft normal verlief, in der zweiten und den folgenden Schwangerschaften Komplikationen entwickelten, die häufig zu Fehlgeburten und sogar zum Tod der Mutter führten. 1940 fand man heraus (abermals der berühmte Karl Landsteiner), daß diese Frauen einer anderen Blutgruppe angehörten als ihre Säuglinge, die ihre Blutgruppe vom Vater geerbt hatten. Das Baby war dabei Rh-positiv, das heißt es trug in den Blutzellen das Rh-Antigen. Die Mutter war Rh-negativ, was bedeutete, daß dieses Antigen in ihrem Blut fehlte. Im Gegensatz zum AB0-System, bei dem sich die Antikörper gegen die andere Blutgruppe von der Geburt an entwickeln, produzieren Rh-negative Menschen keinen Antikörper gegen das Rh-Antigen – es sei denn, sie werden zuvor sensibilisiert. In aller Regel erfolgt diese Sensibilisierung, wenn es bei der Geburt zu einem Austausch von Blut kommt, so daß dem Immunsystem der Mutter nicht ausreichend Zeit bleibt, auf das erste Baby zu reagieren. Sollte jedoch eine folgende Empfängnis zu einem weiteren Rh-positiven Baby führen, produziert die nun sensibilisierte Mutter Antikörper gegenüber dem Blut des Babys. Reaktionen auf den Rh-Faktor können nur bei Rh-negativen Frauen auftreten, die das Kind eines Rh-positiven Vaters zur Welt bringen. Rh-positive Frauen, 85 Prozent der Bevölkerung, haben nichts zu befürchten. Zwar spielt das Rh-System keine bedeutende Rolle, was Diätformen oder Krankheiten betrifft, doch stellt es mit Sicherheit einen wichtigen Umstand für Gebärende dar, die Rh-negativ sind.

Haben Sie	aber nicht	dann sind Sie
das RH-Antigen	den Anti-Rh-Antikörper	Rh-positiv
den Anti-Rh-Antikörper	das Rh-Antigen	Rh-negativ

Das MN-Blutgruppensystem

Das MN-Blutgruppensystem ist so gut wie unbekannt, weil es bei Blutübertragungen oder Organtransplantationen keine große Rolle spielt und weil es in der alltäglichen Praxis des Mediziners von geringem Interesse ist. Das ist jedoch irreführend, weil eine ganze

Reihe von Krankheiten mit ihm zusammenhängen –, wenngleich auf untergeordnete Weise.

In diesem System kann man eine Person als MM, NN oder MN bestimmen, je nachdem, ob ihre Zellen nur das M-Antigen aufweisen (dann wäre sie MM), das N-Antigen (NN) oder beide (MN). Dieses System taucht gelegentlich in unseren Diskussionen auf, vor allem wenn wir über Krebs und Herzkrankheiten sprechen. Rund 28 Prozent der Bevölkerung gehören der Gruppe MM, 22 Prozent der Gruppe NN und 50 Prozent der Gruppe MN an.

Haben Sie	**aber nicht**	**dann sind Sie**
das M-Antigen	das N-Antigen	ein MM-Typ
das N-Antigen	das M-Antigen	ein NN-Typ
die M- und N-Antigene		ein MN-Typ

Der Blutgruppen-Stammbaum

Die drei Systeme der Blutuntergruppen verwende ich oft in meiner Praxis, und sie sind oft Teil verschiedener Labortests, die andere Ärzte durchführen. Zwar findet man fast alle Informationen, die man je brauchen wird, wenn man einfach nur seine AB0-Gruppe kennt, doch liefern diese Systeme eine weitere Differenzierung, die ein viel tieferes Verständnis der Eigenschaften des Blutes gestattet.

Die Ergebnisse bezeichne ich als Blutgruppen-Stammbaum, eine Reihe von Buchstaben, die das Blutprofil eines Patienten ausmachen. In vieler Hinsicht ist dieser »Stammbaum« so spezifisch wie ein Fingerabdruck. Ein Blick auf den Stammbaum weist mich in die richtige Richtung und leitet mich bei der Entwicklung von Diäten und Strategien zur Prophylaxe bestimmter Krankheiten. Ein Beispiel für einen solchen Stammbaum eines Menschen wäre:

Blutgruppe	Sekretor-Status	Neg./pos.	MN
0	Lewis a+ b- (Nicht-Sekretor)	Rh-	MM

Ein weiteres Beispiel wäre:

Blutgruppe	Sekretor-Status	Neg./pos.	MN
A	Lewis a- b+ (Sekretor)	Rh+	MN

Lassen Sie sich aber nicht vom wichtigsten Punkt ablenken: Wenn Sie Ihre AB0-Blutgruppe kennen, verfügen Sie damit allein schon über 90 Prozent der benötigten Informationen, und darauf sollten Sie Ihr Hauptaugenmerk richten.

Literaturverzeichnis

Anstatt dieses Buch mit endlosen Fußnoten zu füllen, habe ich die Beiträge, die dieses Buch am stärksten beeinflußt haben, hier zusammengestellt, wo sie am leichtesten zu finden sind. Die Beiträge sind nach Themenkomplexen und alphabetisch nach dem Namen des Verfassers geordnet.

Blutgruppen, allgemeine Informationen

American Association of Blood Banks. Technical Manual. 10. Aufl. 1990.

D'Adamo, P. Gut ecosystems III: The AB0 and other polymorphic systems. Townsend Ltr. for Doctors, August 1990.

Marcus, D. M. The AB0 and Lewis Blood-Group System. New England J. Med. 280: 994–1005, 1969.

Diät und Lebensweise

Atkins, R. u. Herwood, R. W. Diät-Revolution. Gut essen, sich wohl fühlen und abnehmen. 30. Aufl. Frankfurt/Main 1994.

D'Adamo, J. One Man's Food. New York, NY: Richard Marek Publishers, 1980 (vergriffen).

D'Adamo, J. The D'Adamo Diet. Montreal: McGraw-Hill Ryerson (Canada) Publishers, 1989.

Kushi, M. u. Jack, A. Die makrobiotische Diät gegen Krebs. Mahajwa 1990.

Nomi, T. u. Besher, A. You are Your Blood Type. Pocket Books USA 1983.

Pritikin, N. u. McGrady, P. The Pritikin Program for Diet and Exercise. New York: Grosset u. Dunlap, 1979.

Schmidt, R. Traditional Foods Are Your Best Medicine. New York: Ballantine Books, 1987.

Blutgruppen und Lectine

D'Adamo, P. Gut Ecosystems II: Lectins and Other Mitogens. Townsend Ltr. for Doctors 1991.

Freed, DLF. Lectins. British Medical Journal 290: 585–6, 23. Feb. 1985.

Freed, DLF. »Dietary lectins and disease«. In: Food Allergy and Intolerance. Brostoff and Callacombe Ed. 375–400, 1987.

Helm, R. u. Froese, A. Binding of receptors for IgE by various lectins. Int. Archs Allergy Appl. Immunology 65: 81–4, 1981.

The Lectins: Properties, Functions and Applications in Biology and Medicine. Academic Press/Harcourt, Brace, Jovanovich 1986.

Nachbar, M. S. et al. Lectins in the US diet: Isolation and characterization of a lectin from the tomato (Lycopersicon esculentum). J. Biol Chem. 255: 2056–61, 1980.

Nachbar, M. S. et al. Lectins in the US diet: a survey of lectins in commonly used foods and a review of the literature. Amer. J. Clin. Nut 33: 233845, 1980.

Norn, S. et al. Intrinsic asthma and bacterial histamine release via lectin effect. Agents and Action 12, 2/3: 1983.

Sharon, N. u. Halina L. Lectins: Cell agglutinating and sugar-specific proteins. Science 177: 949–59, 1972.

Sharon, N. u. Halina, L. The biochemistry of plant lectins (phytohemagglutinins A). Ann. Rev. Biochem 42: 541–74, 1973.

Shechter, Y. Bound lectins that mimic insulin produce persistent insulin-like effects. Endocrinology 113: 1921–6, 1983.

Triadou, N. u. Audron, E. Interaction of the brush border hydrolases of the human small intestine with lectins. Digestion 27: 1–7, 1983.

Uhlendruck, G. et al. Love to lectins: Personal history and priority hysterics. In: Lectins and Glycoconjugates in Oncology. Springer-Verlag.

Uimer, A. J. et al. Stimulation of colony formation and growth factor production of human lymphocytes by wheat germ lectin. Immunology 47: 551–6, 1982.

Wagner, H. et al. Immunostimulant action of polysaccharides (heteroglycans) from higher plants. Arzneimittelforschung 34: 659–61, 1984 (English abstract).

Waxdal, M. J. Isolation, characterization and biological activities of five mitogens from Pokeweed. Biochemistry. 13: 3671–5, 1974.

Zafrini, D. et al. Inhibitory activity of cranberry juice on adherence of type 1 and type P fimbriated E. Coli to eucaryotic cells. Amtimicrobial agents and chemotherapy 33: 92–8, 1989.

Verbindungen zwischen Krankheiten und Blutgruppe

Addi, G. J. Blood groups in acute rheumatism. Scottish Med. J. 4: 547, 1959.

Aird, I. et al. Blood groups in relation to peptic ulceration and carcinoma of the breast, colon, bronchus and rectum. Br. med. J. 315–42, 7. Aug. 1954.

Allan, T. M. u. Dawson, A. A. AB0 blood groups and ischemic heart disease in men. Brit. Heart J. 30: 377–82, 1968.

Billington, B. P. Note on the distribution of AB0 blood groups in brochiectasis and portal cirrhosis. Australian Ann. Med 5: 20–22, 1956.

Blood groups and susceptibility to disease: a review. B. J. Prev. Soc. Med. 11: 107–25, 1957.

Buchanan, J. A. u. Higley, E. T. The relationship of blood groups to disease. Brit. J. Exper. Pathol. 2: 247–253, 1921.

Buckwalter et al. AB0 Blood groups and disease. JAMA 1210–4, 24. Nov. 1956.

Buckwalter et al. Ethnologic aspects of the AB0 blood groups: disease associations. JAMA 165: 327, 1957.

Camps, F. E. u. Dodd, B. E. Increase in the incidence of nonsecretors of ABH blood group substances among alcoholic patients. Brit Med J.: 30–31, 1967.

Camps, F. E. u. Dodd, B. E. Frequencies of Secretors and Nonsecretors of ABH group substances among 1000 alcoholic patients. Brit. Med J. 4: 457–9, 1969.

D'Adamo, P. Blood types and diseases, a review. Clinical Rounds presentation. Bastyr University 1982.

D'Adamo, P. u. Zampieron, E. Does AB0 bias in natural immunity imply an innate difference in T-cell response? J. Naturopath Me. 2: 11–17, 1991.

D'Adamo, P. Combination naturopathic treatment of primary biliary cirrhosis. J. Naturopathic Med. 4(1): 24–25, 1993.

Fraser, Roberts J. A. Some associations between blood types and disease. Brit. Med. Bulletin 15: 129–33, 1959.

Harris, R. et al. Vaccine virus and human blood group A substance. Acta genetica 13: 44–57, 1963.

Havlik, R. et al. Blood groups and coronary heart disease (Brief). Lancet 2. Aug. 1969, 269–70.

Hein, O. H. et al. Alcohol consumption. Lewis phenotypes and the risk of ischemic heart disease. Lancet 13. Feb. 1993, 392–96.

Koskins, L. C. et al. Degradation of blood group antigens in human colon exosystems. J Clin. Invest. 57: 63–73, 1976.

Langman, MJS et al. AB0 and Lewis blood groups and serum cholesterol. Lancet 20. Sept. 1969, 607–9.

Lim, W. et al. Association of secretor status and rheumatic fever in 106 families. Amer. J. Epidemiology 82: 103–111, 1965.

Martin, N. G. et al. Do the MN and Jk systems influence environmental variability in serum lipid levels? Clinical Genetics 24: 1–14, 1983.

McConnell, R. B. et al. Blood groups in diabetes mellitis. Brit. Med. J. 1: 772–776, 1956.

McDuffie u. Hart The Behavior in the Coombs Test of Anti-A and Anti-B Produced By Immunization with Various Blood Group Specific Substances and By Heterospecific Pregnancy. J. Immuno. 77: 61–71, 1956.

Myrianthopolous, N. C. et al. Relation of blood groups and secretor factor to amyothrophic lateral sclerosis. Amer. J. Human Genet. 19: 607–616, 1967.

Ratner et al. AB0 groups uropathogens and urinary tract infection. Amer. J. Med. Sci. 292: 84–92, 1986.

Roath, S. et al. Transient acquired blood group B antigen associated with diverticular bowel disease. Acta Hematologic 77: 188–90, 1987.

Springer, G. F. Relation of blood group active plant substances to human blood groups. Acta. Haem. 20: 147–55, 1958.

Springer, G. F. u. Horton, R. E. Erythrocyte Sensitization by Blood Group Specific Bacterial Antigens. Journ. Gen. Physio 47: 1229–49, 1964.

Struthers D. AB0 groups of infants and children dying in the west of Scotland (1949–51). Brit. J. Soc. Prev. Med. 5: 223–28, 1951.

Wiener. Origin of naturally occuring hemagglutinins and hemolysins: a review. J. Immunol. 66: 287, 1951.

Young, V. M., Gillem, H. G. Akeroyd, J. H. Sensitization of infant red cells by bacterial polysaccharides of E. coli during enteritis. Journ. Ped. 60: 172–6, 1962.

Leitartikel. »Blood groups and the intestine«. Lancet 7475, 3. Dez. 1966.

»O! My aching stomach!« Witby Republican. 12. Dez. 1993.

»An insight is gained on how ulcers develop.« New York Times, 17. Dez. 1993.

Blutgruppen und Krebs

Aird, I. et al. Relationships between ABO group and cancer of the stomach. Brit. Med. J. 1: 799–801, 1954.

Aird, I. et al. Blood groups in relationship to peptic ulceration, and carcinoma of the colon, rectum, breast and bronchus. Brit. Med. J. 2: 315–21, 1954.

Aird, I. et al. AB0 blood groups and cancer of the esophagus, cancer of the pancreas and pituitary adenoma. Brit Med J. 1: 1163–66, 1960.

Bazeed MA et al. Effect of lectins on KK-47 bladder cancer cell line. Urology 32(2): 133–5, 1988.

Brooks, S. A. Predictive value of lectin binding on breast cancer recurrence and survival. Lancet, 9. Mai 1987, 1054–6.

Brooks, S. A., Leathem, C. A. Prediction of lymph node involvement in breast cancer by detection of altered glycosylation in the primary tumor. Lancet 8759 (338): 71–74, 1991.

Boland, C. R. Searching for the face of cancer. J. Clin. Gastroenterology, 10(6): 599–604, 1988.

Cameron, C. et al. Acquisition of a B-like antigen by red blood cells. Brit. Med. J. 11. Juli 1959, 29–34.

D'Adamo, P. Possible alteration of AB0 blood group observed in non-Hodgkin's lymphoma. J. Naturopath. Med 1: 39–43, 1990.

Dahiya, R. et al. ABH blood group antigen expression, synthesis and degradation in human colonic adenocarcinoma cell lines. Cancer Res. 49 (16): 4550–6, 1989.

Dahiya, R. et al. ABH blood group antigen synthesis in human colonic adenocarcinoma cell lines. Meeting Abstract. Proc. Ann. Mtg. Amer. Assoc. Cancer Res. 30: A1405, 1989.

Davis, D. L. et al. Medical hypothesis: Xenoestrogens as preventable causes of breast cancer. Eviron. Health Persp. 101(5): 372–7, 1993.

Feinmesser, R. et al. Lectin binding characteristics of laryngeal cancer. Otoaryngeal Head Neck Surgery 100(3): 207–9, 1989.

Fenlon, S. et al. Helix pomatia and Ulex Euopeus lectin binding in human breast carcinoma. J. Pathology 152: 169–176, 1987.

Kvist, E. et al. Relationship between blood groups and tumors of the upper urinary tract. Scand J. Urol. nephrol. 22(4): 289–91, 1988.

Langkilde, N. C. et al. Binding of wheat and peanut lectins to human transitional cell carcinoma. Cancer, 64(4): 849–53, 1989.

Lemon, H. Clinical and experimental aspects of anti-mammary carcinogenic activity of estriol. Front. Hormone Res. Vol 5: 155–173, 1978.

Lemon, H. Pathophysiological considerations in the treatment of menopausal patients with estrogens; the role of estriol in the prevention of mammary carcinoma. Acta Endocrinologia Supp 233: 17–27, 1980.

Marth, C. u. Daxenbichiler, G. Peanut agglutination inhibits proliferation of cultural breast cancer cells. Oncology 45: 47–50, 1988.

Morecki, S. et al. Removal of breast cancer cells by soybean agglutination in experimental model for purging human marrow. Canc. Res. 48: 4573–7, 1988.

Motzer, R. J. et al. Blood group related antigens in human germ cell tumors. Cancer Res. 48(18): 5342–7, 1988.

Murata, K. et al. Expression of blood group related antigens ABH, Lewis a, Lewis b, Lewis x, Lewis y, Ca19-9 and CSLEX1 in early cancer, intestinal metaplasia and uninvolved mucousa of the stomach. Amer. J. Clin Path 98: 67–75, 1992.

Osborne, R. H. u. De George FV. AB0 blood groups and neoplastic disease of the ovary. Amer. J. Human Genet. 15: 380–88, 1963.

Renton, P. H. et al. Red cells of all four AB0 groups in a case of leukemia. Brit. Med J. 2. Feb. 1962, 294–297.

Roberts, T. E. et al. Blood groups and lung cancer (Brief). Brit. J. Cancer 58 (2): 278, 1988.

Romodanov, S. A. et al. Efficacy of chemo and immonochemistry in neuro-oncological patients with different AB0 system blood group. ZH-Vopr-Neirkhiir Im Nn Burdenko 53/1 (17–20), 1989.

Stachura, J. et al. Blood group antigens in the distribution of pancreatic cancer. Folia Histochem. Cytobiol. 27(1): 49–55, 1989.

Springer, G. et al. Blood group MN antigens and precursors in normal and malignent human breast glandular tissue. J. Nat. Cancer Instit. 54(2): 335–339, 1975.

Springer, G. et al. T/Tn antigen vaccine is effective and safe in preventing recurrence of advanced breast cancer. Cancer Detection and Prevention (in Vorbereitung), 1993.

Tryggvadottir, L. et al. Familial and sporadic breast cancer cases in Iceland; a comparison related to AB0 blood groups and risk of bilateral breast cancer. Inter. J. Cancer 42(4): 499–501, 1988.

Tzingounis, V. A. et al. Estriol in the management of menopause. JAMA; 239 (16): 1638, 1978.

Wolf, G. T. et al. A9 and ABH antigen expression predicts outcome in head and neck cancer. Proc. Annual Meeting Amer. Assoc. Cancer, Res. 30: A902, 1989.

Hinweis zum ***Essener Brot****: Ein Verzeichnis von Geschäften, die Essener Brot führen, erhalten Sie bei Einsendung eines frankierten Rückumschlags und DM 2,20 in Briefmarken von Horst Kröger, Unterkatzbach 3, D-83561 Ramerberg (Tel. 08039-408770).*

Register

Sachregister

Blutgruppenregister

Rezeptregister

Soweit nicht anders angegeben, gelten die Rezepte für *alle* Blutgruppen.

Hinweis des Autors zu Gesundheitsprodukten und Nahrungsergänzungsmitteln

North American Pharmacal ist der offizielle Vertrieb für die speziellen Blutgruppen-Produkte. Diese Produktlinie enthält ein Blutgruppen-Bestimmungsset, Nahrungsergänzungsmittel, Bücher, Audio-Kassetten, ein Video, Tees, Snack-Riegel, die eine Mahlzeit ersetzen, Kosmetika und weitere hilfreiche Produkte, die dem Ziel dienen, »richtig zu leben und richtig zu essen«.

In diese Produktlinie sind die »D'Adamo 4 Your Type Products«™ aufgenommen. Diese reinen Vitamine, Kräuter und andere Nahrungsergänzungsmittel sind so hergestellt, daß sie den Bedürfnissen der spezifischen Blutgruppe entsprechen.

Neben dem »Sip Right 4 Your Tea«™-Tee und »Deflect«™, einem lectin-blockierenden Mittel, gehört eine Reihe von weiteren blutgruppenspezifischen und blutgruppenfreundlichen Gesundheitsprodukten zum Angebot, an deren Entwicklung »The Republic of Tea« mitgearbeitet hat.

Produktinformationen und Preise finden sich auf unserer Website (www.dadamo.com). Natürlich können Sie auch unter der Nummer 001-203-8667664 bei North American Pharmacal anrufen oder unter 001-203-8384066 ein Fax senden.

Für Leser im deutschsprachigen Raum:
Der offizielle Vertrieb in Europa, über den Sie ebenfalls Informationen erhalten können, ist Stacktheme Europa.

Stacktheme Europa
»Vechtstede«
Buitenweg 26
3602 PS Marssen
Niederlande

Telefon: 0031-346-286845
Fax: 0031-346-286056
info@stacktheme.com
www.stacktheme.com

SERIE PIPER

Dr. Peter J. D'Adamo, Catherine Whitney

4 Blutgruppen

Richtig leben

Das individuelle Konzept für körperliches und seelisches Wohlbefinden. Aus dem Amerikanischen von Christa Broermann, Erica Mertens-Feldbausch, Elsbeth Ranke und Werner Roller. 559 Seiten. Serie Piper

Mit seinem Bestseller zum Blutgruppen-Konzept hat Dr. Peter J. D'Adamo schon zahllose Menschen überzeugt. Hier erklärt er auf der Basis von neuesten Forschungsergebnissen und Patientenberichten, daß es für beinahe jeden Lebensaspekt ein blutgruppenspezifisches Profil gibt. Unsere Blutgruppe gibt uns Hinweise dazu, wie wir besser und gesünder leben können. Dr. D'Adamo zeigt geeignete Strategien für die richtige Lebensweise und den emotionalen Ausgleich, beschreibt die passende Zwei-Stufen-Diät für jede Blutgruppe und erklärt individuelle Diätrichtlinien und Therapien für chronische Krankheiten.

05/1642/01/L

Dr. Peter J. D'Adamo, Catherine Whitney

4 Blutgruppen

Das Kochbuch für ein gesundes Leben

Aus dem Amerikanischen von Erica Mertens-Feldbausch. 351 Seiten. Serie Piper

Wenn Sie die Ratschläge von Dr. D'Adamo zu seinem revolutionären Blutgruppen-Konzept stärker in Ihren Alltag einbeziehen wollen, wenn Sie etwas für Ihre Gesundheit und Ihr körperliches Wohlbefinden tun wollen, dann sollten Sie dieses Kochbuch lesen. Es enthält nicht nur zahlreiche schmackhafte Rezepte, die mit namhaften Küchenchefs entwickelt wurden, und eine kurze Einführung in die Blutgruppendiät, sondern auch für jede der vier Blutgruppen einen ausführlichen Speiseplan über einen ganzen Monat.

»Eine anregende Fibel für bewußte Ernährung, keine Bibel, an die man sich sklavisch zu halten hat. Sie können daran glauben oder einfach lustvoll danach kochen.«

Bayerischer Rundfunk

05/1643/01/R